W0329508

BASTEI
LÜBBE

Über die Autorin:

Daniela Michaelis, geboren und aufgewachsen in Bonn, schloß ihr Studium der Soziologie und Kunstgeschichte in ihrer Heimatstadt und in Paris 1985 mit der Promotion zum Dr. phil. ab. Danach arbeitete sie beim RIAS Berlin und war ab 1987 stellvertretende Chefredakteurin beim neugegründeten Privat-Rundfunksender 100,6.

Nach der Genesung von der in ihrem Buch beschriebenen Erkrankung und der Operation im Jahre 1989 lebte sie lange Zeit in Afrika. 1995 mußte sie sich auf Grund eines neuen Tumorverdachts einer weiteren Operation in San Francisco unterziehen. Der angenommene Befund erwies sich jedoch als falsch.

Daniela Michaelis

ICH HABE NUR DIES EINE LEBEN

BASTEI LÜBBE

BASTEI-LÜBBE-TASCHENBUCH
Band 61445

Erste Auflage: März 2000

© Copyright 1997 by
Gustav Lübbe Verlag GmbH, Bergisch Gladbach
Lizenzausgabe im
Bastei-Verlag Gustav H. Lübbe GmbH & Co., Bergisch Gladbach
Einbandgestaltung: Manfred Peters
Titelfoto: ZEFA
Satz: Druck & Grafik Siebel, Lindlar
Druck und Verarbeitung: Cox & Wyman, Ltd.
Printed in Great Britain
ISBN 3-404-61445-3

Sie finden uns im Internet unter
http://www.luebbe.de

Der Preis dieses Bandes versteht sich
einschließlich der gesetzlichen Mehrwertsteuer.

Meiner Familie,
meinen Freunden
…und einer Frau,
deren Selbstlosigkeit ich
so viel verdanke

»Einst, wenn ich mich recht erinnere, war mein Leben ein Fest, wo alle Herzen sich öffneten, wo alle Weine flossen. Eines Abends hab ich mir die Schönheit aufs Knie gesetzt. – Und ich hab sie bitter gefunden. – Und ich habe sie beschimpft.

Ich habe mich bewaffnet gegen die Gerechtigkeit.

Ich bin geflohen. O ihr Hexen, o Leid, o Haß, ihr seid es, denen mein Schatz anvertraut worden ist!

Ich brachte es fertig, in meiner Seele jede menschliche Hoffnung schwinden zu lassen. Auf jede Freude, um sie zu erdrosseln, habe ich den dumpfen Sprung des Raubtiers gemacht.

Ich habe die Henker gerufen, nur, weil ich im Tode in die Kolben ihrer Gewehre beißen wollte. Ich habe die Geißeln herbeigerufen, um mich zu ersticken mit dem Sand, dem Blut.

Das Unglück ist mein Gott gewesen. Ich habe mich ausgestreckt in den Schlamm.

Ich habe mich getrocknet in der Luft des Verbrechens. Und ich habe dem Wahnsinn schöne Streiche gespielt.

Und der Frühling hat mir das schreckliche Lachen des Blöden gebracht.

Doch, ganz kürzlich noch, als es mir vorkam, daß ich aus dem letzten Loch pfiffe, nahm ich mir vor, den Schlüssel zum alten Festsaal wieder zu suchen, vielleicht, daß ich wieder Hunger verspüren könnte.

Die barmherzige Liebe ist dieser Schlüssel. – Diese Eingebung beweist, daß ich geträumt habe.«

(Arthur Rimbaud)

Berlin 1989

Februar, März

1

Montag, 20. Februar

Hirntumor – Gehirntumor. Es hämmert in meinem Hirn.

Hirntumor, Gehirntumor, rhythmisch wie der Taxameter des beigen Mercedes, in dem ich Richtung Innenstadt fahre.

Hirn – klick – Tumor – klick – acht Mark zwanzig – klick – Gehirn – klack – Tumor – acht Mark sechzig …

Grau ist es draußen, so grau, wie es eben in einem Film zu sein hat, in dem der Hauptdarstellerin gerade das Todesurteil verkündet wird. Gespenstisch, kitschig. Ein dünner, kalter Nieselregen setzt ein. Neben mir meine Mutter, schweigend, die knotigen alten Hände beschützend um meine gelegt.

Wie lange ist es her, seit ich mein Todesurteil gehört habe?

Fünf Minuten? Zehn? Eine sekundenlange Ewigkeit, so, wie einmal tief Luft holen. Luft an diesem verdammten grauen, kalten Februarmorgen 1989 in Berlin.

Ein winziges, kahles Büro im Krankenhaus.

Ich trete ein, setze mich auf den unbequemen Kunstlederhocker. Rechts eines jener kleinen Fenster ohne Aussicht, geizend mit Tageslicht, Luft, Grün, Leben.

Bücher, Ärztejournale – das geballte Fachwissen um mich herum verstreut. Ich warte auf Dr. Waldner, den großen, ernsten, schlanken Mann um die Vierzig, kurzgeschorene dunkelgraue Haare, schmales Gesicht, traurige Augen. Der Mann, von dem ich die Wahrheit erfahren kann.

Immer noch warte ich dort ganz allein, präge mir jedes Detail ein, als müßte ich gleich in der Redaktion einen Artikel schreiben – Thema: Krankenhausatmosphäre und wie andere Menschen sich dort fühlen. Gute Story, verdammt gut, besonders, wenn es um Tod geht. »Das interessiert die Menschen, Mädchen!« Nicht umsonst habe ich mein Handwerk gelernt.

Waldner kommt, setzt sich mir gegenüber auf den hohen Schemel – Stille.

Ich weiß es ja schon, sag es mir doch endlich, laß mich nicht mehr im ungewissen, flehe ich innerlich und klammere mich trotz allem an ein letztes Restchen Hoffnung. Vielleicht doch nur eine eitrige Geschwulst im Kopf, mitgebracht aus den Höhlen in Matmata, Tunesien, von der letzten Journalistenreise im November.

Einen Atemzug dauert das Schweigen an. Ich breche die Stille: »Glioblastom Grad 2 gibt es nicht, nicht wahr, Dr. Waldner? Grad 2,4 auch nicht.«

Wie einfach mir dieses Fremdwort über die Lippen kommt. »Glioblastom« – vor zwei Wochen nie gehört, heute Inbegriff des Schreckens, Krebs, ein Tumor im Kopf! Hirntumor, Glioblastom *ist* Grad 4, das schlimmste, was die Krebsskala zu bieten hat.

Er senkt den Kopf, nickt. Und niemand wird begreifen können, daß ich ihm für dieses Nicken um den Hals fallen könnte, so dankbar bin ich, daß er mich endlich nach drei langen, quälenden Wochen aus der Unklarheit erlöst.

Nun hat der Feind einen Namen.

Also weiter, Daniela, nicht zögern, nicht stehenbleiben. Ich reagiere wie im Film, seltsam unwirklich; während alles passiert, empfinde ich mich als einen Menschen, der unversehens in einen surrealistischen Alptraum geraten ist. Nadja, Rue Faubourg de Poissonières.

»Wie lange noch, Dr. Waldner?«

»Sechs Wochen«, kommt die trockene, unverblümte Antwort, »ohne jede Behandlung. Sechs Monate mit Operation, Bestrahlung, Chemotherapie.«

»Gibt es irgendeine Hoffnung?«

Der tapfere Mann schüttelt den Kopf. Schließlich handelt es sich um den bösartigsten aller Hirntumore.

Ein komischer kleiner Schluchzer von ganz tief unten würgt sich hart meine Kehle hinauf. Einer nur, das ist alles.

Keine Tränen, nichts.

Ob er noch etwas für mich tun könne, fragt der Arzt.

Ich bitte ihn, sich mein rechtes Auge anzuschauen, das seit gestern höllisch brennt.

Erleichtert bringt er mich zu einem Kollegen. Wie froh die beiden sind, mein Gerstenkorn behandeln zu können!

Dr. Waldner drückt mir fest die Hand.

»Alles Gute, Frau Dr. Michaelis!« – und eilt gesenkten Kopfes hinaus, vorbei an meiner Mutter, die verzweifelt wartet.

Ich schwinge die große Glastür des Warteraums auf, stumm gehen wir die Stufen hinunter, steigen ins Taxi: »Nach Hause, bitte, Goethestraße, Charlottenburg.«

»Sechs Wochen ohne Behandlung, sechs Monate mit allem Grauen: Hirnoperation, Strahlentherapie, Chemotherapie, Mutation vom Menschen zum Monster. – Sechs Wochen, Mutti, vielleicht sechs Monate.«

Die guten blauen Augen sehen mich an.

»Nein, Mutti – Hoffnung? Keine. Unmißverständlich: *Keine*.«

Und rhythmisch surrt der Taxameter: *Hirntumor* – klack – *Gehirntumor* – klack – elf Mark achtzig – klack – unbarmherzig.

Draußen nieselt es, Berlin ist grau.

Und ich bin erst neunundzwanzig Jahre.

Glioblastom – besonders schnell wachsender, sich verzweigender Tumor, gilt als gefährlichster Hirntumor. Die Überlebenszeit wird – mit und ohne Therapie – in *Wochen* gerechnet. Heilung, so steht es in der Fachliteratur, ist unmöglich.

Ein Artikel des FOCUS aus dem Jahr 1993 beginnt mit der Feststellung: »Um zu überleben, verzichten wir notfalls auf ein Stück Haut oder Darm, sogar auf eine halbe Lunge. Aber auf einen Teil des Gehirns? Bohrt ein Chirurg unseren Schädel auf und schneidet in die drei Pfund schwere gallertartige Masse – und hat er noch so feinfühlige Finger –, ist das ein Eingriff in das Allerheiligste des Menschen. – Gehirntumore sind heimtückisch. Sie zerstören das Organ, das uns zum Menschen macht, uns Denken und Fühlen ermöglicht. – Mehr als zehntausend Menschen erkranken in Deutschland jährlich an einer der über hundert verschiedenen Hirntumorarten oder an einer Hirnmetastase. Die genauen Ursachen sind noch wenig erforscht.«

2

Wann alles angefangen hat, weiß ich nicht. Sicher, im Dezember 1988 war ich oft so hundeelend müde, wenn ich abends um elf aus der Redaktion nach Hause kroch. Aber ich war glücklich. Schließlich arbeiteten wir für eine tolle Sache: Vier Ex-RIAS-Berlin-Redakteure treten mit einem Privatsender gegen vierzehn Berliner Konkurrenzsender an, SFB und RIAS inbegriffen. Fünf Millionen Startkapital. – Medienzugpferd Ulrich Schamoni, den Kopf stets voll verrückter Ideen, auf du und du mit allem, was in Berlin Rang und Namen hat, erfüllt sich seinen Traum:

Achtunddreißig Gesellschafter, alles Berliner Geschäftsleute, von ihm zusammengetrommelt, überredet er, ihr Geld in ein erstes privates Radio in Berlin zu investieren.

Fünf Millionen – kein schlechter Anfang. Doch erbärmlich wenig für jeden, der weiß, was ein Studio, eine Sendung kostet.

In der gläsernen Drehtür des RIAS stößt Schamoni im Spätsommer 1986 buchstäblich mit Georg Gafron zusammen, einem dreiunddreißigjährigen Energiebündel, im Kofferraum aus der DDR geflohen, ungebrochenen Mutes, voller Optimismus, Ideen und Unternehmungsgeist, ein funkelnder Rhetoriker. An jenem Tag, er war noch Abteilungsleiter im *RIAS-2-Treffpunkt*, der Jugendsendung für die in der DDR, die noch Hoffnung hatten und sie behalten sollten, kam es zu einem ersten Gespräch – mit Konsequenzen.

Ein halbes Jahr später verlassen vier junge Redakteure der *Treffpunkt*-Redaktion des RIAS Berlin den Sender: Georg Gafron, Thomas Schwarz, Christoph Lemmer und ich.

Januar 1987. Radio 100,6 hat seinen ersten Redaktionsstab: Geschäftsführer Ulrich Schamoni, Chefredakteur Georg Gafron, Lokalchef Christoph Lemmer, Nachrichtenchef Thomas Schwarz – und mich als Nachrichtenredakteurin. Wenig später stößt noch Martina Conradt zu uns, die blondgelockte, immer gutgelaunte Redakteurin für »Buntes«.

Viele Tage und Nächte vergehen, in denen wir Leute suchen, ein Konzept erarbeiten, umschmeißen, uns Namen für den Sender überlegen, alles verwerfen, uns beschimpfen, jeder weiß es besser, und dennoch sind wir uns über eines einig: Unser Radio wird ein Radio für *ganz Berlin*, denn Berlin hört nicht an der Mauer auf.

Wir wollen ein Radio für die Berliner – für all die Menschen, die gute Laune haben und nicht schon morgens vom SFB mit Infos über die neue Armut in der Stadt berieselt werden wollen, denn dafür besteht 1987 wirklich kein Grund. Wir sind jung, vergnügt und optimistisch, vergessen keine Sekunde, daß wir Journalisten sind, recherchieren, informieren. Unsere Hörer sollen wissen, was in Berlin los ist – viel Musik und immer wieder jede Menge Spaß. Trockene Themen gibt es bei uns nicht – und dröge Journalisten nicht lange.

Rasend schnell nimmt die Sache Gestalt an. Radio 100,6 ist geboren. Mit stündlichem Wetterservice vor den Nachrichten, live aus dem Studio der Wetterfrösche in Dahlem.

Mit Kurzinterviews live in den Nachrichten, damals eine Neuheit, mit unserem Volltreffer »Wir küssen die Behörden wach«, in dem unsere Reporter sich um verschlampte Rentenbescheide, verschleppte Hilflosen-Pflegegelder etc. kümmern. Motto: Sie rufen bei uns an – wir kümmern uns drum, jeden Dienstag und Donnerstag. Morgens nennen Sie uns Ihre Sorgen, unsere Reporter recherchieren für Sie den ganzen Tag, um 17.10 Uhr gehen wir auf Antenne. Und es müßte fast mit dem Teufel zugehen, wenn wir es mal nicht schaffen sollten, Ihr Recht durchzusetzen. Denn welcher Beamte hat nicht, zwecks eiligster Bearbeitung, gerade diesen Bescheid auf seinem Schreibtisch liegen, wenn wir einer alten Frau zu ihrem Recht verhelfen wollen?

Allen Unkenrufen der Etablierten zum Trotz mauserte sich Radio 100,6 und behauptete bald Platz zwei in der Beliebtheitsskala der Hörer – gleich hinter RIAS 2. Niemand hatte uns eine Chance gegeben, alle hatten uns für verrückt erklärt, den alteingesessenen Sendern den Rücken zu kehren, in eine unsichere Zukunft zu gehen – zu einem Radio, das noch nicht einmal geboren war.

Kein Wunder, daß uns all die bösen Prophezeiungen zur Höchstform auflaufen ließen. Immer neue Ideen beflügelten uns, ausgefallene Werbekampagnen. Schließlich konnten wir uns nicht von Gebühren finanzieren. Für unser Programm mußten Werbeetats aufgetan werden – gar nicht so einfach für einen neuen Sender, den kein Mensch kennt.

Georg Gafron überredete den ersten Geldgeber: Butter-Lindner in Berlin versprach zehntausend Mark für eine Ostereier-Suchaktion im Grunewald inklusive Kinderfete im Wald, am Châlet-Suisse. Den Findigen winkten Ostereier mit Gutscheinen im Wert von 100,60 Mark.

Vor den großen Ferien hatte unser kleines Radio eine andere zündende Idee – die »Aktion Ferienengel«, frei nach dem Motto: Haben Sie Ihre Hose in der Reinigung vergessen? Wir holen sie schnell für Sie ab. – Den Kanarienvogel zur Oma bringen? Für unsere Ferienengel ein Vergnügen. – Der Hausschlüssel muß noch zur Freundin nach Kreuzberg? Sicher, verlassen Sie sich auf 100,6! Diese Service-Idee brachte uns viele neue Fans.

Blitzschnell hatte sich 100,6 in Berlin einen Namen gemacht, nicht zuletzt wegen seiner bürgernahen politischen Berichterstattung. Ergingen andere sich in komplizierten Beschreibungen anstehender Bonner Debatten zum Thema »Kürzung der Berlin-Förderung«, schickten wir morgens um fünf Uhr einen unserer Reporter zum Flughafen, mit dem Auftrag, die Senatoren zur Rede zu stellen: »Was wollen Sie heute in Bonn für uns Berliner erreichen, Herr Senator?« Sie mußten Farbe bekennen.

Tagsüber gab's auf 100,6 Infos über das Geld, das Bonn für Berlin zahlte, und was Berlin im Gegenzug dafür leistete. Abends standen die Reporter wieder an der Maschine: »Herr Senator, was haben Sie für uns erreicht?« – Politik, präsentiert von Profijournalisten, verständlich für jedermann.

Die Hörer dankten uns auf ihre Weise mit Briefen und begeisterten Anrufen, selbstgestrickte, gemalte und genähte Frösche überschwemmten die Redaktion unseres kleinen Radiosenders: Die Berliner liebten Paulchen, den Frosch, das Symbol von 100,6.

Logisch, daß ich mich bei meinem Sender wohl fühlte.

Schnell avancierte ich, kaum ein Jahr später war ich Chef vom Dienst, redigierte die Manuskripte, die »auf den Äther gingen«, legte in der Frühkonferenz mit dem Chefredakteur die Themen des Tages fest, war einfach immer mittendrin.

»Frau Dr. Michaelis, in Steglitz brennt ein Dachstuhl. Haben wir einen Ü-Wagen frei?« – Das Telefon klingelt, ein Beitrag fällt aus. »Was nehmen wir rein? In fünf Minuten sind wir auf Sendung.« – »Wo ist Herr Soundso?« – »Hat einer den Bobby gesehen?« *Bobby*, kein verschwundener Mitarbeiter, sondern die Spule, auf der das Tonband liegt. – »Frau Dr. Michaelis, die Persönlichkeit der Woche hat abgesagt! Haben Sie eine Idee …?« Die *Persönlichkeit der Woche* ist eine unserer wichtigsten Sendungen, jeweils am Sonntagvormittag.

Um acht Uhr begann mein Tag – meist in der Badewanne, den Hörer am Ohr: redigieren der Wirtschaftsnachrichten, sorgfältig zusammengestellt von Ines von der Schulenburg. Neun Uhr: erste Redaktionssitzung mit dem Chefredakteur, dessen Stellvertreterin ich seit Herbst 1988 war. Etwa eine Stunde später: Besprechung mit dem Redaktionsstab, Post durchsehen, anschließend Kurzkonferenz mit der Geschäftsleitung mit einem täglichen Verhandlungsrahmen für Werbeaktionen in Höhe von rund hunderttausend Mark. Wieder redigieren, manchmal zwischendurch ein Personalgespräch oder eine Gruppe junger Journalisten durchs Haus führen.

Immer Anlaufstelle für alle, Frau Dr. Michaelis hier, Frau Dr. Michaelis da, selbst nachts: Wenn die Frühredaktion ein Band vermißte, wenn das Geiseldrama von Gladbeck uns in Atem hielt, ich Kontakt zu einem Reporter vor Ort suchte und fand, für Aktuelles auf der Antenne sorgte oder mir nach dem Tod von Rudolf Heß nachts die Beine in den Bauch stand, mir im Pulk mit den anderen Kollegen in der vagen Hoffnung auf ein Interview von einer Heerschar Spandauer Mücken die Beine zerstechen ließ, wenn ich hinter Jacques Chirac herrannte, um seine Gefühle vor der Mauer per

Mikro einzufangen, wenn ich im Hotel Berlin die Stufen zur achten Etage für einen französischen O-Ton hochhetzte; oder wenn ich nach meinem Reisemagazin sonntags keine zwei Minuten zu Hause war und das heißgeliebte Telefon klingelte: »Uwe Barschel ist tot! Sie sprechen doch Französisch...« Während Christoph im Studio moderierte, telefonierte ich mit Genf: mit dem Hotel Beau Rivage, den zuständigen Behörden, der Staatsanwältin etc., bekam Live-Interviews und Informationen aus erster Hand. Wir hielten unsere Hörer auf dem laufenden – schneller als die Konkurrenz.

Wen wundert es, daß ich oft hundemüde war, aber ich lebte in diesem Beruf, ich liebte ihn und hätte mit keinem Menschen der Welt tauschen wollen.

Wen das Radio einmal gepackt hat, den läßt es nie mehr los. Schließlich ist für uns eine Tageszeitung immer schon Schnee von gestern. Radio ist Hochseil: kein Fehler, der sich wiedergutmachen läßt, saubere Recherche, niemanden vergessen, keine Meinung übergehen, kein Schlampen und Schludern – schon ist es über den Äther. Ein kleines, effektives Team, in dem jeder weiß, was zu tun ist – keine Nichtskönner und keine arroganten Missionare.

Vielleicht bin ich Perfektionistin, aber nie konnte ich die Redaktion verlassen, bis nicht der letzte Beitrag in Ordnung war, ich wußte, daß nach menschlichem Ermessen keine Pannen mehr möglich waren – und kein Thema uns durch die Lappen gegangen war.

Aber wie mir ging es auch allen anderen, die nach und nach dazustießen, allen voran Martina Conradt, zuständig fürs »Bunte« und bald Chefreporterin; Elisabeth Hermann, zunächst Moderatorin mit gepflegter Stimme, unerschöpflichem Wortschatz und Interesse für Kultur; Oliver Dunk, der frohgemut moderierte; Oliver Wagner, der Praktikant mit einem Faible für Geschichten aus dem Gericht… So viele Namen wären zu nennen.

Ein Superteam – aufgebaut aus dem Nichts!

3

Sonntag, 29. Januar

P., einer unserer Finanziers, weiht sein Haus im Grunewald ein. Der Chefredakteur und ich sind eingeladen, irgendwann morgens, ich glaube gegen zehn Uhr.

Jeder, der in Berlin »dazugehört«, ist da.

Ein Traumhaus wie in Hollywood, das sich hinter bescheidener Fassade zu verstecken sucht. Innen Galerien, gläserne Fahrstühle, ein japanisch stilisierter Swimmingpool. Das ganze Haus ist eine einzige Galerie, ein Gemälde von Delvaux gefällt mir besonders gut.

Mit Champagnergläsern in den Händen drängt sich die noble Gästeschar durchs Haus, bewundert, bemäkelt, beneidet vielleicht.

Eine Ansprache des Gastgebers, noch ein Glas Champagner – und ein ganzer freier Sonntag gehört mir.

Ich setze mich in meinen weißen Citroën und fahre zum Lietzensee, meinem Berliner Lieblingsplatz, genieße es, dort einfach ein bißchen frische Luft zu schnappen und die Enten zu betrachten, die ihre ruhigen Bahnen durchs grüne Wasser ziehen.

Die Sonne scheint, es riecht nach Frühling.

Alles in allem ein mehr als ruhiger Sonntag, sogar viel Zeit zum Lesen bleibt – Turgenjews *Väter und Söhne*:

»Es liegt ein kleiner, dörflicher Friedhof in einem entlegenen Winkel Rußlands. Wie fast alle unsere Begräbnisplätze hat er ein trauriges Aussehen: die ihn umgebenden Gräben sind längst zugewachsen; die grauen hölzernen Kreuze stehen schief und faulen unter ihren einstmals gestrichenen Dächern; die Steinplatten sind alle von der Stelle gerückt, als ob sie jemand von unten stoße; zwei, drei zerrupfte Bäume spenden armseligen Schatten; Schafe irren ungestört über die Gräber …

Doch zwischen ihnen ist eines, an das kein Mensch rührt, das kein Tier zertritt; nur die Vögel setzen sich darauf und singen in der Morgenröte. Eine eiserne Umzäunung umgibt es; zwei junge Tannen sind an seinen beiden Enden eingepflanzt. Jewgenij Basarow liegt in diesem Grab. Zu ihm kommen oft aus dem nahen Dörfchen zwei schon hinfällige Greise – ein Mann mit seiner Frau. Sie kommen, einander stützend, schwerfällig einher, nähern sich der Umzäunung, fallen nieder auf die Knie und weinen lange und bitter und schauen lange und aufmerksam auf den stummen Stein, unter dem ihr Sohn liegt, tauschen ein kurzes Wort aus, fegen den Staub vom Stein und rücken ein Tannenzweiglein zurecht und beten von neuem und können diesen Ort nicht verlassen, von dem aus sie es gleichsam näher zu ihrem Sohn haben, bis zu den Erinnerungen an ihn …

Sollten wirklich ihre Gebete, ihre Tränen fruchtlos sein? Sollte wirklich die Liebe, die heilige, hingebungsvolle Liebe nicht allmächtig sein?

O nein! Was für ein leidenschaftliches, sündhaftes, rebellierendes Herz sich auch in einem Grab verbergen mag, die Blumen, die auf ihm wachsen, sehen uns friedlich mit ihren unschuldigen Augen an; nicht nur von ewiger Ruhe sprechen sie, von der großen Ruhe der ›gleichgültigen‹ Natur; sie sprechen auch von ewigem Frieden und endlosem Leben …«

Ich blicke auf den Lietzensee, auf dem die Enten immer noch ruhig ihre Kreise ziehen. Langsam fahre ich heim.

Telefonieren mit Freunden und Familie, daneben Radio hören. Ganz läßt sich dieses Kontrollhören einfach nicht abstellen, immer fühle ich mich verantwortlich, immer muß ich wissen, ob auch alles läuft.

Barfuß laufe ich durch meine geliebte Altbauwohnung, vom Schlafzimmer durch das Eß- zum Wohnzimmer. Das Holzparkett unter meinen Füßen ist richtig warm, ich fühle mich wohl in meiner »Burg«, schnappe mir noch ein Eckchen Käse, bewundere an den Wänden die Bilder – Lüpertz und Penck –, die meiner Vermieterin gehören, und trabe glücklich über soviel Muße endlich ins Bett.

Noch einmal kommt Turgenjew zum Zuge, denn ich habe es mir zur Gewohnheit gemacht, täglich ein bis zwei Stunden vor dem Einschlafen zu lesen. Einerseits, um nicht betriebsblind zu werden beim Ausdenken von 100,6-Hörerspielen, Schreiben von Anmoderationen und Kürzen von Dreiminuten-Beiträgen. Zum anderen, weil es mir Spaß macht, weil Bücher mir Freunde sind.

Bücher – mein wirkliches Laster. Keinen Buchladen kann ich betreten, ohne anschließend mit mindestens fünf Neuerwerbungen und einem Riesenloch im Portemonnaie wieder auf der Straße zu stehen. Knesebeck 11 – ein winziger Laden mit einem Riesenangebot, nur ganze sündhafte drei Minuten von meiner Wohnung entfernt.

Der Sonntag endet, ich höre um Mitternacht noch unsere Nachrichten, dann schlafe ich ein.

Nichts deutet darauf hin, daß ich nie wieder im Leben so unbeschwert ins Bett kriechen und alles um mich herum vergessen kann.

4

Mittwoch, 1. Februar
Ein Tag wie jeder andere. Der Radiowecker bringt mich in die Wirklichkeit: Nachrichten auf 100,6, das 6.40-Uhr-Spiel, alles läuft nach Plan. Beruhigt gehe ich unter die kalte Dusche.

Eiskalt, sonst werde ich nicht wach. Pünktlich um acht Uhr klingelt das Telefon, am Apparat, wie gewohnt, Ines von der Schulenburg: Wirtschaftsnachrichten redigieren, absegnen.

Zehn Minuten später sitze ich im Auto und quäle mich durch den Verkehr. Adenauerplatz links, scharf rechts in die Paulsborner, sofort wird es besser, ruhiger, Villenatmosphäre.

»Guten Morgen, Frau Böttcher.« Die Telefonistin lächelt freundlich, ein kurzes Hallo zu den Assistenten, und schon laufe ich die Treppe hinauf. Frau Brummerloh und Frau Siedler, die Sekretärinnen, sind bereits da, meine Zeitungen warten, der Alltag hat mich wieder.

Aber heute ist das Topthema ausnahmsweise schon am frühen Morgen produziert, Detlef Kauschke hat das im Griff. Den geplanten Beitrag um 16.50 Uhr hat der Chefredakteur selbst übernommen. Alles in allem ein ruhiger Tag. Zeitungen überfliegen, 9.00 Uhr Konferenz mit Gafron, Themen absprechen, 9.30 Uhr Treppe runter, Redaktionskonferenz. Ich verteile die Beiträge, die Reporter starten zu ihren Pressekonferenzen, das Topthema für morgen wird recherchiert. Nichts Außergewöhnliches.

In der Redaktion Hektik wie immer: Frau Dr. Michaelis dies, Frau Dr. Michaelis das, sechs Mann in einer Warteschlange an meinem Schreibtisch, die aufs Redigieren ihrer Texte drängen. Ich sitze mittendrin, das Telefon schrillt; während ich mit Dr. B. von der FAZ spreche, der mir einen Beitrag der neuen FAZ-Hörfunk-Redaktion anbietet, klingelt der andere Telefonapparat.

Nebenbei reduziert sich der Berg der Manuskripte vor mir fast von selbst. Routinekram: Hier einen Beitrag umstrukturieren, dort nur einige Worte streichen, der dritte hat keine verwendbaren O-Töne. Nummer vier, Oliver Wagner, Gerichtsreport – sollte mir eigentlich mehr Zeit dafür nehmen, ist aber gut. Wieder schrillt das Telefon, und quer durch den Raum brüllt irgend jemand: »Frau Dr. Michaelis, können Sie mal kurz kommen, den O-Ton abhören?« – Streß, die Zeit läuft wie immer zu schnell davon. Kurz: Ich fühle mich sauwohl.

Genauso soll es sein.

Wenig Arbeit, und trotzdem ist mir komisch zumute. Irgendwie fehlt der Drive.

Schleppe mich in die 14.00-Uhr-Konferenz, mein Kopf schmerzt höllisch, die Redaktion scheint zu schweben, mir wird schlecht, alles dreht sich – aber langsam, kaum wahrnehmbar.

Ja, ja, kein Wunder bei dem Raubbau, den ich betreibe: täglich x Stunden in der Redaktion, allzeit bereit am Telefon, keine Zeit zum Ausgehen und für Freunde, geschweige denn Erholung.

Wie oft schleppe ich mich abends todmüde die zwei Etagen zu meiner Wohnung hinauf, ziehe mich förmlich die Stufen hoch und streichle den kühlen Marmor der Wände voller Freude, bald zu Hause, bald allein zu sein.

Nicht träumen! Ich zwinge mich, der Konferenz zu folgen. Irgendwie bin ich dann zurück an meinem Schreibtisch – und da passiert es zum zweitenmal: Mir wird übel, hundserbärmlich übel.

Die ratternden Fernschreiber, Wortfetzen überlaut abgespielter Tonbänder, »Herzilein, du mußt net traurig sein«, dröhnt 100,6 in voller Lautstärke. Alles martert meinen Kopf, scheint ins Unerträgliche anzuschwellen.

Wenn ich mich nur übergeben könnte.

Eine Hitzewelle durchflutet mich von den Zehen bis zu den Haarspitzen – mir ist übel, so furchtbar übel. Ich reiße mich zusammen, denke an den Leitspruch meiner Mutter: *»Da mußt du gegen angehen!«* – und verziehe mich ins Bad. Alle Hähne voll aufgedreht, lasse ich Wasser über Arme und Hände fließen, wasche mein Gesicht ein ums andere Mal kalt ab. Immer noch dieser verdammte Brechreiz, der mich quält. Ich fühle mich seltsam wackelig auf den Beinen, ein Flimmern vor den Augen, gleich einer lästigen Fliege.

Dann sitze ich wieder an meinem Platz und lasse zum erstenmal seit zwei Jahren ein Manuskript unredigiert durchgehen.

Hoffentlich vergeht der Nachmittag schnell, und der Beitrag für morgen früh müßte ohne größere Probleme laufen. Noch ein Spiel. Vielleicht hat Gafron eines auf Lager, er ist ja mit grenzenloser Phantasie gesegnet.

Komisch, daß ich mich heute einfach nicht konzentrieren kann.

Noch ein Manuskript redigieren, anscheinend geht es wieder, wäre ja wohl gelacht.

Und dann packt es mich endgültig. Glühende Lava preßt sich von den Fußsohlen bis in den Kopf. In meinem rechten Augenwinkel flimmert es schwarz, weiß, schwarz-weiß, unaufhörlich wie ein Blinklicht. Das Auge kann sich nicht beruhigen, mir wird übel. Ob die anderen es mir ansehen? Mich bloß nicht vor allen übergeben!

Ich will aufstehen, zur Toilette, die bewährte Wassertherapie versuchen, da versagen meine Beine.

Ich stehe auf, ich will es, doch wie bei einem Harlekin geben die Füße in einer grotesken Pirouette unter mir nach. Mit Mühe halte ich mich an einem anderen Stuhl fest, lasse mich hintenüber in den Sessel fallen – und begreife die Welt nicht mehr.

Panik, Brechreiz, dieses Flimmern. Ich muß raus aus diesem Lärm, irgend etwas stimmt nicht – Rückzug! Aber wie?

Unauffällig rufe ich Frau Brummerloh, unsere Sekretärin, die, nur durch eine Glastür getrennt, wenige Schritte von mir sitzt, bitte sie um Hilfe.

Sofort ist sie da, packt mich unter den Armen – es ist mir so peinlich – und bringt mich irgendwie ins Zimmer des Chefredakteurs, der gerade im Studio spricht.

Nein, ich will mich nicht hinlegen, nur die Beine hoch und ein wenig Ruhe.

Die Übelkeit ist tückisch, kommt und geht in Wellen. Kaum denke ich, ich habe sie überlistet, kann stehen, gehen, mir ein Taxi rufen, vielleicht sogar selbst heimfahren, ist sie wieder da. Dazu das tückische Blinken, das mich nicht zur Ruhe kommen läßt.

Nach und nach geht es besser. Es wird dunkel im Zimmer in der Jugendstilvilla in der Paulsborner Straße. Kurz nach 17.00 Uhr muß es sein. Ich will nach Hause. Sicher kann ich mir jetzt ein Taxi rufen lassen.

Ich stehe auf, Pudding in den Knien, gehe zur Tür, um die Sekretärin zu sprechen. Filmriß!

Ich öffne die Augen. Blendende Helligkeit umgibt mich, weiß. Neben mir, links neben meinem Kopf, sitzt ein junger Mann. Aufatmend registriert er, daß ich wieder zu mir komme, fragt, ob ich meinen Namen wisse. Ich zögere erst, muß mich anstrengen: Sicher weiß ich, wie ich heiße, aber es fällt mir nicht ein. Lange hält der Blackout jedoch nicht an, klar: »Daniela Michaelis ist mein Name.«

Der Arzt erklärt mir, ich sei im Martin-Luther-Krankenhaus, gleich um die Ecke der Redaktion, und erkundigt sich, ob ich jemanden hätte, der mich pflegen könne.

Er bringt mir Zwieback und Sprudel. Christoph ruft an, fragt, ob er mich abholen soll. »Gerne«, sage ich, nicht wissend, daß Frau Brummerloh nebenan auf mich wartet. Das klamme Gefühl einer ungewissen, unbekannten Gefahr übermannt mich; sekundenlang packt mich panische Angst.

Irgend etwas stimmt nicht.

Frau Brummerloh, die beste aller Sekretärinnen, bringt mich nach Hause. Ich sei in der Redaktion zusammengebrochen. Mehr erzählt sie mir an jenem Abend nicht. Nur daß ich die Augen nicht geschlossen hätte, auch nicht, als der Ambulanzwagen mich ins Krankenhaus transportierte. Wie träumend, mit weit aufgerissenen Augen, so hätten sie mich auf die Trage gebunden und hinausgebracht.

Was sie an jenem Abend nicht erzählt: daß ich mich in Krämpfen auf dem Boden des Sekretariats gewunden habe, schrie, blau anlief. Niemand sagte mir das, sie wollten mich schonen, mein Schamgefühl nicht verletzen.

Also denke ich nur an Überarbeitung, taumele ins Bett, froh, endlich zu Hause zu sein. Und ich bin sicher, morgen, spätestens übermorgen mein Tief überwunden zu haben.

5

Donnerstag, 2. Februar

Bin benommen, habe tierischen Muskelkater und erfahre von Gafron die Ursache: daß ich Krämpfe hatte, blau angelaufen war. Ich merke, daß er mich schonen will, mir nicht alles sagt. Während der ganzen Zeit seien meine Augen weit offen gewesen.

Scham erfüllt mich, daß die Sekretärinnen und Gafron mich so gesehen haben – mich! Ganz tief sitzt der Schock. Ich will nicht nachdenken, was das bedeutet, schiebe es weit fort von mir. Mit so etwas will ich nichts zu tun haben.

Verletzung des Stolzes, tiefe, allertiefste Scham und grenzenlose Traurigkeit – je nach Stimmung vermischt mit ohnmächtigem Zorn.

Daniela, die Epileptikerin. Königskrankheit, Schwachsinn.

Selbst jetzt, schwarz auf weiß, wehre ich mich dagegen, diesen Satz, obschon eigenhändig niedergeschrieben, auf mich zu beziehen.

Ein grauenerregender, markerschütternder Schrei wie der eines wilden Tieres, blauverfärbtes Gesicht, grotesk verzerrt, weit aufgerissene Augen, starr auf etwas in einer anderen Welt gerichtet.

Speichel, einem feinen Rinnsal gleich, im rechten Mundwinkel; und das Häuflein Mensch zuckt, windet sich, wie ein Tier in der Falle, mit verdrehten Gliedmaßen auf dem Erdboden.

Und das soll ich sein?

Nein! Die Übelkeit packt mich wieder.

Das Blinken im Augenwinkel reizt mich bis zum Wutanfall. Alles erscheint grau, wie in dichte Nebelschwaden gepackt, als wolle mich der Nebel am Denken hindern. Ich kann unmöglich in die Redaktion. Eine mittlere Katastrophe.

Auf wackeligen Beinen schleppe ich mich ins Bad, dusche, überlege, ob ich mich nicht doch anziehen soll. *Da mußt du gegen angehen.* Aber mein Nachthemd erscheint mir bequemer. Also machen wir aus der Situation das Beste: Zwangserholung.

Ich hole mir das Frühstück ans Bett, eine Dose Cola für später, Croissants, Käse von Butter-Lindner. Wie ein Eichhörnchen sammle ich alles, was der Kühlschrank zu bieten hat, und trage es am Bett zusammen.

Wie unwirklich mir zumute ist!

Dennoch – die Disziplin hat mich wieder: Frühstück abgeräumt, Bett gemacht, Daniela geschminkt, Bücher in Griffweite.

Ich lese ein bißchen, kann mich aber nicht wie sonst konzentrieren. Ich habe das Gefühl, ein graues, nicht greifbares Ungeheuer hielte mich umschlungen. Auf den Seiten tanzen weiße Flecke. Das Denken fällt mir schwer.

Immer wieder überfallen mich Wellen von Übelkeit, Hitzewellen schießen durch meinen Körper, Panik überkommt mich. Ich habe unerträglichen Durst, greife nach der Cola-Dose am Bett – und greife ins Leere.

Greife wieder nach der Dose – und wieder geht meine Hand ins Nichts.

Ich halte mir das blinzelnde Auge zu, visiere die Cola-

Dose scharf an – Fehlschlag. Jetzt bekomme ich es doch mit der Angst zu tun. Immer mehr wird es zur Gewißheit: Etwas stimmt nicht mit mir.

Weshalb ich Dr. von Brück anrufe und um einen Hausbesuch bitte, kann ich mir im nachhinein nicht erklären. Ines hatte mich wohl angerufen und mich entsprechend bearbeitet: »Du mußt einen Arzt anrufen. Du arbeitest zuviel!« Und sie empfahl mir Dr. von Brück – wie schon vor einem Jahr, als ich eine böse Bronchitis hatte, ihrem guten Rat aber nicht folgte. Denn eigentlich gehe ich nie zum Arzt. Ich hasse weiße Kittel und Medikamente.

Doch allem Anschein nach ist mein Unterbewußtsein klüger als ich oder gesteht sich die Angst ein, die ich wegen meines komischen Zustandes habe und wegen dieses dummen Danebengreifens. Kurz, ich ringe mich durch und rufe Dr. von Brück an, schildere, was seit gestern abend geschehen ist, und er verspricht mir einen Hausbesuch. Bin baß erstaunt. Ein Arzt, den ich noch niemals konsultiert habe. Aber abends um 22.00 Uhr gebe ich die Hoffnung auf.

Um 23.00 Uhr klingelt es. Dieser Arzt kommt eine Stunde vor Mitternacht! Ich hatte wirklich nicht mehr damit gerechnet.

Ausführliche Anamnese. Noch mal muß ich ihm die Cola-Dosen-Story schildern. Anschließend bittet er mich, mich um mich selbst zu drehen, eine imaginäre Linie auf dem Teppich entlangzugehen und seinem Finger mit den Augen zu folgen. Anscheinend ist alles in Ordnung und nur halb so schlimm.

Allerdings bestellt er mich für den nächsten Tag in seine Praxis zwecks Blutabnahme und weiterer Untersuchungen. Was mir ein bißchen übertrieben scheint.

Ich entschuldige mich, ihn wegen einer Nichtigkeit belästigt zu haben, und komme mir unmöglich vor: wegen des bißchen Blinkens und der Übelkeit einen Arzt nachts durch die Gegend zu hetzen.

Wir sprechen noch kurz über eines der Bücher an meinem Bett, dann verabschiedet er sich.

Ein Mann Mitte Vierzig, scharfe Falten im Gesicht, die blauen Augen strahlen Wärme und Menschlichkeit aus, das Gesicht fasziniert durch Intelligenz, Charme und Wissen. Ein Arzt, der für jeden immer Zeit hat. Einer von denen, die es eigentlich gar nicht mehr gibt.

Ihn hat mir der liebe Gott geschickt. Aber das wird mir erst später richtig klar.

Ich spüre, daß ich in guten Händen bin. Denn sonst wäre ich – dazu kenne ich mich zu genau – am nächsten Tag wohl niemals in seine Praxis gegangen.

6

Freitag, 3. Februar.
Gleich am Morgen weckt mich ein Anruf von Dr. von Brück: Er hat mir einen Termin zur Computertomographie (CT), einem Verfahren zur schichtweisen röntgenologischen Untersuchung des Kopfes, besorgt: 12.30 Uhr, Dr. Kluge, Bozener Straße, ganz in der Nähe seiner Praxis.

Während ich noch voller Überzeugung, daß die Sache bald ausgestanden sei, dorthin fahre, braut sich über meinem Kopf die dunkle Wolke zusammen.

Bereits kurz nach zwölf bin ich dort, wobei ich mich ärgere, daß mein Auto immer noch vor der Redaktion steht.

So genau weiß ich nicht, was mit mir gemacht werden soll, doch Dr. Kluge flößt mir mit seiner sachlichen, professionellen Art augenblicklich Vertrauen ein.

Zum erstenmal im Leben lasse ich mich um 12.30 Uhr in eine Art Röhre schieben, die während der Untersuchung in verschiedenen Rhythmen klopft und hämmert. Die Röhre beengt mich, aber die Untersuchung dauert nicht allzu lange.

13.30 Uhr – ich sitze im Wartezimmer und lese, bis Dr. Kluge mich zur Besprechung ruft.

Die Computertomographie zeige eine »Raumforderung« in meinem Kopf, eine Art Fleck. Dies könne ein Abszeß sein.

Noch bin ich zu geschockt, um mich wirklich über diese Eröffnung aufzuregen. Ich kann nicht fassen, daß auf einmal irgend etwas mit mir nicht in Ordnung sein soll.

Draußen nieselt es. Während ich über den Bayerischen Platz zu Dr. von Brücks Praxis gehe, ist mein Denken wie in Watte gepackt, alles ist dumpf, und krampfhaft versuche ich, einen klaren Gedanken zu fassen.

Dr. von Brück erwartet mich in seiner Praxis, Dr. Kluge hat ihn anscheinend umgehend informiert, ihm, im Gegensatz zu mir, auch seine schlimmsten Befürchtungen mitgeteilt.

Es folgt die gründlichste Untersuchung meines Lebens.

Blut wird mir in Mengen abgezapft, und hinter den Kulissen telefoniert Dr. von Brück, von den CT-Ergebnissen alarmiert, mit den Bakteriologie-Päpsten in Berlin.

Der Befund an jenem Morgen: *möglicher Tumor, bösartig?, aber erst mal hoffen* – so notiert es Dr. von Brück in mein Krankenblatt. Inwieweit er zu diesem Zeitpunkt schon alles gewußt hat? Ich selbst ahne jedenfalls noch nichts von dieser katastrophalen Einschätzung. Und selbst ein Tumor kann gutartig sein.

Völlig unvorbereitet trifft mich die Frage des Arztes, ob es jemanden gebe, der mich pflegen, bei mir wohnen könnte: ein Verwandter, meine Mutter?

Ich bin zu durcheinander, zu aufgeschreckt, um nach den Gründen zu fragen. Okay, ich willige ein, meine Mutti anzurufen und sie zu bitten, nach Berlin zu kommen. Keine so einfache Angelegenheit für eine siebenundsiebzig Jahre alte Dame, die es haßt zu verreisen und noch nie im Leben geflogen ist.

Vielleicht sieht Dr. von Brück mir mein Zaudern an, er traut meiner Zusage wohl nicht über den Weg – und vergattert mich dazu, jetzt, *sofort* meine Mutter in Bonn anzurufen. Wir erreichen meine Schwester Ulla, ich sage Bescheid, sie wird Mutti umgehend informieren.

Dann bekomme ich eine offizielle Krankschreibung für die Redaktion und gleich die ersten Cortisontabletten samt vorbeugenden Magentabletten, falls das Cortison zu aggressiv ist. Die Cortisone sollen helfen, eine Art Bluterguß rund um diese »Raumforderung« in meinem Kopf abschwellen zu lassen.

Wie in Trance fahre ich nach Hause. Tausend Gedanken schießen mir durch den Kopf, aber ich habe nicht das Gefühl, daß mir etwas Schlimmes bevorsteht. Von zu Hause aus versuche ich als erstes, meine Mutter anzurufen, denn ich will es ihr doch lieber selbst sagen. Ich erreiche sie, als sie gerade vom Einkaufen zurückkommt, und frage sie, ob sie kommen könne.

»Was ist, Kind, hattest du einen Unfall? Bist du verletzt?« Sie ist ganz aufgeregt.

Dann erzähle ich ihr alles, es hört sich ja noch nicht dramatisch an. Und sie reagiert sofort.

7

Samstag, 4. Februar, morgens
Dr. von Brück fragt an, ob ich eine gute Nacht verbracht hätte. Ich bin ganz gerührt über soviel Fürsorge, schließlich fühle ich mich nicht richtig krank.

Mittags, um 13.05 Uhr, hole ich Mutti vom Flughafen ab. Wir beide genießen ein bißchen Bummeln und Berlin, alles in allem geht es mir viel besser, und ich freue mich, einmal Zeit zu haben. Wie ungewohnt. Wir schlendern den Ku'damm entlang, Tauentzien bis zum KaDeWe, kaufen ihr ein Sommerkostüm, spazieren die Kantstraße hinunter, Savignyplatz, Goethestraße.

Sicher, wir sind beunruhigt, reden aber nicht viel darüber – ich bin noch nicht im Alarmzustand. Noch will ich dieses Aus für die Zukunft nicht wahrhaben, sehe es als Freizeit von der Redaktion. Habe aber ein schlechtes Gewissen, herumzuschlendern und nichts zu tun. Schließlich bin ich bislang durch mein Leben gerast:

Abi, anschließend sofort sechsmonatiges Praktikum in einer Werbeabteilung, bestehe Aufnahmeprüfung für studienbegleitendes Stipendium, Journalistik, bei der Konrad-Adenauer-Stiftung, Studienbeginn im Oktober 1979, Hauptfach Soziologie und Kunstgeschichte. Nebenbei habe ich den

Einstieg in den Beruf geschafft, bin in den nächsten drei Jahren freie Mitarbeiterin bei einer Bonner Tageszeitung, einige Monate in den Ferien 1980 beim ZDF, ein paar Mal als studentische Hilfskraft bei einem »Kommunalpolitischen Institut« für soziologische und politische Forschungen angestellt, über Jahre hinweg studentische Hilfskraft beim Seminar für Soziologie.

Herbst 1982 bis Herbst 1983 ein unvergeßliches Studienjahr: Stipendium in Paris, lange Tage in der Bibliothek der Ecole Normale Supérieure und in der Ecole du Louvre, verbringe viel Zeit in der Bibliothèque Nationale auf den Spuren des Sozialutopisten Charles Fourier und seiner Schüler.

1985 dann Promotion zum Dr. phil. in Bonn, wo ich zwischen schriftlichem und mündlichem Examen schon den nächsten Job annehme: sechs Monate in der Presseabteilung des Wirtschafts- und Sozialausschusses in Brüssel als eine von zweihundertvierzig Praktikanten der Europäischen Gemeinschaft – ein Völkergemisch aus sechsundvierzig Ländern.

Abends treffen wir uns in der Rotunde: Wer hat Lust auf Theater, wer aufs Kino, wer gibt eine Party, wer mag Pizza? Eine halbe Stunde später sitze ich mit siebzehn anderen Praktikanten aus Italien, Griechenland, Peru und Puerto Rico in einer Pizzeria – und alle reden durcheinander.

Weiß der Teufel, wie ich zwischendurch mein Rigorosum geschafft habe; viel Zeit zum Lernen blieb mir jedenfalls nicht.

Ein paar Monate arbeite ich noch mit Werkvertrag in Brüssel, dann wird es mir zu beamtenhaft.

Ich lande – wieder für ein Praktikum – beim RIAS Berlin, bin nach vier Wochen »feste freie Mitarbeiterin«, zum Jahresende bekomme ich einen Vertrag.

Viele Gedanken schießen mir ob der ungewohnten Situation des Nichtstuns durch den Kopf. Aber anscheinend sitzen die Worte »Raumforderung« und »Abszeß im Kopf« doch zu tief.

Warum kann der Abszeß nicht am Finger sein, irgendwo sichtbar? Ich habe etwas gegen unsichtbare Feinde.

8

Montag, 6. Februar

Wir kommen eben von einem kleinen Stadtbummel zurück – Anruf von Dr. von Brück: »Es wäre besser, wenn Sie nicht mehr ausgehen würden, Frau Dr. Michaelis.« Wir sollen kurz in der Praxis vorbeikommen.

Er gibt mir den medizinischen Bericht mit für den Neurologen Dr. Waldner, der mit folgenden Worten beginnt: »... vielen Dank für die sofortige Übernahme der Patientin, die gestern nachmittag bei bestem Wohlbefinden spazierenging und sich erst heute um zehn Uhr vorstellte ...«

Auf dem Weg ins Krankenhaus öffne ich das Schreiben und kopiere es, bevor ich es dem Arzt überlasse. Schließlich habe ich als Journalistin eine gewisse Neugierde zu befriedigen, und alle Geheimnistuerei geht mir auf die Nerven. Lesen will ich es später, sonst wird mir im Auto schlecht.

Ein kurzes Gespräch mit Dr. Waldner ist erhellend: Diese »Raumforderung« in meinem Kopf, mit umgebendem Ödem, könne eventuell ein Abszeß sein, ein Eiterpfropfen. Zwecks Abklärung müsse man sich das jedoch genauer ansehen, gegebenenfalls Zellproben untersuchen. Es könne sich auch um einen gutartigen Tumor handeln.

Tumor? Gehirntumor?

Bis eben war es ein Abszeß, eine »Raumforderung«.

Krampfhaft klammere ich mich an den bekannten Begriff Abszeß. Darunter kann man sich etwas vorstellen. Es ist zwar unangenehm, aber nichts Schlimmes. »Raumforderung« hingegen klingt böse. Tumor schrecklich.

Das Wort schlägt ein wie eines dieser heimtückischen Geschosse, die erst nach Eintritt in den Körper explodieren.

Den Rest des Tages verbringe ich am Telefon, sage in der Redaktion Bescheid, rufe meine Freunde an – Stephan in München, Arja in Finnland, meinen Doktorvater, Professor Emge, in Bonn und René in Paris. Gerd hatte mich schon am Vorabend angerufen. Leo will sofort recherchieren. Eine Art Standleitung haben wir an diesem Tag zu Ulla und Siegfried, meiner Schwester und ihrem Mann in Köln.

Instinktiv handle ich völlig richtig, teile allen mit, was los ist, versichere mich ihrer Freundschaft. Doch so weit habe ich an jenem Abend nicht gedacht. Ich wollte nur ihre Stimmen hören, alle Freunde um mich sammeln, sie um Hilfe bitten, ohne es auszusprechen oder auch nur zu denken, sie alle einfach in meiner Nähe wissen.

An diesem Montag will ich nicht glauben, daß alles umsonst gewesen sein soll.

Da mußt du gegen angehen! Muttis Motto gegen jedwede Unbill, von Zahnweh, Schnupfen, Heiserkeit über Liebeskummer bis hin zum Hirntumor.

Und: *Das schaffst du schon!*

9

Dienstag, 7. Februar
Vier Tage Krankenhaus, Neurologie, Station Dr. Waldner, zweite Etage, graues Linoleum. Ein beklemmendes Gefühl macht sich breit. Langsam fühle ich mich wirklich krank.

Während Dr. Waldner an diesem Dienstagmorgen die Anamnese macht, mich nach Kinderkrankheiten, Kopfweh und akuten Beschwerden fragt, kristallisiert sich schon heraus, was auf mich zukommt. Rasend schnell ist auf einmal von einer Biopsie die Rede. »Nur eine Zellprobe«, sagen sie.

Doch dann wird mir klar: Diese »kleine Zellprobe« bedeutet konkret Operation am Kopf. Die wollen an meinen Schädel! »Aber nur eventuell«, hat Dr. Waldner gesagt. Erst mal werde ich gründlich untersucht.

Kaum bin ich in meinem Zimmer – zu meiner größten Verzweiflung noch ohne Telefon –, geht es Schlag auf Schlag: Am gleichen Tag noch mal eine CT mit Kontrastmittel, das heißt rein in die Röhre, Kontrastmittel spritzen lassen, wieder die beängstigenden Geräusche und das Gefühl, lebendig begraben zu sein.

Dann gleich weiter zur Elektroenzephalographie (EEG), Gehirnstrommessung.

Das Ergebnis im Mediziner-Deutsch: *»Alpha-EEG mit mäßiger lokalisierter Funktionsstörung parieto occipito-*

temporal links in Form von Verlangsamungen und Kurvendepression. Vereinzelte steile Transienten als epilepsieverdächtige Kokordale. Erhöhte Anfallbereitschaft.«

Und genau das ist es, was mir so zu schaffen macht: dieses Gefühl, nicht Herr über mich selbst zu sein. Die Angst vor einem neuen Anfall ist schlimmer als alles andere.

Es folgen: Oberbauch-Sonographie, Schilddrüsen-Sonographie, Röntgenaufnahmen der Lunge, Hautarzt, Augenarzt.

Spreche mit Dr. Waldner, der in seiner ruhigen Art mein Vertrauen erworben hat. Er sagt mir, daß all die Untersuchungen dazu dienen, die Ursache meiner Krankheit zu finden. Sollte die Suche kein Ergebnis bringen, müsse eine Biopsie vorgenommen werden, eine Zellprobe werde dann Klarheit schaffen. Bislang stehe nur fest, daß ich eine »Raumforderung« im Kopf hätte; worum es sich dabei genau handele, sei noch schwer zu sagen: vielleicht ein Abszeß, eine Geschwulst, ein vielleicht gutartiger Tumor. Kommt mir bekannt vor.

Gehirntumor – auf einmal wird das Wort lebendig. Unheimlich findet es, Silbe für Silbe, sein Echo in meinen Gefäßen, wabert lavagleich herauf und hinunter, hämisch grinsend, bösartig platzheischend.

Wut ergreift von mir Besitz – und Siegeswillen.

Du nicht – du bekommst mich nicht, häßlich grinsendes Molchwesen! Such dir ein anderes Opfer. Falsch verbunden, mein Freund! Kein Anschluß unter dieser Nummer. Nicht mal den kleinen Finger reiche ich dir. *Verschwinde!*

Venceremos! Ja, ja, wir werden siegen, mein Körper und ich, siegen mit dem alten Schlachtruf.

Da mußt du gegen angehen, Daniela. Das schaffen wir schon!

Ich starre auf die weißen Wände des Krankenzimmers, nehme ein Buch zur Hand, weiß nicht, was ich lese; meine Gedanken laufen auf Hochtouren, aber noch ist alles ein Chaos; in mir tost eine Sturmflut, die ich nicht einzudämmen vermag.

Bedächtig rauscht die Klimaanlage in Zimmer 207 auf Station 003.

Steriles, graues Linoleum, zwei Ledersessel, spartanisch der Tisch und die Stühle, die Waschgelegenheit diskret hinter einem Wandschirm versteckt.

Ich blicke auf Häuser und auf einen zarten Frühlingsstrauß von Ulla: weit geöffnete zartrosa Tulpen, rosafarbene Sterne, lila Fresien, und neugierig strecken Blätter und Schilfe verschiedener Art ihre Fühler aus. Idylle auf 003.

Doch in meinem Kopf findet sich keine Ruhe. Seit Stunden hämmert es rhythmisch zum Pumpen des Herzschlags: *Tumor, Gehirntumor.*

Immer wieder diese Worte. Wie mit einer Stahlaxt sucht eine unbekannte Kraft gegen allen meinen Widerstand, die grauenvollen Lettern einzumeißeln.

Mit schönster Regelmäßigkeit. Dumpf klingt das Echo: *Tumor, Gehirntumor.*

Freitag, 10. Februar

9.00 Uhr: Frauenarzt, Blut wird wieder in Mengen abgezapft. Und wie fast immer höre ich: »Alles in Ordnung, Frau Dr. Michaelis.«

Daß diese ganzen Untersuchungen der fieberhaften Fahndung nach einem Tumor dienen, ist mir noch nicht wirklich klar. Ich komme ja gar nicht zum Nachdenken.

Seit Mitte der Woche ist Ulla da. Sie und Mutti verwöhnen mich gemeinsam. Aus der Redaktion habe ich fast täglich Besuch, Gafron kommt gleich am ersten Tag abends – Christoph, Martina. Alle muntern mich auf. Und Dr. von Brück ruft täglich an.

Vier Tage Roßkur, dann werde ich über das Wochenende entlassen. Noch nie war ich so froh, daß Wochenende war – dagegen ist der Job in der Redaktion geradezu locker.

Das Ergebnis der Tortur liest sich im medizinischen Bericht von Dr. Waldner (den ich erst viel später zu sehen bekomme) so:

»Es handelt sich hier nach röntgenmorphologischen Gesichtspunkten am ehesten um eine Metastase oder ein Gliom. Erste Untersuchungen auf einen Primärtumor ergaben durchgehend Normalbefunde ... Wie mit Ihnen [an Prof. Harzer adressiert] *vereinbart, sind als nächste Schritte eine stereotaktische Biopsie des Tumors und nach dem histologischen Ergebnis die operative Entfernung des Tumors geplant.*

Frau M. ist über ihre Erkrankung und das weitere Vorgehen informiert.«

Bin ich wirklich informiert?

Den Worten nach, ja. Aber eigentlich gehe ich noch immer davon aus, es könne sich um einen Abszeß, einen Eiterpfropfen, handeln. Und danach wäre die Sache mit der Biopsie erledigt.

Alles ist so rasend schnell gegangen, irgend etwas stimmte mit meinem Kopf nicht. Abklären muß man die Sache gewiß und entfernen, was eventuell stört. Aber was diese Informationen, diese Konsequenzen tatsächlich bedeuten – darüber hat bislang niemand mit mir gesprochen.

Wie viele Menschen werden täglich operiert, frage ich mich, wie viele finden sich, weil es ja nicht anders geht – so wird es dem Patienten zumindest suggeriert –, von heute auf morgen auf dem OP-Tisch wieder? Und danach kehren sie nie mehr in die Welt der Gesunden zurück. Wie viele würden, vorher informiert, diesem Schritt nie zustimmen?

Weiß ein Arzt wirklich immer, was das Beste für den Patienten ist?

Der Patient – Geduld muß er haben. Aber sollte er sie haben? Oder sollten nicht auch die Ärzte ein wenig Geduld mit ihren Patienten haben, ihnen Zeit lassen zu begreifen, was vor sich geht, bevor eine Operation zu Unabänderlichem führt?

Ich jedenfalls habe keine Lust, mich dem erstbesten Arzt auszuliefern, uninformiert, passiv, wartend.

Jede Information wird zum Strohhalm. So auch ein telefonischer Hinweis von Leo, wonach in Erlangen ein Hirnchirurg Tumore durch die Nase entferne – ohne den Schädel von außen großräumig aufzumeißeln.

Eine naheliegende Idee, wie mir scheint, und in Anbetracht neuester Technik durchaus möglich.

Kurz entschlossen schreibe ich an Professor R. Fahlbusch, Direktor der Neurochirurgie in Erlangen, sende ihm die Bilder der Computertomographie, und da die Zeit drängt, erklärt sich Christoph spontan bereit, sie am Montagmorgen mit dem ersten Flieger nach Erlangen zu bringen.

Dieses Fünkchen Hoffnung trägt mich über das Wochenende.

Sonntag, 12. Februar

Die Station hat mich wieder; eine Angiographie ist angesagt. Konkret: die Gefäße in meinem Kopf sollen durch ein Kontrastmittel sichtbar gemacht werden, damit bei der Biopsie kein Schaden entsteht.

Am Nachmittag kommt Dr. Waldner und beantwortet in

seiner ruhigen Art meine Fragen. Ich bin unruhig, habe Angst. Wenn es nur nicht ausgerechnet mein Kopf wäre.

Und außerdem habe ich schon wieder kein Telefon. Jedesmal, wenn ich dieses Krankenhaus verlasse, wird es abgemeldet. Danach scheint eine Anmeldung nur unter größten Problemen möglich zu sein. Es lebe die Verwaltung. Ich komme mir so allein vor ohne Telefon, habe besonders abends, wenn alle fort sind, das Bedürfnis, mit jemandem zu reden. Obwohl ich normalerweise allein lebe und daran gewöhnt sein müßte. Doch die Krankenhausatmosphäre macht mir angst.

Ich lese und kann mich nicht konzentrieren.

Höre Radio, doch 100,6 ist leider noch nicht einprogrammiert.

Eine ältliche Schwester erscheint, um mich auf die Angiographie vorzubereiten. Eine nicht sehr angenehme Untersuchung, wie mir hier jeder bereitwilligst, fast genüßlich versichert und mich so in Angst und Schrecken versetzt.

Ein Katheter soll unter Lokalanästhesie in der Leistengegend in die Hauptschlagader geschoben werden und von dort über das Schulterbein in den Kopf vordringen. Dann werden Aufnahmen der Gefäße im Gehirn gemacht. So weit, so gut. Theoretisch habe ich begriffen, worum es geht.

Aber was redet die Schwester vom Rasieren? Kurz entschlossen zieht sie mir die Bettdecke fort und beraubt mich meiner Schamhaare. Der Hygiene wegen, meint dieser nach Desinfektionsmittel duftende Racheengel.

Zu meinem großen Erstaunen besucht mich sogar einer der Hauptgesellschafter unseres Radiosenders im Krankenhaus: Mit einem traumhaft schönen Blumenstrauß in ganz zarten Pastellfarben sowie einer riesigen Bonbonniere steht Dr. Marx eines Nachmittags an meinem Bett und wünscht mir gute Besserung. Bin ganz bewegt, hätte nie gedacht, daß ihm mein Name überhaupt ein Begriff ist. Diese Geste berührt mich tief.

Montag, 13. Februar

Der Tag, an dem mein wirkliches Patientendasein beginnt. Der Sprung aus der Realität.

Der Alptraum beginnt um sechs Uhr früh. Wecken, desinfizieren, OP-Hemdchen überstreifen, Beruhigungspille schlucken, und schon wird mein Bett in den Keller gerollt. Warum müssen so viele Behandlungsräume im Keller sein? Grau, trist, der Leichenkeller wird nicht viel anders aussehen.

Noch eine Spritze, ich bin high, schwebe über den Dingen, die Angst kann sich nicht mehr artikulieren.

Werde auf eine Liege gebunden, Beine abgeknickt. Das Skalpell blitzt, der Schnitt tut weh – oder ist es meine Angst angesichts des blanken Stahls, der vermummten Wesen um mich herum, der engen, beklemmenden Szenerie?

Ich spüre den Katheter nicht, als er in meiner Schlagader seinen Weg nach oben sucht; nur oben, am Schlüsselbein, scheint er anzustoßen. Komisch, ist ja alles gar nicht so schlimm, geht es mir durch den Kopf. Warum haben mir alle solche Angst davor gemacht? Das Kontrastmittel fließt kalt durch meinen Körper.

Ich bin ziemlich klar, höre, wie das Team anfängt zu fluchen. Irgend etwas läuft nicht wie geplant. Doch in meiner Narkosewolke entsteht keine Angst. Dennoch bekomme ich mit, daß das Gerät mitten in der Untersuchung seinen Geist aufgegeben hat.

Ich frage, was los sei, und eine unsichtbare Frauenstimme gibt mir Auskunft: Die Kamera, die die Lage der Blutgefäße in meinem Kopf dokumentieren soll, ist hinüber.

Die Stimme hat gut getan, sie war so lieb. Ich merke gar nicht, wie die Zeit verrinnt. Das Team gibt auf, etwa drei Viertel der Untersuchung sind geschafft. (Es wird genügen, wie sich später herausstellt.)

Ein junger Arzt stemmt sich auf meinen abgewinkelten rechten Oberschenkel, ich höre ihn schimpfen. Mit ganzer Kraft versucht er, die Blutung zu stillen, die Hauptschlagader abzudrücken. Doch immer, wenn er losläßt, badet ihn ein neuer Schwall des rhythmisch hervorschießenden Blutes. Rund fünfundvierzig Minuten Kraftaufwand, dann hat er meine Schlagader ausgetrickst.

Der ganze Zirkus hat dreieinhalb Stunden gedauert; normal sind wohl zwanzig Minuten.

Das fängt ja gut an, denke ich mir, als ich, mit Druckverband versehen, in mein Zimmer zurückgerollt werde.

Am nächsten Morgen kommt eine liebe, ältere Schwester, will das große Pflaster aus meiner Leistenbeuge entfernen. Ganz vorsichtig zieht sie an den Enden. Nichts bewegt sich. Sie versucht alle Tricks, es zu lösen, aber es scheint an meiner Haut angewachsen zu sein. Stückweise kämpft sie sich vor, und es tut höllisch weh, da die Haut in Fetzen mit abgeht.

Sie wird richtig böse, ruft den Arzt, der mir dieses Pflaster verpaßt hat, schimpft ihn aus, fordert ihn auf, er solle sich die Bescherung ansehen, klagt, so etwas sei ja wirklich nicht nötig. Er wisse, daß dieses Pflaster *problematisch* sei, meint er lapidar. Dann läßt er uns stehen.

Es sind nicht die großen Operationen, die meine Krankheit so bedrückend machen, sondern menschliche Kälte, Gleichgültigkeit, die mir bei Routineuntersuchungen entgegenschlägt und mir den Eindruck vermittelt, ich sei bereits aus der Gemeinschaft der Gesunden ausgestoßen.

Heute ist nicht mein Tag: Christoph hat noch vor acht Uhr in der Frühe Professor Fahlbusch in Erlangen gesprochen, ihm meine Bilder gezeigt. Doch seine Methode ist bei mir nicht anwendbar.

10

Dienstag, 14. Februar, nachmittags
Bin in ein anderes Krankenhaus in Berlin verlegt worden. Sitze mit Ulla und Mutti im Aufenthaltsraum vor der Station. Ein lieber Arzt holt mich dort ab, um mit mir die Narkose für den morgigen Tag zu besprechen. Vollnarkose für die Biopsie. Ich unterschreibe meine Einwilligung zu dem Eingriff. Dann werde ich von der Neurologie in die Neurochirurgie verlegt.

Am späten Nachmittag ist Chefvisite: Professor Hermann Harzer rauscht herein, ein großer, korpulenter Mann, sein enormes Gewicht graziös beherrschend. Auffallend sind seine in keinem Verhältnis zur Körperfülle stehenden überaus kleinen Füße und Hände. Rosa Hände. Der hellbraune Backenbart gibt ihm das Aussehen eines viktorianischen Sirs. Unwillkürlich vermißt man eine über dem Bauch baumelnde Uhrkette. Harzer – schwebend in jener eigentümlichen Aura ärztlicher Professionalität und so dominierend, daß jeder Mensch neben ihm zu verschwinden scheint.

Auf meine Fragen hin tätschelt er mechanisch meine Bettdecke in Beinhöhe, setzt einen lapidaren, nichtssagenden Satz hinzu, frei nach dem Motto: Keine Bange, Kleine, das kriegen wir schon hin – und verschwindet mit wehenden

Rockschößen. Ich bleibe zurück mit dem Gefühl, daß ich doch eigentlich hatte etwas fragen wollen.

Patientenaufklärung wird hier groß geschrieben.

Mittwoch, 15. Februar

Ich werde abgeholt zur Biopsie. Habe Angst vor diesem Eingriff in meinen Kopf, aber alle haben ihn heruntergespielt. Und wegen Nichtigkeiten möchte man die Ärzte schließlich nicht inquisitorisch belästigen. So ist mir nicht klar, was da auf mich zukommt. Einen Kanal wollen sie bohren, eine Zellprobe entnehmen. Werde ich danach wieder aufatmen können?

Die Ungewißheit macht mich ganz nervös. Ich bekomme eine Spritze. Alles wirkt auf einmal leicht und angenehm.

Wache auf inmitten eines Meeres aus Schmerzen. Will schreien, kann es nicht. Panik. Will mich aufsetzen. Kein Muskel rührt sich. Der Schrei, den ich nicht ausstoßen kann, erstickt mich fast.

Nehme erst schemenhaft, dann ganz schnell die Ärzte um mich herum wahr. Anscheinend ist die Operation vorbei. Bin im OP-Saal, werde gerade herausgerollt. Schmerzen, als würde ich skalpiert. Verzweifelt versuche ich, mich einem Arzt bemerkbar zu machen. Nach einer Ewigkeit sieht ein junger Mann, vielleicht ein Assistent, daß ich bei Bewußtsein bin. Ich sehe ihn an, und er fragt: »Sind Sie wach? Haben Sie Schmerzen?« Ich kann nicht nicken. Mit unmenschlicher Kraft bewege ich die Augenlider; im nächsten Moment schlafe ich wieder.

Eineinhalb Stunden hat die Operation gedauert. Irgendwann später wache ich wieder auf und sehe, daß ein Kinderbett an mir vorbeigeschoben wird – an dessen Gitter baumelt ein kunterbunter Clown.

Schmerzen lodern wie von glühenden Eisen, wann

immer ich in den nächsten Stunden aufwache. Mutti und Ulla sind bei mir. Uns allen war nicht klar, welch schwerer Eingriff eine Biopsie ist. Vielleicht hatten wir alle zu sehr gehofft, daß es nichts Gravierendes sei. Mit solchen Schmerzen habe ich jedenfalls nicht gerechnet. Stundenlang lebe ich in der Hölle.

Tabletten helfen nicht, ich kann mich kaum bewegen, die Nacht wird endlos.

Neben mir liegt eine sehr nette Dame. Manchmal, wenn die Schmerzen nachlassen, unterhalten wir uns kurz. Professor Harzer hat sie an der Bandscheibe operiert; es geht ihr prächtig.

Donnerstag, 16. Februar

Am Morgen ist Chefvisite, und ich komme mir vor wie in einer Fernsehserie. – Bin ich ungerecht? Wieder die wehenden Rockschöße des blütenweißen Arztkittels, wieder ein routinehaftes »Na, wie geht es uns?« Wie es uns geht, weiß ich nicht. Ich weiß nur, daß ich mich hundsmiserabel fühle.

Als ich mich nach den Ergebnissen der Biopsie erkundige, sagt er bedauernd, leider habe sich herausgestellt, daß ich einen Hirntumor habe. Es gebe Hirntumore, die seien ganz gutartig, also eher Geschwülste; diese seien Stufe eins. Dann gebe es diejenigen, die ein bißchen bösartig wären; Stufe zwei. Die schlimmeren dann Stufe drei und die ganz aggressiven Stufe vier. Meiner sei eher gut, aber ein genaues Ergebnis habe er noch nicht.

Freitag, 17. Februar

Wieder die Chefvisite. Professor Harzer setzt sich auf die Bettkante. Was den histologischen Befund anginge, sagt er, habe er noch mal im Labor nachgefragt: Ich hätte Stufe 2,4.

Eine glatte Lüge! Vielleicht aus Mitleid. Denn wie sich später herausstellen sollte, hatte die Biopsie ein ganz anderes Ergebnis: »*...maligner Tumor, in erster Linie riesenzelliges Glioblastom, Grad vier nach WHO [Kategorien entspr. der Weltgesundheitsorganisation]...*

Therapie: Entfernung des Tumors...«

Ein paar nichtssagende Sätze, dann teilt mir Professor Harzer kurz mit, was mich nun erwarte. Er habe vor, den Tumor zu entfernen – eine Alternative existiere ohnehin nicht –, doch erst übernächste Woche, da er in der nächsten Woche zu einem Kongreß müsse. Ein letztes aufmunterndes Beklopfen der Bettdecke. Und schon ist er wieder draußen.

Zurück bleibt ein Häufchen Elend, die Tränen rollen mir übers Gesicht. Operation am Kopf! Anscheinend führt kein Weg daran vorbei. Mutti und Ulla, Gafron, Christoph, alle, die mich an diesem Tag sprechen, sind geschockt.

Später stellt sich heraus, daß mir nichts Besseres passieren konnte als dieser Kongreß von Professor Harzer. Denn während er auf seiner Tagung weilt, ergreife ich die Flucht.

Am Abend, als alle gegangen sind und ich mit meinen Gedanken allein bin, besuchen mich kurz nacheinander sowohl Frau Dr. U., eine Ärztin in meinem Alter, als auch die temperamentvolle, kleine, brünette Schwester – beide von der Neurologie – »nur, um ein wenig mit mir zu plaudern«.

Wenn einem das nicht zu denken gibt. Auf mein Drängen hin sagt Frau Dr. U., sie seien sich noch nicht einig, wie die Operation ausgeführt werden solle: ob eher von der Stirn, von vorne her oder seitlich Richtung Hinterkopf.

Bin völlig fertig, als ich wieder ganz allein bin. Vergeblich bemühe ich mich, die Nase in meine Bücher zu stecken. Keiner meiner Lieblingsautoren ist in dieser Nacht gut genug, mich von den quälenden Gedanken zu befreien.

Ich denke an ein Bild von Hieronymus Bosch: eine Operation am offenen Schädel ist zu sehen, der Operierte sitzt scheinbar ungerührt und läßt alles über sich ergehen.

Warum haben die beiden Frauen mich besucht? Was ist bei der Ärztevisite besprochen worden? Haben sie Angst um mich?

Langsam bekomme *ich* schreckliche Angst.

Was ist los, verdammt noch mal? Schließlich geht es ja um mich.

Während ich mich noch mit dunklen Gedanken über meine Zukunft plage, nicht weiß, was wirklich läuft, halten die Ärzte an diesem Wochenende bereits Konkreteres in Händen. Im medizinischen Bericht von Professor Harzer an Dr. von Brück heißt es:

»Am 15.2. Biopsie: Schnellschnittdiagnose ergab leider ein Glioblastom ... der Eingriff verlief problemlos.

Weiteres Vorgehen: Die Patientin wird am 17.2. zunächst nach Hause entlassen, am 22. wird ambulant ein Kernspin durchgeführt werden, am 27.2.89 erfolgt die Wiederaufnahme zur offenen Tumorexstirpation. Die Patientin ist darüber aufgeklärt, daß es sich um einen Tumor handelt.

Über die Prognose sowie etwaige Nachbestrahlungen haben wir mit ihr bisher nicht gesprochen.«

Auch nicht darüber, um welchen Tumor es sich wirklich handelt. Auch nicht, wie die Konsequenzen einer Operation aussehen würden. Auch nicht über die Aussichtslosigkeit des ganzen Unterfangens. Nichts weiß ich, was mich veranlassen könnte, die Sache zu überdenken.

Ich weiß nicht einmal, daß es verschiedene Vorgehensweisen gibt, Operationen und Bestrahlungen mit mehr oder weniger Risiko. Kann mich noch nicht mal selbst entscheiden, was ich gewillt wäre, in Kauf zu nehmen.

Patienten sind schließlich Patienten, und für manche Ärzte offenbar unmündig wie kleine, dumme Kinder.

Immerhin: Ich werde entlassen. Eine Ewigkeit, mindestens zehn Tage ohne Krankenhaus – auch wenn das Damoklesschwert über mir schwebt. Hauptsache raus.

11

Samstag, 18. Februar
Ich will wissen, was los ist, versuche verzweifelt, an Informationen zu gelangen. Wie steht es wirklich um mich? Ist diese Operation tatsächlich nötig? Ich habe kein Vertrauen mehr. Kann keinem vertrauen, der mir widersprüchliche Informationen zur Bösartigkeit des Tumors gibt. Hätte der Professor sich nicht verbessert, 2 in 2,4 korrigiert, vielleicht hätte ich es hingenommen. Aber so stehen meine Antennen auf Alarm. Etwas in mir sträubt sich vehement, andere über mich und mein Wohlergehen entscheiden zu lassen. Der Patient – mein Gott, geduldig bin ich wirklich nicht.

Will mich persönlich informieren, will wissen, selbst entscheiden, als Mensch, nicht als Patient agieren. Und die Zeit drängt. Was liegt also näher als der Wunsch, eine Buchhandlung aufzusuchen.

Von Tag zu Tag werde ich schwächer. Im Moment kann ich kaum noch zweihundert Meter am Stück gehen. Sobald es mir irgendwie gelungen ist, mich anzuziehen, sage ich Mutti, ich wolle in die Buchhandlung an der Ecke. Kein ungewöhnlicher Wunsch bei meiner Liebe zu Büchern. Nur, ich bin so elend schwach, daß Mutti alles daransetzt, mich die Knesebeckstraße entlangzuschleppen. Sie weiß ja nicht, warum ich so dränge.

Kiepert: Abteilung Medizin, erster Stock. Auch das noch. Ich ziehe mich die Treppen mehr hoch, als daß ich gehe, habe Pudding in den Beinen, und der Buchladen verschwindet dauernd vor meinen Augen. Außerdem habe ich das Gefühl, daß mir jeder ansehen kann, warum ich hier bin, daß ich eben kein Medizinstudent bin, sondern für mich selbst forsche. Verstohlen blicke ich nach links und rechts, ob sie alle es mir schon vom Gesicht ablesen können.

Ich frage die Buchhändlerin nach der Onkologie, suche und suche die Regale nach Brauchbarem ab. Im Gegensatz zu früher bin ich nicht mehr in der Lage zu unterscheiden, was wichtig und was unwichtig ist. Sobald das Wort Hirntumor erscheint, läutet es in meinem Inneren Alarm. Nach kurzer Zeit habe ich einen Riesenstapel Bücher vor mir, muß auswählen.

Mutti hat ständig Angst, ich könnte mitten in der Buchhandlung zusammenbrechen, einen Anfall bekommen. Immer wieder versucht sie mich zu überreden, meine Recherchen abzubrechen. Immerhin dauert meine Suche bereits zwei Stunden. Ich schleppe einen Riesenstapel zur Kasse, und Mutti bringt mich erleichtert nach Hause.

Verkrieche mich sofort in meinem Bett, meinem Schutzwall vor der bösen Welt.

Breite um mich herum meine Neuerwerbungen aus und schlage nach: Thieme, Standardwerk, und was ich sonst noch alles zusammengetragen habe: Relevantes, weniger Relevantes. Lese die ganze Nacht, weine und weine, kann nicht mehr aufhören, finde in keinem dieser Bücher einen Hoffnungsschimmer.

»Stichwort Glioblastom
Lokalisation: Fronto-temporal
Anamnese: in Monaten.

Malignitätsskala: Grad vier – die Skala der Weltgesundheitsorganisation WHO reicht von eins bis vier, wobei eins relativ gutartige Tumoren sind, Grad vier die aggressivsten und bösartigsten.

Mortalitätsrate/Zeitraum: für 50 Prozent der Patienten die Wahrscheinlichkeit, 7 Monate zu überleben, für 20 Prozent 12 Monate, für 15 Prozent 15 Monate, jedoch auch andere statistische Ergebnisse – noch ungünstiger.

Therapieverlauf: …chirurgische Heilung ist nicht möglich, da dieser Tumor tief ins gesunde Gehirn infiltriert … höchste Strahlenresistenz… Trotzdem ist die postoperative Strahlentherapie palliativ wirksam, d. h., die postoperative Überlebenszeit von 14 bis 21 Wochen könnte durch Nachbestrahlung mit mehr als 50 Gy auf 35 bis 49 Wochen verlängert werden.«

»Schöne Aussichten«, schreibe ich an den Rand, und irgendwie fehlt mir das Gefühl, daß mich all dies betrifft. Ich weiß es zwar, die intellektuelle Seite meines Ichs weiß sehr genau, woran sie ist. Aber die andere Seite des Ichs spielt mit mir, fast ist es, als necke sie mich. Verzweiflung und Unwirklichkeitsgefühl wechseln sich ab. Letzteres ist mir lieber: Ich schicke die Darstellerin durch den Film, und Daniela wird am Ende beruhigt nach Hause gehen. War ja alles nur Kino.

Ich lese weiter.

Amerikanische Spitzenforschung: *»…stereotaxis implantation of removable high activity Iodide seeds, irridiation dose seeds is feasible… patients with glioblastoma: – medium survival of 9 months.«* (Durchschnittliche Überlebenszeit neun Monate.) Aus: *Radiation Oncology*, Vol. 2 Wara/Philips, 1987, die Zahl doppelt unterstrichen, New York.

Diese wunderbaren Aussagen fassen also den Stand der

Forschung prägnant zusammen, inklusive neuester amerikanischer Spitzenforschung. Kann all diesem erdrückenden Material keinen rechten Glauben schenken. So etwas passiert doch nicht von heute auf morgen. Woher kommt der Tumor?

Gibt es wirklich keine Chancen?

Einziger Trost: Ohne Operation werde ich wahrscheinlich wenig Kopfschmerzen haben und ohne Schmerzen sterben.

Wirklich sehr tröstlich, wenn man neunundzwanzig Jahre ist.

12

Montag, 20. Februar
Besuch bei Dr. Waldner. Muß mir Klarheit verschaffen. Bin ich wirklich ein hoffnungsloser Fall?

Versuche mich zu trösten, sage Mutti: »Dann werden wir in diesen sechs Monaten, oder was uns an Zeit noch bleibt, eben reisen, reisen, reisen und es uns schön machen.«

Aber Dr. Waldner nimmt mir auch diese Hoffnung: Ich werde täglich schwächer werden.

Damit ist klar, Reisen wird nicht mehr möglich sein.

Ich überrumpele den Arzt mit meinem neuerworbenen Wissen, erpresse ihn fast, mir die Wahrheit zu sagen. Und bin gleichzeitig geschockt und dankbar, die endgültige Diagnose in scharfumrissenen Sätzen, prägnant formuliert, ohne Euphemismen, zu erfahren:

»Glioblastom, Grad vier. Ein aussichtsloser Fall!«

Fahre von Dr. Waldner aus nicht, wie geplant, direkt nach Hause, sondern in die Redaktion. Irgendwie ist dies ja mein Zuhause. Muß Gafron sagen, was los ist. Er starrt mich an, als ich, die Tränen krampfhaft unterdrückend, sage, was ich eben bestätigt bekam. Er wird kreidebleich, obwohl er eigentlich schon alles weiß. Ein Freund hatte für ihn recherchiert. Das Ergebnis auf seinen Zetteln gleicht dem meinen beklemmend.

Es ist ein Film. Das kann doch nicht Wirklichkeit sein. Die gleißend weiße Schrankwand im Zimmer des Chefredakteurs, in dem ich mich vor ein paar Tagen nach dem ersten Anfall noch »ausruhte«, hat sich nicht verändert. Dennoch sind die Mauern ins Wanken geraten, der Boden unter meinen Füßen schwankt.

Gafron begleitet mich zur Tür, die Kollegen sehen mich fragend an, gleich werden es alle wissen.

Das kann ich doch so nicht hinnehmen. Gestern war die Welt noch in Ordnung.

Es kann nicht wahr sein. Es kann nicht, es darf nicht so ausgehen, wie ich es überall lese.

Eine kurze Pause zum Atemholen, ein Tag wie unter Wasser. Tränen und Sprachlosigkeit um mich herum.

Dann reicht es mir. Das kann doch nicht alles gewesen sein!

Ich werde aktiv, nehme den Kampf auf, verschaffe mir für kurze Zeit die Krankenberichte der Neurologie, die CTs und alle schriftlichen Befunde. Lese schnell das Wichtigste, mache mir notdürftig ein paar Notizen. Dann telefoniere ich mit meinen Freunden, schildere die Situation, soweit sie sie nicht schon am Wochenende erfahren haben, und bekomme unerwartet schnell Hilfe.

Zunächst eher psychisch: Leo rät mir zu einem Mistelextrakt namens Iscador. Es ist gut, etwas tun zu können, auch wenn Dr. von Brück die Verschreibung mit einem zweifelnden Lächeln quittiert: »Wenn man daran glaubt…«

Am Montag dann telefoniert Stephan mit befreundeten Ärzten in mehreren Krankenhäusern, die sich sofort zu einer Konsultation zusammensetzen. Es gebe nur eine einzige Hoffnung für mich: *Professor Charles Wilson in San Francisco – die Kapazität.*

Wilde Freude, die in mir aufkommt, als ich das Wort »Amerika« höre. Amerika, immer einen Schritt voraus. Amerika ist Zukunft.

Außerdem reißt mich allein schon der Gedanke zu reisen, nicht hier zu sitzen und auf meinen Tod zu warten, aus meiner Lethargie.

Amerika – das Wort hat einen wunderbaren Klang. Keine Sekunde zögere ich, als Stephan vorschlägt, einen Termin für mich zu vereinbaren.

Einen Tag später ruft Stephan wieder an. Der Termin bei Professor Wilson ist bestätigt: 28. Februar, 14.30 Uhr, University of California, San Francisco, 505 Parnassus Avenue, Raum M 787, San Francisco CA 94123, bitte bei Cathy oder Renée melden.

Amerika – Land der unbegrenzten Möglichkeiten. Hoffe nur, daß sich der Spruch bestätigen wird.

Noch am gleichen Abend treffe ich meine Entscheidung: Ich werde fliegen. Ich werde es versuchen. Was bleibt mir auch anderes übrig?

Wie ein Wunder kommt Hilfe von allen Seiten: Georg Gafron, Ulrich Schamoni und Dr. Marx sagen mir spontan finanzielle Unterstützung zu; ein paar Tage später halte ich eine Kostengarantie in Händen. Einstimmig haben die Gesellschafter von 100,6 zugestimmt. – Damals weiß ich noch nicht, wie wichtig das für mein Überleben sein wird.

Überleben? Mit einem Gehirntumor?

Gehirntumor – unauslöschlich, nie mehr tilgbar. Wie das bösartige, heimtückische Wort selbst.

Hinterrücks hat es sich festgefressen in meinem Kopf, läßt sich nicht mehr verjagen, ist einfach da.

Gehirntumor? So etwas haben eigentlich immer nur die anderen. Das betrifft einen niemals selbst.

Ich bin doch viel zu jung zum Sterben.

Aber ich habe Dr. Waldners Augen gesehen. Es steht fest: Das Biest wächst, ich werde schwächer sehen, bald nicht mehr lesen können, die Kräfte lassen dann nach. Und das Wichtigste: Ich werde keine Schmerzen haben.

Eigentlich ist Sterben dann gar nicht so schlimm.

Aber so verdammt sinnlos.

Solange ich kann, werde ich dagegen kämpfen. Ich habe noch ungeahnte Kraftreserven, die ich zu nutzen gedenke. Noch bin ich nicht tot!

Unglaublich ist nur, daß man mich im ungewissen gelassen hatte. Eine Woche Zeitverlust! Eine Woche mit voller Kraft den Bach runter! Nur weil keiner es wagte, die Schnauze aufzumachen und mir die Wahrheit zu sagen.

Alle denken, sie müßten mich schonen. Wenn sie nur wüßten, wie sie mich damit quälen.

Seit ich es definitiv weiß, kann ich mein Leben – den Rest – besser planen, alles selbst in die Hand nehmen. Das erleichtert die Dinge.

Amerika: Charles Wilson – *die* Kapazität.

Ich wollte schon immer mal nach San Francisco!

Aber eines zeichnet sich ganz klar ab: Wenn es nur um einen Aufschub geht – und Heilungschancen bestehen bei dieser Art Tumor wohl nicht –, dann werde ich mir die Gehirnoperation ersparen.

Wozu auch! Dann behalte ich meine Haare – ein kleiner tröstlicher Lichtblick – und bleibe bis zuletzt ich. Ich lasse mir nicht für ein paar lumpige Monate einen Teil meines Gehirns nehmen. War doch mein Verstand bislang mein bester, zuverlässigster Begleiter.

Der Verstand ist ein wunderbarer Kamerad. Wir beide gemeinsam schaffen das schon. Hauptsache, ich kann weiter frei entscheiden. Keine unnütze Quälerei für ein bißchen Zeit.

Wozu! Ich will und werde mich weder körperlich noch geistig verstümmeln lassen – für ein lächerliches bißchen Zeit.

Es soll nicht jämmerlich zu Ende gehen. Würde, menschliche Würde, das wird mir ganz wichtig sein und helfen.

Beschwöre ich mich damit selbst?

Wie Äußerlichkeiten – Stil, Ästhetik, Pflege – überproportional wichtig werden. Ich kann den Gedanken nicht ertragen, mich gehenzulassen, mich mitleiderregend zu präsentieren.

Kopf hoch! Ohrgeklimper und Armband an, Make-up und Lippenstift. Denn das Biest läßt sich überlisten – es ist ja innen. Unsichtbar.

Tief durchatmen. Manchmal denke ich morgens, kurz nach dem Aufwachen: Es kann alles gar nicht sein. Ein böser Traum!

Aber die Wirklichkeit holt mich mit Siebenmeilenstiefeln unbarmherzig ein.

Hirntumor – Gehirntumor! Hinterlistig leise schleicht sich das Biest ins Bewußtsein ein. Mit klammen, krampfenden Totenkrallen zieht es sich mühsam in meinem Inneren, in den Gefäßen hoch, Zentimeter um Zentimeter.

Es gibt kein Entkommen.

Das Blut pocht, versucht, es fortzuspülen.

Vergeblich!

Mit Erstaunen verzeichne ich die Kraft dieses Bewußtseins um den Tumor. Schon ist das grausige Geklammere, dieses sich in mein Gehirn drängende Etwas, dieses Widerliche, Ungreifbare, gierig sich Festsaugende, nicht Abzuschüttelnde, Teil meiner selbst geworden.

In dieser Woche bekomme ich Briefe wie diesen:

»Daniela, liebe,

Sie sind so stark, und ich fühle mich nach unserem Telefonat aufgescheucht, bin arbeitsunfähig und kann Ihnen gar nichts Kluges schreiben.

Aller Zierat des ›homme civilisé‹ fällt von mir ab vor dieser Sorge.

Zwar läßt der alte Goethe eine seiner Figuren irgendwo sagen – allzu laut: ›Wer die Gefahr verheimlicht, ist ein Feind.‹ Aber im Grunde bin ich doch voller echter Zuversicht!

Denn Sie haben, wie gesagt, einen ›dicken Kopp‹, darin ein vorzügliches Gehirn und einen schier grenzenlosen Willen.

Zusätzlich zur bestmöglichen ärztlichen Betreuung wird das schon helfen, den Februar und März gut zu überstehen. Rechnen wir also mit sechs Wochen, zeitlich ein Nichts. Am Telefon waren Sie einfach großartig.

Anbei mein Lieblingsbuch vom alten Voltaire, worin auch vieles erlitten wird…

Ich bin richtig dankbar, daß Sie mich anriefen und schon vorher haben teilnehmen lassen. Sie machten mir damit – warum? darum! – ein großes Geschenk. Diese und nächste Woche bin ich sehr nahe bei Ihnen, ja, trotz räumlicher Ferne näher als jemals zuvor. Und ich verspreche, Dienstag morgen in einer Woche, alle meine Kräfte nach Berlin zu denken. Carissima, ich umarme Sie ganz fest. Man kann und wird Sie nicht umwerfen.

Martinus Emge.

Bitte möglichst bald Nachricht, après la bataille.«

Briefe von allen Seiten erreichen mich. Frau von O., Leiterin der Österreichischen Fremdenverkehrswerbung, schickt sofort liebe Zeilen, nachdem sie gehört hat, ich sei längere Zeit krank. Die Presseabteilung des Berliner United States Information Service schreibt: »*… in den vor Ihnen liegenden schweren Wochen werden wir in Gedanken bei Ihnen sein, in der Hoffnung, daß die Operation und die anschließende Genesung gut verlaufen werden. So dürfen wir auch erwartungsvoll dem Tag entgegensehen, an dem sie sich mit neuer Gesundheit wieder Ihrer geschätzten journalistischen Arbeit widmen können…*«

Professor Emge schreibt am Ende der Woche ein zweites Trostbriefchen, das mit den Worten endet:

»Für uns alle gilt:
›La vie est brève,
un peu d'espoir
un peu de rêve
Et puis – Bonsoir.‹
(Paul Verlaine).«

Wie recht er hat! Es gilt für jeden von uns, nur verschließen wir meist ganz fest die Augen vor dieser elementarsten aller Wahrheiten.

Meine Sprachlehrerin schreibt mir. Diese unbeirrbare Lehrerin, von mir ebenso hoch verehrt wie gefürchtet, wenn sie unbestechlich meine Aussprache verbessert und meine Stimme »radiofein« zu erziehen sucht. Die Stunden, die ich stehend, mit Atem- und Sprechübungen in ihrem Wohnzimmer verbrachte – die alte Dame mit akkuratem blauem Lidstrich, hellrot gefärbten Haaren, ladylike hochgesteckt, unerbittlich korrigierend –, waren prägend. Kein Wunder, daß sich ihrer Autorität ganze Schauspielensembles beugen. Wie ich mich über ihre Zeilen freue!

Blumen von allen Seiten. Bei Fleurop muß Hochbetrieb sein.

Sylvia, meine Nichte aus Bremen, und ihr Mann Uwe schreiben.

NDR-Intendant Dr. Peter Schiwy, den ich als Intendanten des RIAS kennengelernt hatte, schickt Blumen und wünscht ganz schnelle gute Besserung.

Das Telefon klingelt ohne Unterlaß, Frau von O. steht mit einem Blumenstrauß vor der Tür …

Die Tage sind so turbulent, daß ich eigentlich nicht fasse, was geschieht.

Seit Stephan gleich am Montag das Ärztekonsortium erfolgreich zusammengetrommelt und mich angerufen hatte: »Du mußt nach Amerika! Dort ist der beste Arzt für deine Krankheit«, scheint alles um mich herum zu wirbeln.

Samstag, 25. Februar

Dr. von Brück kommt abends um sechs Uhr zu mir und nimmt sich eine ganze Stunde Zeit. Ich spreche mit ihm über Amerika, sage ihm, daß ich wild entschlossen bin, es zu versuchen, erkläre ihm alles und bitte ihn um medizinische Berichte und alle irgendwie gearteten Papiere, die für mich dort nützlich sein könnten.

Amerika – bin ich verrückt geworden? Wie soll das denn gehen, frage ich mich manchmal in den kurzen Atempausen. Aber egal, bei wem ich es anspreche, sehe ich Erleichterung in den Gesichtern. Jeder ermuntert mich. Amerika – ein Fünkchen Hoffnung.

Aber wie? Wer soll mich begleiten? Meine Mutti ist siebenundsiebzig Jahre alt und spricht kein Englisch. Meine Schwester hat es in der Schule gelernt, aber das liegt viele Jahre zurück; außerdem hat sie zwei kleine Kinder, Julia und Alexander, und die älteste Tochter, Sabine, hat soeben ihr Studium in Siegen begonnen. Alle Freunde arbeiten. Auch kann man niemandem eine solche Aufgabe zumuten! Einen aussichtslosen Fall nach Amerika zu schleifen ... Ich weiß ja nicht, in welcher Verfassung ich nach einer Operation sein werde, geschweige, ob ich wiederkomme.

»Kommst du mit nach Amerika?« frage ich schließlich Siegfried, meinen Schwager. Er ist zwanzig Jahre älter als ich, aber ich habe mich immer sehr gut mit ihm verstanden.

Englisch ist kein Problem für ihn, er unterrichtet es am Gymnasium. Nur Ferien hat er keine, erst in einer Woche. Doch für mich zählt jeder Tag. Ich muß am 28. Februar in San Francisco sein – und Siegfried zögert keine Sekunde. Eine Entscheidung, die ihm und seinem noblen Schulleiter noch Schwierigkeiten bereiten sollte.

Die Aussicht auf die Reise ins Unbekannte erzeugt einen Grad der Erregung, der sich mit verschiedenen Eindrücken vermischt: besorgte Gesichter, pausenlose Telefonate, dazwischen immer wieder mein bizarr verpflasterter Kopf mit den wunden Einkerbungen auf der Stirn, Überreste der Biopsie.

Lange Pausen werden durch kurze, heftige Gespräche abgelöst.

Immer wieder wird der radikale Wechsel im Behandlungsverlauf diskutiert, mein Absprung von Harzer. Wir besprechen das Glück, um eine Radikaloperation vor dem Hintergrund düsterer Prognosen herumgekommen zu sein, eine Atempause gewonnen zu haben für einen neuen Anlauf in einer neuen Welt.

Sonntag, 26. Februar

Am Nachmittag, immerhin an einem Sonntag, fahren Siegfried und Ulla ins amerikanische Konsulat, denn man hatte ihnen bereitwillig einen Termin zur Ausstellung der dringend benötigten Visa eingeräumt. Mutter beantragt ihr Visum gleich mit – für alle Fälle.

Spät am Abend kommt Dr. von Brück, der uns noch müder erscheint, als wir uns fühlen. Er hat direkt gehandelt, und der Brief an Wilson mit Kopie all seiner Unterlagen ist schon in der Post.

Er bringt Kuchen mit, denn wegen der Hausbesuche hatte er nicht die Zeit gefunden, etwas zu sich zu nehmen. Also wird der Kuchen geteilt und Tee gekocht. Wenn wir uns dabei ansehen, scheint jedem der Gedanke an die Henkersmahlzeit ins Gesicht geschrieben – oder an das Abendmahl?

Abschließend versorgt der geplagte Hausarzt meine Kopfwunden und desinfiziert sie mit Parfum, denn das erfüllt den gleichen Zweck wie medizinischer Alkohol; der war ihm nämlich ausgegangen.

Dann gab es doch noch etwas Wichtiges zu regeln, da Siegfried am nächsten Morgen in der Schule zum Unterricht hätte antreten müssen. Dieser Gedanke spielte jetzt keine Rolle mehr. Über die Auskunft erfuhren wir die private Telefonnummer des Schuldirektors in Köln. Er schien sofort begriffen zu haben, worum es ging, und wünschte Siegfried eine erfolgreiche Reise.

Erst später ist uns klar geworden, welch souveräne menschliche Entscheidung dieser Schulleiter traf – ohne Rückendeckung durch die vorgesetzte Behörde.

San Francisco 1989

Februar – Mai

72 Vakat

13

Montag, 27. Februar
Die Abreise an diesem Morgen quält sich dahin, die Atmosphäre im Flughafen wirkt auf mich geradezu gespenstisch, und schließlich verspüre ich Erleichterung und Entspannung, im Flugzeug zu sitzen.

Mit dem Flug verlassen wir, so scheint es mir, die reale Welt, gleiten hinüber ins kontrolliert Irrationale. Die Gespräche im Flugzeug orientieren sich an den Belangen des neuen Rhythmus: Umsteigen, Essen, die einzelnen Flugetappen.

Während wir über den Wolken schweben, beginnt »auf der Erde« der Kampf gegen die Bürokratie deutscher Krankenhäuser. Man will, im Gegensatz zu Dr. von Brück, keine Unterlagen herausgeben, nicht kooperieren.

Man scheint der Meinung zu sein, ein Privileg auf meine Behandlung zu haben. Ich sehe das ganz anders. Aber die Hilflosigkeit darüber, nichts tun zu können, um an die betreffenden Papiere zu gelangen, macht mich, sobald ich daran denke, rasend – selbst heute noch.

In Amerika erfahre ich, daß der Professor sich schließlich doch so weit herabgelassen hat, die Kollegen in San Francisco kurz zu informieren:

Die Patientin habe vor zwei Wochen eine Biopsie gehabt, das Resultat sei noch nicht völlig klar; er habe am 18. Februar

Berlin verlassen und erwarte noch den immunohistologischen Befund. Das letzte Ergebnis sei ein Glioma, Grad vier, was einem Glioblastom entspräche. Miss Michaelis sei nun irgendwie »reluctant« – widerspenstig, widerstrebend –, da sie die postoperativen Defizite fürchte.

Ansonsten folgt diesem so überaus hilfreichen Papier noch ein Absatz des Bedauerns, den Kollegen auf irgendeinem Kongreß nicht getroffen zu haben. Leider aber keine medizinischen Berichte, keine Bilder des Kopfes – nichts!

Warum auch?

Mein erster Flug nach San Francisco – denkwürdig. Bis New York geht alles glatt, dann beginnen die Probleme. Wie könnte es auch anders sein: Daniela, der Pechvogel. Übrigens begleitet mich wirklich ein schwarzer Vogel mit orangem Schnabel, aus Plüsch. Julia hat ihn mir geschenkt, und ich habe ihn Felix getauft.

In New York sitzen wir fünf lange Stunden fest – wegen Schneesturms. Die Anschlußmaschine nach San Francisco war bereits abgeflogen, die Ankunft der nächsten verzögert sich immer wieder. Siegfried und ich wissen nicht, wann es weitergehen wird, sind sehr nervös, ängstlich und trauen uns nicht, die Wartehalle direkt gegenüber dem Counter zu verlassen.

Siegfried zieht mich wie einen Kartoffelsack hinter sich her. Kann mich zwar noch auf den Beinen halten, aber jeder Schritt scheint wie mit Bleigewichten beschwert zu sein. Doch das ist nicht das schlimmste, sondern die unausgesprochene Angst vor einem Anfall inmitten dieser fremden, sich treppauf, treppab wälzenden Menschenmenge.

Nur ein Gedanke kreist unaufhörlich durch meinen Kopf: Werden wir es bis San Francisco schaffen?

Siegfried ist großartig, er regelt alles, versucht mich zu

beruhigen, abzulenken, spricht über Gott und die Welt mit mir. Nebenbei werden Kleinigkeiten zu fast unlösbaren Problemen: Wie kann er kurz verschwinden, ohne daß ich, von panischer Angst ergriffen, sobald ich ihn nicht sehe, einem Anfall entgegenzittere?

Nie weiß ich, ob es mir nur wegen Aufregung und Schwäche so übel ist – all die Leuchttafeln, die Helligkeit, blinkende Anzeigetafeln –, oder weil ein Anfall kurz bevorsteht.

Hier in New York beginnt etwas, was den Lauf der Dinge und den Rhythmus der kommenden Wochen wesentlich mitbestimmen wird: das Warten ins Unbestimmte, das Erhoffen günstiger Momente, das erschrockene Wahrnehmen neuer Informationen, das Bemühen, scheinbar nicht Planbares als sinnvolles Muster wiederzuerkennen, die erlösende Verwunderung über das Eintreten eines neuen Zustandes.

Endlich sitzen wir wieder im Flugzeug, lassen uns verwöhnen und sind, ohne es auszusprechen, unendlich froh, wieder eine Etappe ohne größere Probleme bewältigt zu haben. Im Bordkino läuft der Film *Gorillas im Nebel*. Wir lassen uns berieseln.

Dann, nach endlosen Stunden die erlösenden Worte: »Meine Damen und Herren, in wenigen Minuten werden wir in San Francisco landen, bitte schnallen Sie sich an und stellen Sie das Rauchen ein!« So ähnlich tönt es aus dem Lautsprecher. Dann setzt die Maschine zur Landung an.

San Francisco, ich komme!

Vor der Landung verteilt das Flugpersonal grüne Zettel, auf denen der Zweck der Einreise in die USA anzukreuzen ist. Wir haben die Wahl zwischen »pleasure«, »on business« und »on holiday«. Wir sehen uns ein wenig hilflos lächelnd an und entscheiden uns für »on holiday«.

Das Überschreiten der Einwanderermarkierung wird streng überwacht, die Einreise zum bürokratischen Zeremoniell.

»San Francisco – but with no flowers in our hair.«

Für die etwas schwergewichtige schwarze Kontrollbeamtin scheint die Zeit der Blumenkinder zu weit zurückzuliegen, oder Siegfrieds Spruch ist ihr zu abgedroschen. Immerhin ist der Anflug eines Lächelns erkennbar.

Auch hier in Amerika begleitet mich Rimbaud:

»Und nun finde ich mich an der armorikanischen Küste. Wie die Städte sich im Abend entzünden! Mein Tagewerk ist vollbracht. Ich verlasse Europa. Die Luft des Meeres wird mir die Lunge verbrennen; die einsamen Himmelsstriche werden mir die Haut beizen. Schwimmen, das Gras brechen, jagen, vor allem rauchen, Säfte trinken, stark wie kochendes Metall, – so wie es die teuren Ahnen taten, wenn sie um ihre Feuer gelagert waren.

Ich werde zurückkehren, mit Gliedern von Eisen, mit dunkler Haut, mit wilden Augen: Beim Anblick meiner Fratze wird man glauben, ich gehörte zur Rasse der Starken. Ich werde Gold haben: Ich werde nichts tun und brutal sein. Die Frauen pflegen solche wilde Kranke, die aus den Tropen zurückkehren. Ich werde mich in die Politik mischen. Gerettet.

Jetzt bin ich verwünscht, mir graut vor dem Vaterlande.

Das Beste wäre, in tiefem Rausch am Meeresstrand zu schlafen.«

Kaum gelandet, schon die nächste Panne: Unsere Koffer kommen nicht an; der Pechvogel hat wieder zugeschlagen. Doch gleich habe ich Glück: Bevor wir uns um ein Taxi kümmern müssen, kommt eine junge Dame auf uns zu, und wir erfahren, daß Stephan wieder einmal für uns gesorgt hat.

Er hatte eine Bekannte gebeten, uns abzuholen. Wie gut es tut, sich in den weißen Benz fallen zu lassen und in ein wunderschönes Hotel zu fahren.

Die äußeren Umstände unserer Ankunft sind wirklich prächtig, und wir beide genießen es nach all den Tücken der Reise, so umsorgt zu werden. Direkt am Union Square ist im siebzehnten Stock des Westin St. Francis eine Suite mit Panoramablick für uns reserviert. Wow! Luxus pur. Im Bad hängen einladend die Bademäntel aus weißem Waffelpikee, und ich hülle mich wohlig in den unverhofften Luxus.

Siegfried wartet, bis ich sicher im Bett liege. Dann macht er sich auf, um etwas Eßbares zu beschaffen. Mittlerweile ist es nach Mitternacht; an den Zimmerservice denken wir gar nicht, wir sind völlig überdreht. Doch in Rekordzeit kehrt Siegfried vollbepackt zurück; in Amerika ist eben alles möglich. Glücklich wie die Kinder sitzen wir auf dem Bett und essen, was die große braune Papiertüte zu bieten hat.

Irgendwann in dieser Nacht und am nächsten Morgen vollenden wir die bereits im Flugzeug begonnene Übersetzung der medizinischen Berichte, die ich mir zusammengebettelt hatte – unbeholfen sicherlich, jedoch ein Leitfaden für Professor Wilson am nächsten Tag.

14

Dienstag, 28. Februar
Der große Tag!

Wie wird dieser Professor Wilson wohl sein? Ebenso unpersönlich wie Professor Harzer? Oder werde ich einen Arzt finden, dem ich vertrauen kann? Einen, der mich als Mensch, nicht als Nummer betrachtet?

Alle Wenn und Aber sind von Siegfried und mir in den letzten Tagen hundertfach diskutiert worden; es war ein wunderbares Ablenkungsmanöver vom eigentlichen Problem.

Wir betreten den modernen Klinikbau – Licht, Blumen, freundliche Gesichter. Schnell fragen wir uns zu Wilsons Büro durch, wo Stephan uns erst ein paar Tage vorher angemeldet hat. Natürlich sind wir viel zu früh.

Graue Schwaden halten mich umschlungen – Fazit: Entrinnen unmöglich.

Das Annehmen des Unannehmbaren hat Dr. Marx, Gesellschafter von 100,6, es genannt. Darum geht es nicht. A fact is a fact. Was heißt da unannehmbar?

Braune Plastiksessel, braunmelierter Teppichboden, Siegfrieds blankgewienerte Schuhe, denn eben haben wir uns den Luxus eines Schuhputzers geleistet, der auf eine stolze Tradition zurückblickt und uns freudig erzählt hat, wessen Schuhe er schon polierte.

Mir gegenüber die freundliche platinblonde, goldbehangene Amerikanerin im blauen Nicky-Jogginganzug. Weiße Wände, das penetrante Summen der Air-condition, No-smoking-Tafeln, ein Bild, darauf ein Leuchtturm vor blauem Hintergrund, Seurat, Washington, National Gallery. Die Wände erbärmlich abgeschabt, der unvermeidliche Gummibaum, links neben dem Fenster ein kümmerliches Pflänzchen, Tristesse hoch drei.

Bei jedem Klingeln des Aufzugs schrecke ich hoch, bange: Kommt Charles Wilson? Kommt er nicht?

Die Gedanken wandern. Was hält mich aufrecht?

Es ist schlicht und einfach mein Wille. Mit Tapferkeit hat es nichts zu tun.

Die Sonne zu töten, bevor der Planet zerstört wird! Jämmerlich.

Ich kämpfe nur, wenn ich definitiv weiß, daß ich eine Chance habe. Sonst nicht.

Nur fünf Fragen habe ich an Wilson:

Wieviel Zeit bleibt mir?

Welche Schäden verursacht die Behandlung?

Wie sieht eine Behandlung nach der Operation aus?

Welche Nebenwirkungen hat sie?

Wie viele Überlebende gibt es Ihrer Erfahrung nach bei Glioblastomen?

Dienstag, 14.30 Uhr

Ein enger Raum, die Tür zum Sekretariat steht offen, auf dem wandfüllenden Regal zwei Totenschädel mit obskuren Linien, daneben ein Rückgrat, schlangengleich gekrümmt.

»Hi!«

Wilson ist eingetroffen – noch in himmelblauer OP-Kluft.

»Ich weiß alles, was ich wissen muß«, sagt er, wobei – wie sich später herausstellt – seine einzige Information besagte Mitteilung aus Berlin ist: »A young, charming lady – somehow reluctant.«

Diagnose: Glioblastom IV.

Kein Biopsiebericht. Immer noch nicht.

Die Wut hierüber packt mich erst später. Noch spreche ich mit Wilson – präzise, auf den Punkt.

Der hagere, charismatische Arzt schaut die Kernspins an, spürbar konzentriert, hält sie gegen das Licht. Knapp kommt die Diagnose: »Glioblastom, Zweifel ausgeschlossen.«

Er fragt nach den »Slides« der Biopsie, die ich nicht präsentieren kann, da ich nicht an sie herankomme, und überfliegt die von Siegfried übersetzten medizinischen Berichte.

Wieder kommt seine Beurteilung schnell und präzise: »Ihr Vorteil ist Ihr Alter, Heilungschancen zwanzig Prozent bei Operation, maximaler Bestrahlung, Implantat und Chemotherapie.« – Einige Tage später, nach genauer Studie der Biopsie und aller Daten, gibt er mir nur noch eine Chance von fünf Prozent.

Auf meine bange Frage nach OP-Risiken kommt, wie aus der Pistole geschossen, die erfrischend ehrliche Antwort: *»You can die.«*

Dieser Mann ist unvergleichlich, nichts hat er mit dem Klischee gewisser europäischer Herrgötter in Weiß zu tun, sein Business sind Hirntumore, die Facts werden eingespeichert, das Resultat ohne Drumherumgerede dem nachfragenden Patienten mitgeteilt, die Therapie und ihre Risiken benannt.

Bist du einverstanden, okay, wenn nicht: Auf Wiedersehen!

»It's your decision.«

Wir sollen uns wieder melden, wenn die Slides eingetroffen sind.

Ein paar Minuten später stehen wir draußen; der erfahrene Operateur mit den dunklen, beruhigenden Augen ist sicherlich schon beim nächsten Fall.

Hundertfünfzig Hirnoperationen verantwortet er pro Jahr.

Die nächsten Tage: Hektik, aber auch immer wieder Hoffnung.

Donnerstag, 2. März
Im Westin St. Francis Hotel erreicht mich ein Telefax von Stephan: *»Liebe Daniela, anbei ein Artikel, mit liebsten Grüßen an Dich und an Deinen Schwager, Dein Stephan.«*

Der Artikel:

»Schon vor Jahren versuchten Wissenschaftler mit sogenannten stereotaktischen Eingriffen zum Hirntumor vorzudringen. Durch ein gezielt gebohrtes Loch im Schädelknochen. Doch: Mit herkömmlichen Röntgenaufnahmen waren Größe, Form und Lage der Tumoren nicht genau auszumachen. Deshalb gaben viele Ärzte diese Methode auf. Einer von denen, die nicht aufgaben, war Professor Sturm. Er und sein Team verbesserten das unvollkommene Verfahren, erarbeiteten Computerprogramme, mit denen sich die Schädelaufnahmen zu farbigen, plastischen Bildern umgestalten lassen. Bilder, die zielgenaue Eingriffe bis auf den Millimeter möglich machen. Im ›Mittelpunkt‹ des Eingriffs: Jodkörnchen, die mit ihrer Radioaktivität die Krebszellen vernichten sollen.

Die Körnchen, 4,5 mm kurz und 0,8 mm dünn, haben nach sechzig Tagen bereits die Hälfte ihrer Strahlungskraft eingebüßt. Nach neun Monaten sind sie wirkungslos, bleiben gefahrlos als ›tote Brennelemente‹ im Körper.

Bei mehr als hundert Patienten bewirkte das Verfahren Besserung, bei vielen wurden die Krebszellen offenbar völlig zerstört.

Professor Sturm, der jetzt an der Uniklinik Köln arbeitet, fixiert den Kopf des narkotisierten Patienten zwischen stabilen Metallbügeln und kann dann mit dem Peilgerät den Tumor im Gehirn ansteuern. Das Zielgerät bohrt ein winziges Loch in den Schädelknochen. Gesteuert von einem Computer, in den alle Erkenntnisse und Zielvorgaben der Ärzte eingespeichert sind. Eine Sonde, ebenfalls vom Computer gesteuert, bringt das Jodkörnchen auf den halben Millimeter genau ins Ziel.

Bei besonders schnell wachsenden Tumoren ist die Jodkörnchen-Strahlung jedoch zu schwach, wirkt zu langsam. Auch dann wissen die Forscher noch Rat: Bestrahlung durch einen ›Linearbeschleuniger‹, eine Strahlenkanone, 150mal stärker als ein normales Röntgengerät.

Früher gab es nur eine einzige Möglichkeit bei inoperablen Tumoren: In einem Zeitraum von vier bis sechs Wochen das gesamte Gehirn zu bestrahlen – eine Qual für den Patienten.

Dr. B. Kimmig, Heidelberg: Da ist es eine große Erleichterung, wenn dem Patienten jetzt dieser Klinikaufenthalt erspart bleibt und wir den Tumor gezielt in einer einzigen Behandlung angehen. Die dauert etwa eine halbe Stunde und ist sehr intensiv. Ultraharte Röntgenstrahlen werden auf den Tumor gerichtet. Ebenfalls durch ein Zielgerät haargenau gesteuert, während der Kopf des Patienten mit Gips und einem Metallrahmen vierzig Minuten reglos gehalten wird. Damit der Tumor nicht aus dem ›Schußfeld‹ des Strahls gerät, der von außen auf den Schädel trifft.

Das Ausharren der Patienten (einige entscheiden sich

für eine leichte Narkose) wird mit der Hoffnung belohnt, daß sie zu den achtzig bis neunzig Prozent gehören, deren Tumor danach nicht weiter wächst oder ganz verschwindet.«

Ein kurzer Artikel – aber Anlaß zu langen Debatten mit Siegfried. Alle Für und Wider werden abgewogen. Sturm, der Name sagt mir schon was; auch Leo hatte ihn genannt, als Hirnspezialisten in Heidelberg. Und nun ist er in Köln. Ich muß Wilson unbedingt nach dieser internen Bestrahlung fragen – und ob bei einem Glioblastom überhaupt Hoffnung besteht.

Siegfried und ich versuchen wie verrückt, an den Biopsiebericht und die Slides der Präparate zu kommen.

Harzer hat sich Ulla gegenüber geweigert, Unterlagen oder die histologischen Ergebnisse herauszugeben. Begründung: keine.

Christoph schaltet sich ein. Harzer sagt ihm und Ulla schließlich deutlich, daß ihre Hilfsaktion ohnehin sinnlos und Wilson schließlich nur ein Gefäßspezialist sei; es sei ja nichts zu machen.

Quod est demonstrandum!

Zwei Tage später stellt sich heraus, aus welchem Grund wir die Unterlagen wahrscheinlich nicht sehen sollten. In einem histologischen Gutachten vom 27. Februar steht schwarz auf weiß:

»... Untersucht wurden die Proben V und VII, wobei die Qualität der immunhistochemischen Präparate durch ein kurzzeitiges Auftauen nach primärem Schockgefrieren qualitätsmindernd gewirkt hat ...«

Die Gewebeproben sind anscheinend teilweise verdorben. Sind sie nicht einwandfrei eingefroren worden oder aus Versehen aufgetaut? Sind sie unbrauchbar?

Ist ja nur mein Kopf, man kann meinen Schädel ja ruhig

noch einmal aufmeißeln. Was soll's. Es handelt sich ohnehin um eine Todgeweihte. Da muß man mit dem Material ja nicht so pingelig sein.

Inzwischen versucht Christoph über offizielle Wege die Herausgabe meiner Biopsiepräparate zu erwirken. Ullas flehentlicher Hinweis, daß die Zeit dränge, jeder Tag zähle, war auf taube Ohren gestoßen. Schließlich gelingt es doch – wie, das muß ein Geheimnis bleiben.

Ich erhalte einen kurzen Brief von Christoph.

»Ich hoffe, es ist kurz nach 15.41 h Ortszeit in S. F. am 2.3., wenn du diesen Brief und die Präparate in der Hand hältst. X. hat noch Gewebeproben in Berlin. Insofern kann selbst dann nichts passieren, wenn – was hoffentlich trotzdem nicht eintritt – die beiden Gläser verlorengehen sollten.

Ich hoffe, daß diese Nachricht Dich beruhigt. Fotos hätte ich so schnell nicht beschaffen können. Die einzigen, die in der Lage sind, sie herzustellen, sind die Pathologen im Krankenhaus… Aber deren Fotograf – man glaubt es nicht – ist krank.

Zum Schluß noch eines: Glaube mir, was auch immer wir für Dich tun können, werden wir tun. Du fehlst uns. Und ich bin sicher, daß Du auch alles versuchen würdest, wenn einer von uns in Deiner Lage wäre. Fasse das, was wir hier versuchen, als Selbstverständlichkeit auf, nicht als belastende Mühe.

Alles Gute, Christoph.«

Mit der Airway Mail Number Pan Am 123, Kenn-Nummer 026/66541101, sind meine Gewebeproben unterwegs. Ankunft in San Francisco am Freitag, um 15.41 Uhr.

Bangen, ob ich Wilson danach noch erreiche. Ich will unbedingt noch mit ihm sprechen, seine Meinung hören, sobald er die Proben gesehen hat.

Freitag, 3. März
14.00 Uhr – unsere Odyssee beginnt. Wir suchen in strömendem Regen den Cargo Airport, das Taxi setzt uns irgendwo auf dem Flughafengelände ab, wir laufen und laufen, ich denke, ich schaffe es nicht, wir fragen uns durch, erreichen schließlich die zuständige Ausgabestelle.

Dann die niederschmetternde Auskunft: »Keine Cargo-Eingänge«.

Schneesturm in Seattle.

Panne, Panne, Panne.

Ich bin am Ende. Tränen fließen mir über die Wangen, ich schluchze hemmungslos. All die Mühen, der beschwerliche Weg, alles umsonst. Und das, wo mir jeder Schritt wie eine Mount-Everest-Besteigung vorkommt.

Die Slides kommen erst drei Tage später an, und dann stellt sich heraus, daß sie für die gesamte Beurteilung des Falles relativ unerheblich sind – selbst wenn sie nicht verdorben gewesen wären. Wir hatten soviel Energie in ihre Beschaffung gesteckt, aber Wilson scheint gar nicht mehr daran interessiert zu sein. Das Ganze war von uns einfach überschätzt worden. Ein typischer Strohhalm.

Nach unserem vergeblichen Versuch, die Präparate am Flughafen abzuholen, fahren Siegfried und ich bedrückt ins Hospital. Hartnäckig bestehen wir, trotz nicht vorhandener Slides, auf unserem Termin bei Professor Wilson. Ich brauche eine Antwort auf immer neu auftauchende Fragen.

Spickzettel werden mir zur Gewohnheit. Mit Siegfrieds Hilfe und einem medizinischen Wörterbuch notieren wir jedesmal Stichworte, bevor wir zu den Ärzten gehen. Sonst vergesse ich die Hälfte und stehe nachher draußen, ohne die wichtigsten Dinge erfragt zu haben.

Die Sekretärin versucht uns abzuwimmeln, aber sie hat nicht mit meiner Beharrlichkeit gerechnet. Wir bleiben.

Vier Stunden quälenden Wartens, denn jede Frage erschien damals entscheidend. Vier Stunden, dann kommt er, hager, müde, dennoch bereit, mir Rede und Antwort zu stehen.

Wieder fünf Fragen – die wichtigste: »Niemand gab mir eine Chance bei dieser Diagnose. Warum sprachen Sie von zwanzig Prozent?«

Er reduziert diese Zahl, spricht von seiner Einschätzung. Allein mein Alter wirke sich positiv aus. Bin wohl – Ironie des Schicksals – eine der Jüngsten. Ein Fall lebe seit vierzehn Jahren, aber inwieweit er mit meinem vergleichbar ist, bleibt ungewiß.

Alles in allem sind wir schließlich bei knapp fünf Prozent.

Immerhin, besser als Null! Besser als alles, was ich bisher gehört und gelesen habe.

Frage nach den intellektuellen Fähigkeiten nach der Operation. – Positive Antwort.

Kann ich es riskieren, noch eine Woche nach Hause zu fahren, mich zu informieren und *zu entscheiden*, obwohl der Tumor – wie verwandtschaftlich ich schon darüber spreche – so schnell wächst?

Überraschend stoße ich bei Wilson auf Verständnis. Es ist okay. Besser eine klare Entscheidung als eine halbherzige.

Zaghaft frage ich ihn noch nach dem Unterschied zwischen einem Glioblastom multiforme und den Riesenzell-Glioblastomen. Im medizinischen Bericht des Berliner Pathologen stehe, es handele sich bei meinem Tumor um die sogenannte Riesenzell-Variante eines Glioblastoms. Und: *»We know from the literature that these tumors have a better prognosis than the glioblastoma multiforme.«* (Wir wissen aus der Literatur, daß diese Tumoren eine bessere Prognose erlauben als ein Glioblastom multiforme.) Bei mir seien doch viele Riesenzellen in den Gewebeproben gefunden worden.

Aber Professor Wilson läßt keine falsche Hoffnung aufkeimen: Glioblastom ist Glioblastom, und die Prognose dafür immer gleich schlecht. Es gebe da keine Unterschiede.

Mist!

Ich frage noch, ob er irgend etwas über die Ursachen der Krankheit wisse. Aber hier scheint die Wissenschaft noch im dunkeln zu tappen.

Doch eine Sorge nimmt mir der ruhige Mann ab: Ich muß mich nicht vor der Operation für oder gegen ein Strahlenimplantat entscheiden, von dem viele, wie ich gelesen habe, abraten. Erst werde ich operiert, dann herkömmlich, also von außen, bestrahlt, danach das radioaktive Implantat und schließlich – so ich noch lebe – die einjährige Chemotherapie. Dieses Entscheiden in Etappen ist für mich ungemein hilfreich.

Eigentlich ist damit die Entscheidung gefallen! Denn die Alternative heißt nicht, wie ich so sicher angenommen hatte: fünf schöne Monate in Paris, Rom, Malaga, Oulu, mit meinen Freunden, dieser Handvoll starker Menschen, sondern ein rapides, permanentes Abnehmen der Kräfte, das mir schon jetzt nicht mehr erlaubt, San Francisco zu genießen.

Außerdem scheint uns das Pech weiter zu verfolgen: Als wir an diesem Tag zu alledem im Westin St. Francis Hotel hören, daß wir im Prinzip schon wieder ausgecheckt sind, breche ich fast zusammen. In der Hektik hatten wir nicht daran gedacht, die Reservierung zu verlängern. Verzweifelt werfe ich mich der Länge nach auf das Bett und sage nur: »Ich bleibe!«

Armer Siegfried. Er muß nach unten gehen und mit dem Hotelmanager sprechen. Doch es ist kein Zimmer frei. Es entspricht so gar nicht Siegfrieds höflichem Naturell zu insistieren. Schließlich findet das Management doch einen Weg, uns zu helfen. Wir können bleiben. Ein Seufzer der Erleichterung ist angebracht.

Dies sind die Kleinigkeiten am Rande. Die großen Probleme prägen die Stimmung viel weniger, denn sie sind konstant. Die Problemchen hingegen entwickeln sich zu anfangs unüberwindbar erscheinenden Hürden. Der menschliche Geist scheint darauf spezialisiert zu sein, auf Trugbilder hereinzufallen.

Für Siegfried müssen diese Tage die Hölle sein, er kann mich kaum allein lassen. Wir halten uns hauptsächlich im Zimmer auf; lange Diskussionen mit ständig neuen überraschenden Beschlüssen und Entscheidungen bestimmen diese Tage – ein Schwanken zwischen Hoffnungslosigkeit und gespannten Erwartungen. Die Bandbreite reicht von relativer Ruhe bis zu völliger Verzweiflung.

Beherrschend in dieser Zeit ist das gegenseitige Sichaufmuntern und ein unglaubliches Sich-anpassen an immer neue, unerwartete Situationen.

An einem der Tage schaffe ich es dennoch unter enormer Willensanstrengung, mit Siegfried im Cable Car, der Touristenattraktion San Franciscos, runter zum Hafen zu sausen. Tut das gut! Die Straßen rauf und runter, die Angst vergessen. Nirgendwo gibt es so steile Straßenzüge wie hier. Die Straßen von San Francisco!

Im Hafen liegt die »Jeanne d'Arc«, ein französisches Kriegsschiff. Wir essen Crevettes und Austern auf der Straße der Fisherman's Wharf – »Bitte nein! Keinen Ketchup auf die Austern!« Wir fotografieren uns, wie alle Touristen es tun, nur schaffen wir es wegen meiner Wehleidigkeit nicht, die Golden Gate Bridge aus der Nähe anzusehen.

Wir grüßen einen Wache stehenden Matrosen vor der »Jeanne d'Arc«, und er grüßt zurück: »Ça va?« – Fernes, fremdes Europa!

Es regnet. Wie ich selbst das genieße! Die Haare sind naß, ich strecke mein Gesicht gen Himmel. Alles ist grau in grau. Aber ich lebe, mein Kopf ist noch klar, ich sammle die Eindrücke, schöpfe das Leben in vollen Zügen, bin so unendlich zufrieden. Siegfried nimmt mich in den Arm, ich kann nicht mehr allein gehen, und anscheinend eng umschlungen »schlendern« wir zum Cable Car. Siegfrieds Version hieße bestimmt: schleppte und schleifte ich sie zum Cable Car. Und niemand weiß, daß er mich so halten muß, weil ich sonst zusammenbräche.

Wir betrieben ein bißchen Sightseeing, guckten uns alte Häuser an. An einem Morgen gingen wir in einen Coffeeshop, ziemlich früh, und diesmal wurde es zur Abwechslung Siegfried schlecht. Völlig absurd. Ich tröstete ihn und brachte ihn wieder auf die Beine. Als er etwas Farbe im Gesicht, den Kopf wieder oben hatte, baten wir die Bedienung in einem Anflug von Galgenhumor sogar noch, ein Foto zu machen.

Chaotenpaar!

Sonntag, 5. März, früher Morgen

Wir fliegen zurück nach Berlin, obwohl die Entscheidung für die Operation gefallen ist. Dr. von Brück rief vor ein paar Minuten noch an. Dann Stephan. Er macht mich zur Schnecke, weil ich noch mal nach Hause will, hat wohl Angst, daß ich die Flinte ins Korn werfe.

Ich doch nicht! Ich will vorher nur alles regeln. Lasse

mich nicht beeindrucken und packe die Koffer, die nach Tagen der Verzögerung doch angekommen waren.

Während der ganzen Zeit vorher war ich fast bewegungsunfähig, fühlte mich wie gelähmt, war so unsicher, war davon überzeugt, daß ich nicht gehen könnte. Schließlich hatte Dr. Waldner mir gesagt, daß ich immer schwächer würde.

Im nachhinein denke ich, daß dieser Zustand eher psychisch bedingt war. Denn bei der zweiten Reise war ich in weitaus besserer Verfassung – medizinisch ein Unding.

Auf dem Heimflug erzählen Siegfried und ich uns unsere halben Lebensgeschichten; irgendwie war ein Bann gebrochen. Wir merken, wie sehr wir uns mögen. Unsere Sympathie war bislang normal, ich vertraute ihm, spätestens seit er mir als Kind das Schwimmen beigebracht hatte. Wir hatten aber niemals darüber gesprochen. Jetzt begann ein anderes Kapitel. Haben uns gegenseitig auf die Schulter geklopft, uns versichert, wie toll wir sind. Typisch für unsere Überlebenstaktik.

Ankunft zu Hause. Direkte Gespräche – ohne Telefon – sind wieder möglich. So vieles muß erledigt werden, jetzt, wo ich weiß, was zu tun ist.

Die folgende Woche ist quälend und befreiend zugleich. Ulla kommt aus Köln. Mutti erwartet mich in Berlin. Gemeinsam helfen sie mir, meine Sachen zu ordnen, das Reisegepäck zu richten. Die Kostenübernahmegarantie von 100,6 muß neu formuliert werden. Christoph erreicht Schamoni schließlich freitags vor meinem erneuten Abflug nach San Francisco, und dieser unterschreibt das wichtige Formular ohne Zögern. All die spontane Hilfe gibt mir soviel Kraft und Geborgenheit. Das Sicherheitsnetz, das der Artist hat – oder auch nicht.

Spreche täglich mit Dr. von Brück, teile den Freunden meine Entscheidung mit. Und ich erhalte die Bestätigung des Operationstermins für den 14. März in San Francisco.

Zwischendurch werde ich – ganz tief innen – fast verrückt, wenn ich daran denke, welche Risiken eine solche Operation birgt. »You can die« ist in diesem Zusammenhang noch die geringste Gefahr. Irgendwie müßte man sicherstellen, daß man mich auch sterben *läßt*, wenn das Gehirn nicht mehr funktionieren sollte. Buchtitel wie *Die Freiheit zum Tode* und *Interviews mit Sterbenden* fallen mir ein.

Einen meiner Freunde spreche ich darauf an. Ganz vorsichtig. Habe lange überlegt, was ich einem anderen Menschen damit zumute – und sehe das Zurückschrecken in seinen Zügen. »Verzeih mir«, sage ich, aber erst, nachdem ich umsonst gebettelt habe.

Wie hilflos man in unserer Gesellschaft ist, wenn man »gestorben werden« will. Und kann man einen anderen überhaupt damit belasten? Sterbehilfe ist tabu – und hat strafrechtliche Konsequenzen.

Ich gebe es auf, muß da allein durch. Ich weiß es ja.

Ich bin froh, diese Woche zu Hause zu haben.

15

Samstag, 11. März

Eine andere Daniela fliegt nach San Francisco. Wieder begleitet mich Siegfried – sicherlich wieder mit sehr gemischten Gefühlen. Am Flughafen geben sich alle fröhlich und hoffnungsvoll. Bloß nicht daran denken, daß ich vielleicht nicht mehr zurückkomme. Nein! Unkraut vergeht nicht.

Du mußt dagegen angehen, Daniela!

Der Flug geht diesmal über London, wo wir im Terminal per Zufall Schamoni treffen. Er wünscht mir Glück: »Sie schaffen das!« sagt er mit Nachdruck.

Alles in allem geht es mir viel besser als noch ein paar Tage zuvor. Vielleicht, weil ich in etwa weiß, was mich erwartet, und mit Sicherheit, weil ich mich selbst aufgrund meiner Informationen entscheiden konnte – und nicht von fremden Kapazitäten über mich entschieden wurde.

Ich habe mich darauf eingelassen, nun muß ich durch. Das ist in Ordnung.

Die Zeit zwischen der Ankunft in San Francisco und dem Tag der Operation versuchen Siegfried und ich irgendwie zu überbrücken; wir sehen uns alte Bauten im viktorianischen Stil an, diskutieren über den Tudorbogen, machen Fotos – reine Ablenkungsmanöver.

Sonntag, 12. März

Wir laufen herum. Nach zwei Blocks komme ich mir wie bei einer schwierigen Bergtour vor. Siegfried zieht und schleppt mich mehr, als daß ich gehe: Ablenkungsmanöver, wie gesagt.

Tapfer läßt er sich mit dem kleinen Dickerchen blicken, denn mittlerweile bin ich von den cortisonhaltigen Medikamenten schon ziemlich verunstaltet, mit aufgedunsenem Gesicht und Körper. Schwarze Sonnenbrille und dunkelblauer Mantel – viel mehr zeige ich der Welt zur Zeit nicht von mir.

Finden einen guten »Chinesen«, Süß-Saures in der Powell Street. Siegfried diskutiert mit mir und hört sich zum tausendstenmal geduldig die Begründung meiner Entscheidung an, bestätigt ihre Richtigkeit.

Die Alternative ist letztlich erbärmlich.

Noch einmal gehen wir alle Für und Wider durch, doch Wilson hat die Risiken schließlich mit mir abgeklärt: »You can die.«

Welche Ausfälle werden danach ans Licht kommen? Was, wenn die Operation mißlingt? Siegfried malt sich sicher aus, wie es wäre, wenn er allein nach Hause käme – so mit Plastikbeutel im Arm, Zinksarg kommt dann ein paar Wochen später.

Bestimmt gab es solche Gedankenspiele. Aber auch solche: Was passiert, wenn man eine Million Mark Schulden verursacht? Könnte ich, von Gewissensbissen abgesehen, die aussichtslose Lage nutzen, drauflosleben, Versäumtes nachholen?

Gedanken, die schillern, zerplatzen, wie Seifenblasen im Wind.

Alles in allem war es ein guter Tag, obwohl mir jeder

Schritt so schwerfiel und mich ständig die Angst vor einem Anfall plagte. Aber ich konnte etwas tun, mir in meiner lausigen Krankheit vielleicht ein wenig helfen.

Haben uns in der Klinik angemeldet. Wilsons Sekretärinnen haben ein volles Programm ausgearbeitet. Ab Montag, dem 13., werde ich keine ruhige Sekunde haben, soll um sechs Uhr da sein: Röntgen der Lunge, Blutabnahme, Besprechung mit dem Narkosearzt. Vor allem müssen die Finanzen geregelt, die Kostenübernahme durch 100,6 präsentiert und geprüft werden. Denn ohne finanzielle Garantien gibt es in Amerika keine Behandlung. Und ich weiß nicht, was auf mich zukommen wird.

Montag, 13. März
Melde mich in der Aufnahme. Werde mit meinem »Laufzettel« versehen: Labor, dann ACC, im ersten Stock, 400, Parnassus. 11.40 h Raum A 841, 12.45 h Professor Wilson, 1.30 h CT-Scan, X-Ray im dritten Stock, 2.30 h Besprechung zwecks Anästhesie, Raum M 140, dann Echocardiogramm Raum M 342, um 3.45 h sollen die Bilder des Scans abholbereit in der Abteilung liegen.

Ich lerne die Effektivität amerikanischer Planung kennen: Kaum fünf Minuten sitze ich vor einem Wartezimmer, schon bin ich an der Reihe.

Und wann immer ich wieder eine Untersuchung hinter mich gebracht habe, wartet draußen Siegfried auf mich – geduldig, beruhigend, immer bereit, den neuesten Stand der Dinge mit mir zu besprechen.

Termin bei Wilson. Habe Angst um meine geistigen Fähigkeiten nach der Operation. Doch niemand kann mir hierzu etwas Definitives sagen. Der Tumor liegt nahe der

Region, die für Lesen und Schreiben verantwortlich ist. Ausgerechnet!

Unterschreibe diverse Papiere, in denen ich mich einverstanden erkläre, an einem klinischen Versuch für Glioblastom-Patienten mitzumachen. Ein komisches Gefühl, auf einmal »Versuchskaninchen« zu sein.

Wilson hatte am Wochenende fragen lassen, ob ich trotz der morgigen Operation heute noch bereit sei, vor seinen Studenten meinen Fall persönlich zu schildern? Ob ich es kräftemäßig durchstehen könnte?

Keine Frage! Ich bin froh, für diesen Mann, der mich operieren wird, etwas tun zu können. – »Gerne«, sage ich, obwohl ich nicht sicher bin, ob mein Englisch ausreichen wird, zumal wenn ich aufgeregt bin.

Siegfried schleppt mich in den Hörsaal, schwer hänge ich in seinem Arm. Das Blinken im rechten Auge läßt mich überall anecken, ich bleibe hängen, stoße gegen Tische und Stühle, nehme Türklinken mit. Ungut.

Aber ich freue mich so, bin begeistert, daß ich noch zu etwas nütze bin, und genieße das Gefühl, einen Hörsaal zu betreten. Ich war immer gerne an der Universität.

Wir sind zu früh. Nach und nach treffen die Studenten ein, dann Professor Wilson. Er kommt zu mir und prüft noch einmal die Begrenzungen meines Blickfeldes. Zwei andere neurologische »Krebsfälle« werden hereingefahren, ein alter Herr und eine etwa Vierzigjährige im Rollstuhl. Beide sind schon operiert.

Dann kündigt Wilson mich an. Mit zitternden Knien gehe ich die Stufen des großen Hörsaals hinunter, setze mich auf den Holzstuhl, der mitten im Raum steht, und sehe zwischen all den Gesichtern nur Siegfried, der mir zunickt.

Wilson schildert die Sachlage, zeigt die Bilder und bittet

mich dann, den Studenten zu erzählen, wie sich alles zugetragen hat.

Dann habe ich das Mikrofon in der Hand und versuche auf englisch, so gut ich kann, zu schildern, wie alles angefangen hat, versuche das Flimmern zu beschreiben, diese Panik, diese heiße Welle, die mich überflutet, die Sprachstörungen während der Anfälle. Und ich sage ihnen, daß ich mich einen Tag zuvor noch blendend gefühlt hatte. Es ist still im Hörsaal, interessierte Blicke richten sich auf mich.

Als ich danach den Hörsaal verlassen will, kommen einige der Studenten zu mir, geben mir die Hand, danken mir und wünschen mir viel Glück für die Operation.

Und ich bin von Herzen froh, alles ohne Anfall überstanden zu haben.

16

Dienstag, 14. März
Hatte noch eine halbe Schlaftablette von Nancy bekommen – die einzige, die ich während der gesamten Zeit meiner Krankheit nehmen sollte.

Wie immer gut geschlafen – eine Gabe Gottes. Ich kann eigentlich immer gleich einschlafen, egal, was mich belastet und bedrückt. Ich glaube, ohne diese herrliche Einrichtung der Natur hätte ich vieles nicht überstanden. Ich gehöre zu den Glücklichen, die so neue Kraft schöpfen können – mein ganz persönlicher Märchenbrunnen, eine Art Frau-Holle-Brunnen, der mich auf köstliche Wiesen führt, an deren Grün, an deren vieltausend Blumen ich mich erfreuen darf, bevor ich in die Welt zurückkehre.

Um fünf Uhr raus aus unserer Suite im Westin St. Francis Hotel. Auch diesmal genieße ich die Abfahrt mit dem gläsernen Lift, der außen an der Wolkenkratzerfront hinuntersaust.

Taxi: Klinik – San Francisco University, Moffitt Hospital. – Draußen ist es noch dunkel, das alte gelbe Taxi hat kalte, schwarze Ledersitze.

Ich hole schnell noch einmal Luft, ganz tief. Wie gut das tut, kühle Morgenluft. Wer weiß …

Das Leben ist so reich und voller Wunder.

Die Tür des Klinikums öffnet sich automatisch, saugt uns ein, schließt sich wieder.

Siegfried und ich sitzen im lichtdurchfluteten Warteraum für OP-Patienten.

»Dr. Michaelis, please.«

Wie benommen und dennoch hellwach gehen wir mit meinem kleinen Koffer die Gänge des Hospitals entlang. Wieder erscheint mir alles wie ein Film – ein surrealistischer Film, in dem ich aus unerklärlichen Gründen die Hauptrolle spielen muß.

Dieses Gefühl begleitet mich all die Monate, in denen ich zwischen Himmel und Hölle schwebe. Niemals, in der ganzen Zeit, akzeptiere ich es als Wirklichkeit. Irgendwie hat das alles mit meinem bisherigen Sein nichts zu tun. Der permanente Ausnahmezustand. Zwei Wirklichkeiten.

Hermann Hesse, die Geschichte von Laotse und seinen Schülern:

Sie suchen nach der Wahrheit, der Wirklichkeit. Der Meister stand Kopf, mit dem Kopf nach unten, die Schüler taten es ihm nach. Nur dies ist die richtige Art, die Welt zu verstehen. Wie wunderten sich die Schüler dann, als der Meister sich drehte. Sie taten es ihm nach. Doch fragten sie ihn nach dem Sinn, der Richtigkeit.

»Was ist die Wahrheit?«

Der Meister antwortet mit einer Gegenfrage: »Und was ist die Wirklichkeit?«

Ich habe keine Antwort darauf.

Der Vorbereitungsraum wirkt erschreckend dunkel, düster, schmuddelig; die einzelnen Patienten sind nur durch dünne hellblaue Vorhänge voneinander getrennt. Krankheit braucht keinen Luxus. Vorhölle.

»Ziehen Sie bitte Ihre Kleider aus und dies hier an«, läßt sich eine aus der Heerschar der geschäftig herumeilenden Krankenschwestern vernehmen und hält mir einen weißen Kittel, Modell »hinten offen«, hin.

Kaum bin ich fertig, kehrt sie zurück – mit einem großen Kleidersack für Kostüm und Unterwäsche, säuberlich gekennzeichnet mit 109 00 28-0, Michaelis, Daniela, 01 25 60 F, N838 Wilson, Charles. »Und dies für die Stiefel, bitte.« Ein grauer Sack wird mir ausgehändigt. Ich gehorche, verstaue alle Habseligkeiten im säuberlichen Plastik.

Ein beklemmendes Gefühl überfällt mich. Ich traue mich nicht, Siegfried anzusehen. Er denkt bestimmt das gleiche: Wie wird es sein, wenn ich die Operation nicht überlebe, er nach Hause muß zu Mutti und Ulla, mit dem Kleidersack im Gepäck?

Bloß nicht nachdenken.

Amerika – alles so ordentlich, so durchdacht, effektiv, so gut organisiert.

Und so elend abholbereit – für später.

Ein dritter Beutel – jetzt wird es ernst – ist für meine langen Haare bestimmt. Auch wenn sie in dieser Minute noch meinen Kopf zieren, gestern liebevoll gewaschen und gepflegt.

Unwillkürlich denke ich an eine Szene in Solschenizyns *Krebsstation*: Brüste, heute noch liebevoll gestreichelt, morgen in den Abfalleimer. – Symbole.

In mir tobt es. Äußerlich bin ich ganz ruhig. Angst habe ich vor der Rasur, davor, alle Haare zu verlieren. Aber merkwürdigerweise bin ich momentan nicht in der Lage, wirklich daran zu denken; die Operation überschattet alles und läßt diese Prozedur zur Banalität werden. Das Damoklesschwert hängt über meinem Kopf.

Das, was ich einmal war, bis gerade noch hatte – ein

Second-Hand-Armani-Kostüm mit Straßbrosche, Slip, Stiefel, Strümpfe und lange dunkelrote Haarsträhnen: abholbereit für die Ewigkeit. Erdrückendes Gepäck für Siegfried, wenn es schiefgeht.

Ich wiederhole mich. Aber es beschäftigt mich. Was tun, wenn er allein nach Köln zurückfliegen muß? Allein mit dem Plastikbeutel? Wie es Mutti sagen, wie Ulla?

Wie wird es sein ohne mich?

Daisy kommt. Groß, schwarz, routiniert. »Schafschur«, witzeln Siegfried und ich mit dem schwarzen Humor, der mich, der uns in diesen Wochen wunderbar über Wasser hält.

Dann hält die schwarze Hand eine riesengroße Schere – so will es mir jedenfalls scheinen. Ich sitze, nur mit dem Hemdchen bekleidet, auf dem fahrbaren OP-Bett, denke, es nutzt alles nichts, und fühle mich ganz klein und elend.

Da mußt du durch, Daniela, keine Schwäche – da mußt du gegen angehen! rede ich mir gut zu.

Aber das dumpfe Kkrtsch der Schere in der so lang gezüchteten Mähne geht mir doch durch und durch. Das Rasiermesser auf der schnell freiliegenden, überaus empfindlichen Kopfhaut ist kühl, scheint mir stumpf. Ich hänge an jedem Millimeter.

Die langen tiefroten Strähnen verschwinden in der numerierten Zellophantüte, die ganze Prozedur dauert nicht lange. Daisy ist resolut, macht dies nicht zum erstenmal. Und ich bin ganz benommen vor Glück, als ich feststelle, daß sie mir auf der rechten Seite meine Haare läßt. Mit einer Baskenmütze sehe ich dann ganz normal aus. Keine Glatze. Phänomenal! – Ich liebe Amerika!

Siegfried unterhält sich mit mir über alles und jedes. Wir sprechen über die Operation, als wäre sie nur ein Klacks. In all diesen Tagen stellt er sich persönlich völlig zurück, denkt mit mir, als ginge es um ihn selbst, trifft alle Entscheidungen mit mir, hilft mir, unterstützt mich, läßt sich nie anmerken, ob er persönlich das Unterfangen für aussichtslos hält.

Im Augenblick haben wir nur ein Gesprächsthema: Der »Balken« darf nicht verletzt werden. Wie soll ich es Wilson noch sagen?

Immer wieder schreibe ich mir den Fachausdruck mit fliegenden Fingern auf, notiere mir den anatomischen Begriff, um es Wilson noch einmal zu sagen, ihn zu bitten, das Corpus callosum – entscheidend für die Lese- und Schreibfähigkeit, für den Intellekt – zu schonen!

Ich will als Mensch, als denkender Mensch weiterleben – oder gar nicht.

Das ist meine größte Angst.

Auf ein Papiertaschentuch schreibe ich in großen Lettern: »Don't touch the corpus callosum!«

Das lege ich mir wie ein Banner auf die Brust, bevor sie mich betäuben wollen, bevor es in den Operationssaal geht.

Der Anästhesist erscheint, ruppig, unfreundlich. Ich sage ihm, daß alles okay sei, daß ich nur vor dem Stich ins Innere des Handgelenks, in die Arterie, vor dem atemberaubenden Schmerz Angst hätte.

Aber da stoße ich auf taube Ohren, merke sofort, daß zwischen uns kein Draht besteht.

Er versucht zum hundertstenmal, die Arterie in meinem rechten Handgelenk zu treffen, zwecks zusätzlicher Dauerinfusion während der Operation. Die Kanüle auf dem Handrücken liegt bereits seit einer halben Stunde – nur die Arterie. Der Arzt wird ungeduldig, flucht laut, knurrt, tut mir weh, wechselt den Arm. Er zersticht mich nach Strich und Faden, kehrt zum rechten Handgelenk zurück, das schutzlos auf dem weißen Kissen liegt.

Ich sehe Siegfrieds bleiches Gesicht, sehe ihn an der gegenüberliegenden Wand im Zeitlupentempo in die Knie gehen. Anscheinend kann er diese Stecherei, dieses sinnlose Malträtieren, vor dem ich mich so gefürchtet hatte, nicht mehr mit ansehen. Obwohl er bislang so tapfer alle Stationen mit mir durchgestanden hat.

Währenddessen wirbeln in meinem Kopf die Gedanken wie Blätter im Sturm durcheinander.

Zu Hause – Mutti, Ulla, ihre Kinder, die Redaktion, meine Freunde. Dann beruhigt sich das Chaos, und ganz klar konzentrieren sich meine Gedanken auf den einzigen, mich beschäftigenden Punkt, meine einzige wirkliche Furcht: das Corpus callosum – die Stelle des Gehirns, die über geistiges Leben oder Tod entscheidet, die verantwortlich ist für die Fähigkeit, zu lesen und zu schreiben, was für mich gleichbedeutend ist mit *Sein*.

Würde Wilson sein Wort halten und es berücksichtigen, oder radikal, ohne Rücksicht auf Verluste operieren?

Das andere, mir persönlich so viel geringer scheinende Risiko hatte Wilson in seiner wohltuend professionellen Art beim Namen genannt: »*You can die.*« Damit kann ich leben, so paradox es klingt.

Sterben, nicht mehr die kühle Morgenluft riechen, wenn es geregnet hat, nicht mehr sein, ist eine Sache. Die andere: noch zu existieren, vor sich hinvegetierend, als sabbernder, bemitleidenswerter Kretin im Rollstuhl …

Dies war das wirkliche Schreckensbild. Abhängig zu sein vom Mitleid anderer.

Die Gedanken und Ängste wiederholen sich, drehen sich wie Windhosen in der Wüste, Sand wirbelt auf, nimmt mir die Sicht.

Noch einmal bitte ich Siegfried um einen Kugelschreiber, und in großen Lettern schreibe ich wieder: »Don't touch the corpus callosum.« Den anderen Zettel habe ich wohl verlegt, bin so durcheinander.

Mit diesem Memo auf der Brust rolle ich durch die Schwingtür in den OP-Saal, noch einmal sehe ich Siegfried an, die Anästhesie wirkt – endlich, nach all der Quälerei. Ich höre noch das Nachschwingen der Tür...

Wie mir Siegfried später zum besten gibt, dankte ich dem Grobian von Anästhesisten in meiner höflichen Art auch noch und sagte: »Vielen Dank, Sie waren so freundlich zu mir.« Ausgerechnet. Ich muß schon in Narkose gewesen sein, geistig umnebelt. – Der Arzt jedenfalls sei konsterniert gewesen. Geschieht ihm recht, vielleicht geht er mit dem nächsten Patienten ein bißchen sanfter um, nicht ganz so brutal.

Wir stehen am Scheideweg. Wie's weitergeht, ist unbekannt. Unsere Wege trennen sich. Ich bin im OP, Siegfried geht in den Wartesaal im Erdgeschoß, wo die Angehörigen um ihre Lieben bangen.

Die ganze Aktion dauert bis gegen Mittag. Eine Dame am Informationstisch gibt laufend Neuigkeiten aus dem OP durch, hält die Wartenden darüber auf dem laufenden, wie die Eingriffe verlaufen. Ein Superservice; in deutschen Krankenhäusern gibt es so etwas nicht. Dabei ist es ganz einfach, solche Situationen für alle erträglicher zu machen.

11.20 Uhr: Siegfried darf mit Professor Wilson sprechen. Alles sei okay, die Operation gut verlaufen, das Team arbeite weiter, aber wie gesagt, alles in Ordnung. Siegfried geht an die frische Luft, läuft um den Häuserblock und heult wie ein Schloßhund. Das sei ihm im Leben noch nicht passiert, sagt er später, aber die ganze Spannung sei eben explodiert.

Er sagt zu Hause Bescheid. Auch wenn noch nicht alles überstanden ist, die erste, wichtigste Hürde ist anscheinend genommen.

Gegen sechs Uhr, sagte man ihm, könne er mich kurz sehen, dann werde ich auf der Station sein.

17

Der entscheidende Eingriff ist getan. – Wilson, der Mann mit den schmalen, knochigen, gesegneten Händen, bester Hirnchirurg der Welt, hat 95 bis 98 Prozent des Glioblastoms entfernt. Erwischt. Ohne Komplikationen. Entfernt! Und das, obwohl ein großes Blutgefäß in der Tumorregion die Operation erschwerte.

Neun weitere Stunden braucht das restliche Ärzteteam, um alles wieder zusammenzuflicken.

Ich komme auf die Intensivstation.

Ich wache auf, werde geweckt. Weiße Decke. Ich liege auf dem Rücken, Kopf höher gebettet. Am Fußende steht Wilsons tüchtige OP-Schwester, spricht mich an. Auf einem kleinen weißen Zettel steht in rot mein Name:

Daniela.

»Hi, you can read this?«

»Yes, this is my name – Daniela.«

Ich kann lesen: Corpus callosum okay! Bevor ich es aber so richtig fassen kann, tauche ich wieder unter in die Wattewelt der Narkose. Als ich Stunden später wieder aufwache, weiß ich von nichts.

Wieder kämpfe ich mich durch die Nebel zurück in die Wirklichkeit, bin zum erstenmal richtig wach.

Sechs Uhr am 14. März – es ist soweit.

Die Tür öffnet sich, Siegfried kommt herein, übernächtigt, Sorgenfalten im Gesicht, um ein paar Jahre gealtert.

Aus seinem hellen Trenchcoat zieht er ein grün-weiß gemustertes Insel-Büchlein. Auf dem vergilbten Einband steht in altertümlichen Druckbuchstaben:

Portugiesische Briefe. Die Briefe der Marianna Alcoforado, übertragen von Rainer Maria Rilke. Im Insel-Verlag zu Leipzig.

Liebesbriefe einer portugiesischen Nonne.

Ich nicke, kenne das Buch, es stammt aus meiner Bibliothek. Jetzt begreife ich erst: Ich lese. Lese!

Ich kann lesen!

Corpus callosum unverletzt. Ich habe eine Chance, als Ich weiterzuleben.

Ich lese – also bin ich.

Bin unendlich glücklich.

Siegfried, wenn ich dich nicht hätte, ich würde diese Stunden nie überleben!

Die Spannung ist immens in jenen Tagen in San Francisco, die in meinem Gedächtnis ineinander verschwimmen. Immer wieder klammern wir uns an den nächsten Strohhalm Hoffnung, wohl wissend, daß Optimismus aller Wahrscheinlichkeit widersprach.

Wilson habe gesagt, es sei alles gut gelaufen, versichert mir Siegfried. Es ist alles hell um mich herum. Es geht mir wirklich gut.

Und tief im Inneren gestehe ich mir, daß ich keine Angst habe zu sterben.

Nur einmal, Wochen später, wird es mich wieder in den Fängen halten, das große Ungeheuer der Todesangst. Am Strand in San Francisco. Aus heiterem Himmel. Blicke über den Pazifik, der unendlich scheint.

Liege in einem anderen Zimmer, links von mir das Fenster.

Es ist dunkel. Aisha ist meine Schwester in dieser Nacht.

Aisha kommt aus Indien – und Aisha hat Schnupfen. Sie niest, Kleenex weitgehend unbekannt, kann vor Halsweh kaum sprechen, schneuzt sich nie, sondern zieht lautstark die Nase hoch. Jahre später erfahre ich durch Zufall, daß es in Amerika als unfein gilt, sich die Nase zu putzen. Wohlerzogene Menschen schniefen.

Nicht, daß Aisha nicht reizend wäre. Aber ich habe Bammel vor Infektionen. Schließlich, so mein angelesenes medizinisches Wissen, wird normalerweise niemand, der eine Infektion hat, in die Nähe Frischoperierter gelassen, besonders bei großen Kopfwunden. Wochenlang gilt dieses Verbot, bis die Wunde vollständig verheilt ist.

Hatschi, schlupp! Schnell noch die Hand unter die Nase, um die Tropfen am Rinnen zu hindern. Dann tritt Aisha mit rundem Lächeln an mein Bett.

Ihre Aufgabe in den beiden folgenden Nächten: Mich stündlich wecken – testen, inwieweit meine Hirnfunktionen sich normalisieren, respektive überhaupt noch intakt sind.

Ein quälendes Spiel beginnt. Eigentlich will ich nur schlafen. Es ist wohltuend, ins dunkle Wasser zu tauchen, warm und geborgen. Ich will nicht auftauchen.

»What's your name, what's your name?« ruft Aisha immer wieder.

Kann sie keine Ruhe geben? Was soll der Blödsinn!

»What's your name?« – Kein Problem, sag' ich es ihr eben: »Daniela.«

»Wie heißt das Hospital?«

»University of San Francisco.«

»Nein«, sagt sie, »Moffitt Krankenhaus.«

Woher soll ich die Namen der Gebäude kennen? Für mich ist das die University.

Weiter rasselt der Fragenkatalog mir entgegen, die reinste Marter: »Welcher Tag ist heute?«

Ich weiß es, es brennt hinter meiner Stirn. Ich weiß es, ich weiß es, ich weiß es, fühle mich von überwältigender Ohnmacht gepackt, kämpfe mit meinem Kopf bis aufs Messer, stottere, kann nicht sagen, welcher Tag heute ist. Zahlen springen durch meinen Kopf, er ist heiß, das Nachdenken tut weh. Warum laßt ihr mich nicht alle in Ruhe. Natürlich weiß ich, welcher Tag heute ist. Will mich doch nicht vor Aisha blamieren: Was soll sie denn denken? Ich stottere hilflos herum.

Aisha beruhigt mich: »It's normal, it's okay.«

Aber ich weiß doch, daß es nicht okay ist!

»Welcher Monat?«

Das gleiche Spiel. Verzweifelt schaue ich Aisha an. Aber von meinen Kämpfen im Kopf, von meinen Höllenqualen kann sie nichts ahnen.

Jede Stunde, wieder und wieder.

Nach und nach erinnere ich mich so, daß ich es auch auszudrücken vermag. – Daß ich alles englisch denke und sage, fällt mir in der ganzen Zeit nicht auf.

Immer wieder taucht Aisha aus dem Dunkel auf, holt mich aus dem schwarzen Ozean an die schmerzende Oberfläche, zwingt mich unerbittlich, minutenweise, in die Realität dieser Welt zurück.

Nach und nach schaffe ich es, den Monatsnamen zu artikulieren. Ich kenne ihn schon lange vorher, in meinem Kopf sitzt er auf Abruf, aber irgendwas blockiert, läßt ihn von meinem Bewußtsein nicht die lange Reise zu anderen Menschen antreten. Lange ringe ich, bis ich ihn endlich auszusprechen wage.

Tränen rinnen über mein Gesicht.

Mit der Jahreszahl werde ich noch viele Stunden kämpfen, um mein geistiges Wiederauftauchen in der Welt, in der sich mein Körper befindet.

Stückweise kommt die Erinnerung zurück, das Nachdenken tut allmählich nicht mehr so weh.

Aisha steht ungerührt mit dem Bleistift neben dem Bett und notiert meine Ausfälle. Wie von einer höheren Warte herab sehe ich sie, fühle Wut im Bauch gegenüber der Ohnmacht meines Kopfes und ihrer kühlen Krankenhausprofessionalität. Immer wieder versuche ich, meinem Hirn das Jahr, in dem ich lebe (lebe?), abzutrotzen, halte Aisha am Arm fest: »Just a moment«, flehe ich sie an, noch kurz zu warten. Ich weiß es doch gleich.

Die Tränen laufen mir wieder übers Gesicht, doch die dunkle Mauer in meinem Hirn will die Sicht auf das Jahr nicht freigeben. Wenn ich sie nur sprengen könnte.

Das Jahr! Ich weiß doch, in welchem Jahr ich lebe. Aisha, bleib hier, bleib bitte hier, ziehe nicht den Strich durch die Frage auf dem Notizbuch.

Gebe für dieses Mal auf, weine leise ob meiner Hilflosigkeit. Jahreszahlen tanzen vor meinen Augen herum: 1 7 1 9 1 4 1 9 … 2 7 2 9 4 9 7 9 …, als wollten sie mich in meiner Ohnmacht verhöhnen: fang mich doch, fang mich doch!

Ob ich verrückt bin, verrückt werde?

Beschäftige mich fast zwanghaft mit der Frage, ob ich es selbst merken werde, wenn ich wahnsinnig geworden bin, oder nur die anderen. Werde ich dann felsenfest von meiner »Normalität« überzeugt sein? Werden die anderen mich sanft bemitleiden und mit mir leiden?

Kann die Gedanken nicht stoppen. Aber Gott sei Dank reißen sie in jenen Nächten dank der starken Schmerzmedikamente dennoch ziemlich schnell ab. Gnädiges Dunkel, ohne jeden Schmerz und Kampf umfängt mich, bis Aisha wieder im Ring auftaucht.

Irgendwann gelingt mir zumindest das Jahrhundert: »19…« Und immer wieder beginnt sich das Mühlrad der Verzweiflung in meinem Hirn zu drehen. – Sehnsucht, einfach aufzugeben, steigt in mir auf.

Aber welches Jahr schreiben wir? Ich muß es doch wissen, ich weiß es doch!

Stottere verzweifelt: »1929, 1939, 1949…«

Dreimal setze ich stockend an, dreimal falsch. Fehlschlag.

Und wieder ziehe ich mich in mein Atlantis zurück, tauche unter. Warum kann mich Aisha nicht einfach in Frieden lassen? Ich bin schwerelos, kenne keinen Schmerz. Komisch, fast unwahrscheinlich, wie gut es mir geht, abgesehen von meinen Erinnerungslücken und den damit verbundenen Qualen.

Wache auf, der Durst quält. Irgendwann bekomme ich einen ersten, geizigen Schluck Wasser. Durst, Durst, Durst. – Die Lippen sind schon lange aufgesprungen, die Zunge klebt.

Ein Königreich für ein Glas Wasser!

Hatschi! Es schnieft vernehmlich. Das harte Pidgin-Englisch Aishas setzt mich wieder auf die Anklagebank, auf der ich schon so oft versagt habe: Wann, Angeklagte. Wann?

Wie ist Ihr Name? Woher kommen Sie? Ihr Beruf? Welcher Tag ist heute? Welcher Monat? Welches Jahr? – Macht nichts!

Wie heißt das Hospital? – Beunruhigen Sie sich nicht.

In der Nacht geht die Quälerei wieder los, wieder fragt Aisha nach allen Daten. Ich bin besser als die Nacht zuvor, kenne auch das Datum, den vollen Namen des Krankenhauses. Habe Siegfried gefragt.

Doch dann kommt eine überraschende Frage: »Was ist das Ohr?« Immer wieder fragt sie nach dem »ear«.

Aha, voll Freude über meine Fähigkeit sage ich: »Ein Teil meines Kopfes.«

Aisha schaut mich befremdet an. Ein hartes »No!« Das sitzt.

Aber ich kenne doch mein Ohr. Verzweifelt zeige ich darauf. »Ear!« Ich nehme das Ohrläppchen in die Hand, strahle sie an. Sie aber nicht mich.

Und stellt wieder die gleiche Frage: »What's the ear?«

Dann, mit dem üblichen »Okay, it's normal« verläßt sie mich in meiner Schmach. Weiß ich nun nicht mehr, was ein Ohr ist, oder ist das Ohr gar nicht das Ohr? Habe ich vielleicht keine Ohren mehr? Aber dann könnte ich sie ja nicht hören. Unter dem »Turban«, wie ich meinen wuchtigen Kopfverband insgeheim nenne, spüre ich meine Ohren ganz deutlich.

Erst einen Tag später klärt sich das Ganze auf: Eine sehr verschnupfte Inderin verschluckt einfach den ersten Buchstaben des im Pidgin-Englisch ohnehin meist nicht richtig ausgesprochenen Wortes *year*. Sie meinte – wie in der Horrornacht davor – *the year*, das Jahr. Welches Jahr schreiben wir?

Am nächsten Tag kann ich es ihr voller Erleichterung nennen: »1989. Wir schreiben das Jahr 1989.«

Die Angst, irre zu werden, es vielleicht schon zu sein, verfliegt. Siegfried und ich amüsieren uns noch lange über das *ear* und das *year*.

Zwei Tage brauche ich, bis mir wieder klar war: »Ich bin Daniela Michaelis, from Germany, liege im UCSF, wie sich die University of California, San Francisco, offiziell nennt – dort im Moffitt Hospital.

Ich weiß, welcher Tag heute ist, kenne den Monat und das Jahr.«

Wache auf und möchte mich waschen.

Die hilfsbereite Krankenschwester aus Thailand eilt hinter den Vorhang meines Kämmerchens; bewaffnet mit einer großen Plastikschüssel, Puder, Lotion und Waschlappen kehrt sie zurück.

Sanft wäscht sie mir den Rücken, gibt mir ein Handtuch, um meine Brust zu bedecken, während sie die Vorderseite einer größeren Wäsche unterzieht. Jeder Zeh wird einzeln versorgt, liebevoll, so, als wüsche sie ihr eigenes Baby. Dann stäubt sie mir Talkum unter die Achseln, Puder in Leisten und Kniekehlen.

»Do you want a lotion?« Schon verreibt sie auf Gesicht, Hals, Körper und Händen eine wunderbar riechende Lotion.

Abschließend bekomme ich ein nagelneues, geblümtes Krankenkleid. Fühle mich taufrisch, wie neu geboren, danke ihr für die herrliche Stunde des Planschens und frage tatendurstig nach dem Frühstück. – Die Welt hat mich wieder.

Sie schaut mich an, erst entgeistert, dann lächelnd. Sanft sagt sie: »Es ist 3.30 Uhr nachts.«

Fassungslos starre ich sie an. Halb vier, mitten in der Nacht, und dennoch hat sie nicht gezögert, mich zu versorgen, als ich mich danach sehnte. Bei uns nicht vorstellbar, fährt es mir durch den Kopf.

Bekomme noch etwas zu trinken, meine Blase quält mich, und Stacy, eine neue Krankenschwester, droht mir den Katheter an. Entsetzt verspreche ich, es noch einmal ganz allein zu versuchen. Stacy leistet Starthilfe, ich bekomme zwei Riesenbecher »iced water«. Idiotischerweise – wie sich später herausstellt –, da ich, um Wassereinlagerungen im Gehirn zu vermeiden, so wenig wie möglich trinken soll und monatelang nur einen Viertelliter in vierundzwanzig Stunden zu mir nehmen darf.

Aber das weiß ich noch nicht, und voller Freude trinke ich das herrliche Wasser.

Dennoch kommt Stacy mit dem Katheter zum Zug. Dann darf ich wieder meine Litanei samt geübten Jahreszahlen (1989!) hersagen, bevor ich in den Schlaf sinke. Und irgendwann wird es hell draußen.

Wir schreiben den 15. März 1989. Oder ist es schon der 16.?

Siegfried ist bei mir. Werde von der Intensiv- auf die Beobachtungsstation verfrachtet. Professor Wilson nebst Ärzte- und Schwesternschar schauen an meinem Bett vorbei. Mein himmelblaues Bett mit Blick auf die Bay!

Wollte unbedingt das Wasser sehen. Ließ dem armen, geplagten Siegfried keine Ruhe, bis man mich in dieses Zimmer mit Aussicht legte. Dann war ich zufrieden. Fiel ihm mit meiner Hartnäckigkeit bestimmt furchtbar auf die Nerven. Ich weiß auch nicht, warum, aber es bedeutet mir unendlich viel, das Wasser zu sehen. Es ist wie Leben.

Langsam nehme ich meine Umgebung wahr: mein Zimmer, himmelblaue Bettdecke, hell, freundlich.

Ich trage ein weißes Flanellnachthemd mit blauen Blümchen und einen blau-weiß gestreiften Morgenrock – alles von der Klinik –, weiße Strümpfe bis an die Oberschenkel und Gummiballons um die Beine, die sich aufpumpen, sobald ich mich bewege. Der Durchblutung wegen.

Am Bett ein funktionierendes Telefon. In praktischen Dingen sind die Amerikaner unschlagbar. Phantastisch.

An jedem der vier Betten hängt übrigens auch ein Fernseher. Die Glotze auf der Beobachtungsstation. Ich kann es nicht fassen.

Und kaum bin ich zwei Stunden auf der Station, läutet es schon: Meine Freundin Arja aus Finnland erkundigt sich und ist fassungslos, daß ich persönlich am Apparat und schon wieder in der Lage bin, mit ihr zu sprechen. – Ich bin es auch.

Bald liegen noch zwei weitere Frauen mit im Zimmer: links, um die Vierzig, Mutter mit trüben Augen, Krebs. Endstadium. Unheilbar. Nachmittags kommen die Kinder und der Ehemann. Und Blumen von allen Freunden. Ein Vorhang wird vor das Bett gezogen. Will man mich nicht mit fremdem Schmerz behelligen?

Später dann, als alle fort sind, setzt sich wohl bei uns allen ein neuer Gast ans Bett und bleibt über Nacht: die Verzweiflung.

Wie jeder damit fertig wird? Ich weiß es nicht. Ich kann es nur vermuten, höre unterdrücktes Wimmern, Tränen werden im Kopfkissen erstickt, und auf der anderen Seite murmelt eine leise Stimme die Gesätze des Rosenkranzes, wieder und wieder. Ein Mann schreit verzweifelt auf.

Ich starre in die Nacht, hinaus in die Finsternis. Irgendwo dort liegt das Leben.

»Eben noch stark und voller Energie und im nächsten Augenblick praktisch hilflos zu sein, eben noch vor Gesundheit zu strotzen und im nächsten Augenblick ein Krüppel zu sein, sich eben noch im Vollbesitz aller Kräfte und Fähigkeiten zu fühlen und ihrer im nächsten Augenblick beraubt zu sein. Die Plötzlichkeit einer solchen Veränderung ist schwer zu begreifen, und der Geist sucht nach Erklärungen.«

(Oliver Sacks)

Ich habe ständig das Gefühl, daß nicht mir dies alles passiert, sondern einer Romanfigur.

Vielleicht ist dies ein Überlebensmechanismus, vielleicht kann ich nur so verkraften, was mir widerfährt, kann mich über diese Romanfigur informieren, Dr. Crower und all die anderen Ärzte fragen, fragen, fragen. So konnte ich all die Informationen, die für meine Entscheidung wichtig schienen, sammeln, ohne an der Tatsache, krank zu sein, selbst irre zu werden.

Diese Vorstellung meines surrealistischen Ichs ist mir ein ungemeiner Trost.

Immer wieder begebe ich mich auf die Suche nach kämpferischen Geistern in der Literatur, suche nach philosophischen Erklärungen, weiß nicht, wie ich sonst überleben soll. Heinrich Heine verfluchte alles, was mit Krankheit zu tun hatte – und wünschte seinen Feinden alles Böse an den Hals, bis hin zu den preußischen Hämorrhoiden. Überaus aufmunternd.

Doch bei Oliver Sacks sehe ich meinen Willen widergespiegelt:

»Und bei Gott besaß ich auch genug Energie und Kraft, um einen guten Kampf zu liefern. Und bei Gott, das würde ich. Dies würde der Kampf um mein Leben sein, der Kampf ums Leben, der ein Kampf für das Leben ist.«

Wer sich einmal für das Leben entschieden hat, scheint solche Kräfte freizusetzen, vergißt, daß der Tod auf ihn lauert, ruft sich ins Bewußtsein, daß er stark ist, hat das Gefühl, die Zeit sei noch nicht gekommen. Und Sacks gibt sich selbst Befehle, springt hart mit sich um:

»Mach nicht schlapp…, wenn du jetzt aufgibst, bringe ich dich um!«

Den Urtrieb zum Leben, einhergehend mit Entschlossenheit und Stärke, stelle ich nicht nur bei mir fest. Gerade in den bittersten Zeiten strahlen die meisten meiner Mitpatienten Ruhe und Klarheit aus.

Später, auf der Krebsstation in San Francisco, meine ich schon nach ein paar Tagen, die Patienten in ihrer Grundeinstellung unterscheiden zu können. Der alte Mann mit der Augenklappe, vor langen Jahren aus Ägypten nach Amerika eingewandert, mit seiner starken, tapferen Frau: Er wird es schaffen. – Die Frau auf der Intensivstation jedoch nicht. Sie sah nicht schlechter aus; sie strahlte nur etwas anderes aus: nicht so viel Kraft, eher Resignation.

Bei denen, die es schaffen können, sind viele, die ganz unbewußt beginnen, das Böse fast rhythmisch zu besprechen, die Riten fremder Medizinmänner imitierend, einem Urtrieb gehorchend. Etwa so wie Anaïs Nin, die bei einer Fehlgeburt instinktiv auf ihrem Bauch herumtrommelte, allen Naturinstinkten freien Lauf lassend.

Einige Augenblicke dieser Krankheitsmonate sind intensiv, voller Farbe, Hitze, Kälte. In den Momenten, die einer Entscheidung folgen, verwischt sich die Erinnerung, ganze Tage fallen fort. Sicherlich liegt es daran, daß *»die Bürde, etwas zu tun oder zu fühlen, von mir genommen war, mein Schicksal lag jetzt in den Händen anderer«*, wie Sacks es so passend ausdrückt.

Daher die Ruhe vor den Operationen. Ich war erschöpft von allem, was passiert war, von all den Ereignissen, die mich von heute auf morgen aus meinem gewohnten Leben herauskatapultiert hatten, und froh, etwas von der Verantwortung in professionelle Hände abgeben zu können.

Allerdings kommt es entscheidend darauf an, wie die Ärzte, das medizinische Personal mit einem umgehen. Wie schnell kann die Freude über das Abgeben der Verantwortung in Demütigung, Erniedrigung umschlagen. *»Eine elementare Furcht vor Erniedrigung«*, so Sacks, überfällt wohl jeden Patienten, spätestens dann, wenn er von rauhen Händen in ein OP-Hemdchen, Marke hinten offen, gesteckt und auf die Operation vorbereitet wird, wobei sich keiner mehr mit dir befaßt, sondern sich jeder nur auf deinen Körper konzentriert.

Doch auf der Beobachtungsstation werden alle Überlegungen zur Nebensache. Die Realität sind Betten, nur eine Handbreit voneinander getrennt. Platz ist Luxus!

Direkt gegenüber liegt eine gepflegte Dame mit spanischen Vorfahren, das schwarze Haar sorgsam frisiert, TV schauend, große, tiefe, dunkle Augen – und betend.

Auch für mich will sie beten, wird sie mir zwei Tage später sagen, bevor sie uns verläßt.

Siegfried kommt. Ich bitte ihn um meinen Spiegel, den Spiegel, den wir so lange für mich bei Trödlern gesucht und erst wenige Tage zuvor per Zufall gefunden hatten, als wir an zwei Läden vorbeifuhren und ich eigentlich viel zu müde gewesen war, mich auch im zweiten noch umzusehen.

Trotzdem gingen wir hinein. Siegfried erspähte das schöne Stück, eine Silberarbeit mit Elfenbeinrückseite. Für fünfundzwanzig Dollar nahmen wir es mit, waren ganz stolz darauf und freuten uns täglich daran.

Siegfried gibt mir den Spiegel. Ich schaue meinen Turban an. Etwas anderes als dieser enorme Verbandswulst von den Augenbrauen aufwärts ist nicht zu sehen; dafür um so mehr zu spüren. Es sprengt mir fast den Kopf. Der Druck wird zunehmend unerträglich.

Ansonsten geht es mir sehr schnell besser. Ich werde von den Abhängigkeiten befreit, erhalte stückweise meine Freiheit wieder: kein Katheter mehr, keine Dauerkanüle im Handrücken, und auch die Nadel aus der Armbeuge verschwindet.

Bin fast wieder ein Mensch.

In der nächsten Nacht ist alles leichter, ich sinke nicht mehr ganz bis auf den Grund. Nur: Mein Turban drückt! Er sitzt so fest.

18

In den folgenden Tagen ist Siegfried so gut wie immer um mich, sitzt lange Stunden an meinem Bett. Nur wenn ich schlafe, geht er runter, um ein bißchen an der frischen Luft zu spazieren. Dabei erkundet er die nähere Umgebung, versucht herauszufinden, wo es Bücher gibt. Aber meist entfernt er sich aus lauter Sorge nur ein paar hundert Meter.

Auf seinen Mini-Ausflügen stößt Siegfried auf das Stanyan Hotel, nur ein paar Straßen vom Hospital entfernt. Hier besorgt er ein Zimmer – und am dritten Tag nach der Operation holt er mich ab und bringt mich dorthin.

Nur drei Tage! In Deutschland hatte man mir gesagt, ich müsse mit mindestens sechs bis acht Wochen Krankenhaus rechnen. Kein Wunder, daß ich es kaum fassen kann, als Professor Wilson Visite macht und gutgelaunt ausruft: »Just great!«

Er schreibt in seine Notizen: »Looks great and discharge planned on the weekend.« (Sieht großartig aus, Entlassung für das Wochenende geplant.)

Ich werde aber noch am gleichen Tag entlassen: am *Freitag, dem 17. März.*

Just great! Kann mich nur anschließen. Ich finde das amerikanische System großartig!

Die Schwestern, allen voran Meg, helfen mir auf die

Beine. Die Mitpatienten wünschen mir alles Gute. Siegfried bringt mir meine Sachen aus dem schwarzen Plastikbeutel. Heute stört mich überhaupt nichts.

Ganz langsam ziehe ich mich an. Der Kopf ist so schwer, auch wenn der dicke Turban entfernt ist. Meg knotet eine Mullbinde als Mütze zurecht, und so ausstaffiert verlassen wir, mit Schwesterneskorte bis zum Ausgang, das Krankenhaus.

Ein Taxi bringt uns zwei Querstraßen weiter ins Stanyan, das gemütliche alte Hotel im viktorianischen Stil, fast in Rufweite des Krankenhauses.

Von hier aus gilt es nun, die Welt neu zu erobern. Leisten kann ich mir das nur, weil mir 100,6 jede finanzielle Sorge abgenommen hat. Gafron versicherte mir, mein Gehalt werde fortgezahlt.

So liege ich jetzt im Stanyan Hotel – drei Tage nach der Operation. Aus deutscher Perspektive betrachtet eine völlig unübliche Situation; bei den pragmatischen Amerikanern jedoch gang und gäbe. Das Gesundheitssystem hier erlaubt keine langen Krankenhausaufenthalte. In der Klinik wird nur das Allernötigste getan. Kosten für die Intensivpflege pro Tag etwa zweitausend Dollar. Und die meisten Amerikaner sind nicht ausreichend versichert. Also reist die Familie an, sucht sich eine entsprechend kostengünstige Unterkunft, der Kranke kriecht aus dem Hospital und wird von da an ambulant betreut.

Trotz der relativ hohen Kosten für die Intensivpflege wird durch dieses System das Budget der Patienten geschont. So hätte ich in Deutschland nach der Operation sicherlich sechs, wenn nicht sogar mehr Wochen in der Klinik verbracht. Kosten dafür, ich glaube ohne OP: rund 125 000 DM.

Und wie man sich fühlt, wenn man über Monate als Schwerkranker behandelt wird, kann ich mir leicht ausmalen. Danke! Nichts für mich.

Das amerikanische System scheint mir dagegen auf den Leib geschneidert zu sein.

In der Abschlußbesprechung schlägt Professor Wilson mir vor, am Bestrahlungsprogramm der Klinik teilzunehmen: Kreuzbestrahlung, millimetergenau. Keine Ganzkopfbestrahlung mit verheerenden Auswirkungen.

Ein deutscher Professor bezeichnet diese Kombination meiner Behandlung später als ein glückliches Zusammentreffen der außerordentlichen Fähigkeiten Professor Wilsons als Operateur, seiner immensen Erfahrung mit Hirntumoren aller Art und der hochmodernen Bestrahlungsmodalitäten der UCSF, die weltweit an der Spitze rangierten.

Zu diesem Zeitpunkt weiß ich aber noch nicht, daß ich es so ideal getroffen habe. Nur mein Instinkt sagt mir, ich solle bleiben und die Behandlung dort fortführen, wo sie so erfolgreich begonnen hat.

Wenige Tage nach der Operation sind nur langsame Erkundungen angesagt. Erst kann ich, schwer in Siegfrieds Arm hängend, nur bis zur nächsten Straßenecke laufen. Er versucht mich dazu zu bewegen, ein Stückchen weiterzugehen, zunächst nur bis zur Ecke, dann einmal über die Straße, von Tag zu Tag ein bißchen mehr.

An einem dieser allerersten Tage nach der Operation geht Siegfried, nachdem er mich sicher im Bett verstaut hat, einige Straßenzüge weiter. Ganz aufgekratzt kommt er zurück: Er hat entdeckt, daß wir nahe an Haight Street, Ecke Ashbury, wohnen. Ich komme nicht gleich darauf, was er meint: Wir leben genau dort, wo die Blumenkinder sich in den sechziger Jahren aufhielten, im legendären Zentrum der

Hippies. – Bunte Welt gleich vor der Tür. Das weckt Tote zum Leben.

Allmählich glaube ich wieder daran, daß meine Beine mich tragen, und Siegfried überredet mich wie ein kleines Kind, mir jeden Tag etwas Neues vorzunehmen, zieht mich mit. Bald erkunden wir die ganze Haight Street mit ihren schillernden, ausgeflippten Läden. Ein »anarchistischer Buchladen« treibt die Anarchie auf die Spitze: Im Fenster hängt ein Schild »We *try* to open at 9 h.« Anarchie pur. Wir amüsieren uns köstlich, suchen Spuren der Hippie-Vergangenheit. Mir ist die Straße eine ganze Welt.

Täglich geht es besser, und Siegfried hat eine grandiose Idee: Wir leihen uns einen Wagen, denn das ist billiger, als täglich mit dem Taxi zum Krankenhaus zu fahren; und wir können die Gegend erkunden. Wow! Welt, wir kommen!

In einem Antiquariat hat Siegfried ein Buch aus den Fünfzigern entdeckt: *California Gold Days* von Helen Bauer. Auf der Titelseite ein bärtiger Goldgräber, nach dem verheißungsvollen Metall schürfend. Jetzt erst kommt uns zu Bewußtsein, daß wir in der sagenhaften Goldgräbergegend sind. Schließlich hatten wir uns vor der Reise weniger mit der Gegend, denn mit Krankenhäusern und Operationsterminen beschäftigt. Aber man kann ja alles nachholen.

Wir sind voller Tatendrang, im Goldrausch sozusagen. Namen wie John A. Sutter, James Marshall, American River, Stockton oder das legendäre Sacramento locken – und liegen vor der Tür.

Karfreitag, 24. März

Bis Dienstag Ferien vom Hospital. Mit unserem Auto machen wir uns auf, die nähere Umgebung zu erkunden, ein Stückchen Ungebundenheit zu demonstrieren. Eine Superidee, die die Lebensgeister weckt. Ein Schritt in Richtung Normalität.

Wir fahren zum Golden Gate Park, besuchen dort den steinernen Beethoven, der schließlich, wie ich, in Bonn geboren ist, und lassen die Flower-Power-Zeit in unseren Gesprächen aufleben. Wir sind übermütig und schlendern noch im Zwielicht zum Japanischen Teegarten mit seiner Blütenpracht. Ein Zauber!

Bin Siegfried dankbar, daß er mich hierher gebracht hat. Ohne meinen geduldigen Begleiter wäre alles anders. Ganz anders. Das weiß ich.

Samstag, 25. März
Auf nach Sacramento. Abenteuer. Goldrausch mit Verspätung. Das Gold ist futsch, der Rausch ist geblieben.

Wir starten um neun Uhr nach Old Sacramento. Unser blauer Chevy soll uns hinbringen. – Old Sacramento, ein altes, restauriertes Goldgräbercamp mit Holzbohlen vor den Türen, quietschenden Saloon-Türen und lebensgroßen Cowboy-Puppen. Dazu in jedem zweiten der roten Backsteinhäuser, mit Holztreppe außen in den ersten Stock, ein sogenanntes Antiquitätengeschäft mit allem Kitsch, den Amerika zu bieten hat: von Blechtafeln »You – follow the army« bis hin zu hundertfach verschiedenen Tonkätzchen zum Aufstellen, sitzend, liegend, Männchen machend, als Deko, als Duftdose, als Seifenablage. Nostalgisch quietschen die grobgezimmerten Bohlen der Böden, und die auf alt getrimmten Ladenkassen klingeln munter »Gutes Geschäft«.

Überall schauen wir hinein, erklettern die Treppen zum ersten Stock und führen uns in einem alten Saloon Cheeseburger zu Gemüte.

Am Anlegeplatz liegt ein alter Dampfer, der gerade zum Hotelschiff umfunktioniert wird. Er sieht aus wie die alten Raddampfer auf dem Mississippi, die Mark Twain in *Huckleberry Finns Abenteuer* beschreibt.

Wir folgen der Goldgräberstrecke. Die Natur, scheint es, hat dem bevorstehenden Osterfest zu Ehren ihre schönsten Farben angelegt. Rund um uns saftige Wiesen, braune und grüne Creeks, die noch ungezähmt durch die Wiesen laufen. Den Straßenrand säumen hohe Palmen und wilde Orangenbäume. Siegfried kann es kaum glauben, steigt aus und pflückt eine Frucht. Schmeckt aber bitter.

In meinem Drang, das Leben festzuhalten, muß ich alles fotografieren. Die Kamera, meine gute alte Canon, reist immer mit. Zwar kann ich noch nicht richtig sehen, doch irgendwie muß es gehen.

Ausschnitte aus dem Leben. Auf Zelluloid gebannt. Farben und Formen. Landschaften, Tiere. Und wir fotografieren uns gegenseitig – »Dokumentationsfotos«. Für die Familie bebildern wir unsere Aktivitäten. Eine Dokumentation des Lebens: Seht her, ich lebe noch! Überaus beruhigend, dieses Fotografieren. Welch lohnende Aufgabe, flüstert mir eine innere Stimme höhnisch zu.

Ist ja schon gut, weiß ich selbst, antworte ich ebenso lautlos.

In einem der kleinen Dörfer machen wir halt, schauen uns die Läden an und stoßen auf eine Jugendstillampe von 1924. Ein sogenannter Goose-Neck, ein Schwanenhals, erklärt uns der Trödler beredt und überläßt uns die alte braune Schreibtischlampe. Siegfried und ich sind ganz happy über unseren Fund. Der Weg führt über Amador und Jackson nach Sutterville. Immer ruhiger werden die Straßen gegen Nachmittag.

Sutterville, benannt nach dem Schweizer Sutter, der hier Landwirtschaft betreiben wollte. Dann liefen ihm aber aufgrund der Goldfunde alle Arbeitskräfte davon. Irgendwann ließ auch er sich vom Goldgräberrausch anstecken, aber er blieb erfolglos.

Sutterville scheint seit jenen Tagen unverändert, so nostalgisch mutet das Dörfchen an. Langsam gehen wir durch den Ort, versetzen uns hundert Jahre zurück und suchen Spuren, sind ein bißchen enttäuscht, nicht auf eine Goldwaschanlage zu stoßen.

Meilen um Meilen Creeks, Landstraßen, hinreißend grün, Weiden mit großen Holzgattern, die stolz den Namen der Ranch verkünden. Fast vermeint man noch, Indianer durch ihre Landschaft ziehen zu sehen. Die Weite ist überwältigend.

Und obwohl es schon sechs Uhr abends ist, taucht die Sonne die ganze Szenerie in ein goldenes Licht.

Später die Lichter von San Francisco.

Erst nach zwölf Stunden sind wir wieder »zu Hause«. Denn mit den Meilen haben wir uns ganz schön vertan. Alles scheint so nah zu sein, weil wir Kilometerangaben gewohnt sind. Der Rückweg zieht sich dann hin. Trotzdem – der schönste Ausflug meines Lebens. Siegfrieds erste Orangenbäume; er hatte mir nicht geglaubt, daß sie wild wachsen – so viele Meilen, Sacramento, Indianer-Creeks, Trödler, Wildwest-Romantik. Der Pioniergeist der Goldgräber hat uns erfaßt. Als nächstes wollen wir nach Colombia.

Ostersonntag, 26. März

Gegen viertel vor sieben: Wir wünschen allen zu Hause telefonisch ein frohes Osterfest.

Ruhe mich aus, bin vom Ausflug körperlich k.o., psychisch jedoch völlig fit. Ich bleibe lange im Bett liegen, genieße die Suite, das schöne Wetter, die Anrufe meiner Freunde in der Ferne.

Siegfried findet bei einem Trödler ein paar Straßen weiter eine Erstausgabe von Feuchtwangers *The Years of Rome* – für einen Dollar. Das Haus, das Feuchtwanger im Exil bewohnte, soll ganz in der Nähe, irgendwo zwischen San Francisco und Los Angeles, liegen. Für uns ist das aber noch viel zu weit.

Immer wieder hat Siegfried in diesen Tagen nach Büchern Ausschau gehalten. Ein Fundstück amüsierte uns besonders: eine Abhandlung über Hitler und Mussolini, geschrieben von einem amerikanischen Journalisten im Jahre 1938. Eine seiner kuriosen Schlußfolgerungen, nach Recherchen vor Ort bei diversen Verwandten und Bekannten der Familie Hitlers, lautete: »Hitler was a virgin.« (Hitler war Jungfrau.)

Unsere Belustigung über einen solchen Geschichtsbeleg jenseits der Realität kennzeichnet die Situation, in der wir leben: Fernab der Wirklichkeit amüsieren wir uns über diesen belanglosen Sachverhalt mehrere Tage lang; immer wieder können wir darüber lachen.

Komme gegen 14.00 Uhr aus den Federn. Müssen zu Avis, haben uns entschlossen, das Autochen zu behalten.

Wir schlendern zum Union Square, bekommen Appetit auf Pasta. Ein junger Mann gibt uns einen Tip: ein italienisches Restaurant, Northern Beach, namens Basta Pasta. Wir wollen es versuchen. Auf ins italienische Viertel!

Zunächst landen wir in Chinatown, dann in Italotown. Parkplatzsuche. Finden Basta Pasta hinter der Grant Street rechts: Ostersonntag geschlossen. Die Enttäuschung ist groß, aber gleich darauf werden wir reichlich belohnt, entdecken ein einfaches italienisches Lokal: karierte Tischdecken, gutes Essen.

Siegfried probiert kalifornischen Chardonnay. Ich nippe vorsichtig – mein letzter Schluck Alkohol für ein Jahr. Übermorgen beginnen die Bestrahlungen und eine leichte Chemotherapie. Ich will nichts riskieren.

Zum Abschluß genehmigen wir uns einen Espresso im Café gegenüber, und zufällig stoßen wir auf eine echte Künstlerkneipe mit Tradition: Café Trieste – tolles Flair, Live-Musik samstags zwischen zwei und vier.

Eine Dame hoppelt vorbei. Wie der Osterhase trägt sie stolz lange Plüschohren auf dem Kopf. Wir sehen uns an: der Osterhase auf amerikanisch. Außer uns schaut niemand hin.

Nehmen uns vor, öfter dorthin zu gehen.

19

Täglich muß ich mich in der Klinik sehen lassen. Nach nur einer knappen Woche Schonfrist soll ich mit der Chemotherapie beginnen, einer ganz sanften, wie Dr. Crower in einer Vorbesprechung versichert: eine Chemikalie zur Unterstützung der beginnenden Strahlenbehandlung. Es handelt sich um Bromodioxyjodine. Die Kombination ist Teil des mir vorgeschlagenen Forschungsprogramms. Bevor ich mit meiner Unterschrift die Teilnahme an dieser Studie bestätige, bekomme ich wie vor der Operation einen Auszug der »Bill of Rights« in die Hand gedrückt – meine Rechte als Patientin. Allein diese Art, den Patienten als denkendes Individuum ernst zu nehmen, rechtfertigt Tag für Tag meine Entscheidung, mich in San Francisco behandeln zu lassen.

Die Behandlung – wir werden sehen. Professor Wilson plant anschließend eine einjährige reguläre Chemotherapie. Aber daran will ich im Moment noch nicht denken.

Die Fäden werden mir fast im Vorbeigehen auf dem Flur gezogen. Die legere Art der Amerikaner, mit Krankheit umzugehen, macht das Leben leichter. Gott sei Dank, denn die Begleitumstände sind schwierig genug. Seit der Operation darf ich wegen des Ödems in meinem Kopf fast nichts trinken. Nur so viel, wie in eine Cola-Dose paßt – und das auf vierundzwanzig Stunden verteilt. Sobald ich daran denke, hängt mir die Zunge zum Hals heraus.

Außerdem entwickelt sich das Tablettenschlucken langsam zum Problem. Mit einem Schluck bekomme ich nichts hinunter. Überdies sind es derart viele Tabletten, daß ich fast den Überblick verliere. Siegfried hat eine prächtige Idee und stellt mir einen regelrechten Stundenplan auf, den es nur noch einzuhalten gilt. Alles praktisch ohne Wasser. Dazu, zur Schonung der vom Cortison geschundenen Magenwände, bekomme ich eine eklige Magnesiummilch verabreicht. Brr!

Die Zähne können durch diese Medikamente ausfallen, sowohl Zahnfleischschwund als auch -wucherungen können auftreten. Aber was soll's? Es gibt Schlimmeres als meine Zipperlein.

Montag, 27. März

Habe einen Gesprächstermin bei Dr. Crower, der in der Onkologie arbeitet und mich auf die Bestrahlungen vorbereiten soll. Ich darf ihm alle Fragen stellen, die mir eingefallen sind. Im großen Lehnstuhl in der Ecke nimmt er sich Zeit für meine Ängste und gibt mir die versprochenen Kopien medizinischer Literatur. Ein junger Arzt aus den Niederlanden, der hier ein Jahr lang Erfahrungen sammeln will. Seine offene Art beeindruckt mich ebenso wie sein Fachwissen. Er schafft es, mir die Angst vor der »kleinen Chemotherapie« zu nehmen.

Um 15.00 Uhr unterschreibe ich, nach einem Gespräch mit Dr. Jones, die Einverständniserklärung zur Bestrahlung meines Kopfes und zur Einnahme von Hydroxyrea, einem Zellsensibilisierungsmittel.

Dienstag, 28. März
Vierzehn Tage nach der großen Operation.

Ich danke Wilson mit einem großen Frühlingsstrauß. Er ist ganz verlegen, freut sich aber mächtig. Drei Minuten dauert das Gespräch mit ihm: Obwohl ich nun in die Bestrahlungsabteilung komme, bleibe ich *seine* Patientin.

Das ist das Allerwichtigste! Zu ihm habe ich schließlich Vertrauen. Professor Wilson ist ein ganz besonderer Mensch.

Wir haben, nach einem scheußlichen Irrlauf durch das Moffitt Hospital, der durch diverse düstere Räume sowie über lange, unheimliche, graue Gänge in einer Art Lastenlift im Bestrahlungskeller endete, einen anderen Eingang entdeckt – links vom Haupteingang eine Tür, danach nur ein paar helle Treppen hinunter. Ein Porträt des Hospital-Namensgebers im Goldrahmen gleich links, Grünpflanzen, den Flur entlang links, und rechter Hand liegt das Wartezimmer für Besucher, linker Hand das für die Bestrahlungskandidaten.

Fotos werden von mir gemacht, wohl so eine Art »vorher« und »nachher«. Siegfried bringt den Fotografen völlig aus der Fassung, als er nach einem weiteren Bild fragt – für uns als Souvenir.

Nebenan wartet Dr. Jones zwecks weiterer Besprechung und Vorbereitung auf uns. Er ist verantwortlich für das hochmoderne Bestrahlungsprogramm der Klinik. Seine Arbeit ist großartig, doch meine Fragen beantwortet er von oben herab. Ich spüre es gleich: Für ihn bin ich ein Fall, jemand, der irrigerweise glaubt, sich noch als Mensch fühlen zu können, und auch noch fordert, als solcher behandelt zu werden – trotz Patientendaseins mit Hirntumor. Für ihn bin ich ausschließlich Patient, zumal ich die Beteiligung am Forschungsprogramm unterschrieben habe. Die University of

San Francisco, Moffitt Hospital, arbeitet an neuartigen Krebsheilungsverfahren für Hirntumor. Und ich gehöre in dieses Programm, habe die Formulare unterschrieben, mein Weg ist vorgezeichnet, inklusive Chemotherapie, die ab morgen zusätzlich zur Bestrahlung beginnt, und einem radioaktiven Implantat, das sieben Tage in meinem Kopf bleiben soll, sofern ich die maximale Bestrahlung von außen in den nächsten fünf oder sechs Wochen gut vertrage – und es sich noch lohnt.

Wiederhole mir dies alles wie ein Papagei. Komme nicht damit zurecht, daß das alles mit mir zu tun haben soll.

Ich spüre, daß ich bei Dr. Jones als aussichtslose Glioblastom-Patientin gelte, sehe sogar irgendwo seinen Standpunkt ein. Sympathischer wird er mir aufgrund dieser Einstufung aber nicht. Möchte wissen, ob es *ihm* so schnurzpiepegal wäre, wie *er* sich nach einer fünf- bis sechswöchigen Bestrahlung seines Gehirns fühlen würde. Vielleicht wünschte auch *er* sich den Luxus des Denkens und freien Entscheidens für *sein* weiteres Leben?

Bei den wenigen, die überleben, geht es aus medizinischer Sicht zunächst nur um die Sicherung der sogenannten »Lebensqualität«. Und deren höchste Stufe heißt: leichte Hausarbeit verrichten, die Glotze mit Fernbedienung lenken und irgendwie den Rest der Jahre verstreichen lassen.

»Das ›Wie‹ dürfte nicht Ihre eigentliche Sorge sein«, sagt Dr. Jones auf mein offenkundiges Entsetzen ob meines zukünftigen »Lebens«. Aber mir geht es nicht um das einfache Überleben. Niemals »just a vegetable«!

Denn genau das wäre ich danach: ein Kohlkopf, ein Gemüse. Dr. Crower, der meine Befürchtungen hinsichtlich meiner intellektuellen Fähigkeiten, das heißt ihres Verlustes, besser versteht, hatte diesen treffenden Ausdruck geprägt.

Er freilich wollte mich vor einem Kohlkopf-Dasein bewahren.

Angst läßt mich nicht zur Ruhe kommen. So ein großer Teil meines Kopfes wird bestrahlt, Zellen werden vernichtet.

Lieber Gott, hilf mir doch!

Zwiespältige Gefühle: Tue ich Dr. Jones eventuell Unrecht? Jedenfalls habe ich Angst bei ihm. Gott sei Dank arbeitet Dr. Crower ebenfalls in der Onkologie, nimmt sich Zeit für mich. Siegfried und ich sind das, bei aller Freundlichkeit und Professionalität hier in San Francisco, gar nicht gewöhnt. Normalerweise läuft alles ruck, zuck über die Bühne.

Aber Dr. Crower beantwortet geduldig alle täglich neu anfallenden Fragen und sagt, früher habe man bei Hirntumoren Ganzkopfbestrahlung angewandt, wobei viele wichtige Zellen in Mitleidenschaft gezogen würden. In Europa geschehe das auch heute noch; doch hier in San Francisco benutze man ein sogenanntes Kreuzverfahren, wobei ausgerechnet werde, wie und wo Strahlenbündel aus verschiedenen Richtungen sich treffen müßten, um das maligne Gewebe optimal zu zerstören und die Schäden im Umfeld möglichst gering zu halten.

Leuchtet mir sehr ein. Beruhigt uns.

Er berichtet sogar, daß es eine neue Studie über Glioblastomfälle mit Riesenzellen gebe, und verspricht mir auch hiervon eine Kopie.

Dann muß Siegfried in den Warteraum zurück, und bei mir beginnt die Prozedur des Kopfvermessens. Viele Leute sind anwesend: Frau Dr. Brownberry, auch Dr. Jones, Assistenten, Bestrahlungsassistenten. Die Prozedur ist quälend. Dieses Nach-unten-gedreht-Sein in einem sterilen, von großen Apparaten und Stahl strotzenden Raum, bäuchlings auf einer kalten Liege ausgestreckt, nicht sehend, was passiert.

Nur die Geräusche leiten mich durch diese Kellerwelt. Doch sie helfen nicht, meine Angst zu besänftigen.

»Nicht bewegen!« Fremde Hände drehen mich hierhin und dorthin. Fremde Hände auf meinem armen Kopf.

Jetzt erst wird mir richtig bewußt, daß in meinem Hirn noch immer Riesenzellen nisten, verteufelt aggressive Riesenzellen, die mich dazu verdammen, auf dem Bauch zu liegen, blind wie ein Maulwurf, betastet, gedreht und gewendet, mit ungeheurer Angst im Bauch vor dem Unbekannten, das auf mich zukommt.

Und kein Siegfried ist in diesen zur radioaktiven Bestrahlung vorgesehenen Räumen, um mit seinem schwarzen Humor die Angst auf Null zu reduzieren und mich darüber sogar lachen zu machen.

Die Ungewißheit, wie lange ich so liegen bleiben soll, macht mich schier verrückt. All die fremden Stimmen, die mit unverständlichen Ausdrücken um sich werfen.

Alle irgendwann gesehenen grausigen Bilder steigen im Bestrahlungskeller in San Francisco vor meinem inneren Auge auf.

Ich kann mich nicht mehr beherrschen, mein Körper zittert wie Espenlaub, ich glaube, ich weine.

Auf einmal drückt eine warme Hand ganz lieb und aufmunternd meine Rechte, die ich vorschriftsmäßig wie eine Flosse an die Hüfte drücke.

»It's me, Robin, hab keine Angst!« – Frau Dr. Brownberry. Wie gut das tut. Diese eine Berührung beruhigt mich sofort. Dann Dr. Jones: Zwei Hände, die bestimmend den Kopf noch ein wenig anders rücken, checken, ob alle Voraussetzungen gegeben sind, damit die Strahlen in meinem Kopf richtig zusammenlaufen.

Kreuzbestrahlung nennen sie das, und mit harmlosem Licht, glaube ich, werden die Linien markiert, innerhalb derer ich bestrahlt werden soll. Dann spüre ich etwas Kaltes auf meinem Kopf – einen Filzstift, der exakt die Bestrahlungsfelder auf meinem blanken Schädel markiert.

Dr. Jones kontrolliert wieder: Ist mit dem Sehnerv alles okay? Sitzt der Klebestreifen richtig? – Zweifel bringen mich fast um den Verstand. Aber es gibt keine Alternative.

Der Sehnerv liegt ungünstig, fast im Bestrahlungsbereich. Ob er beschädigt wird, kann Dr. Jones nicht sagen. Daß mir die Haare ausfallen werden, weiß ich; vielleicht auch die Augenbrauen.

Der Sehnerv liegt ungünstig …

Wann endlich bin ich nicht mehr diesen drehenden und wendenden Händen ausgeliefert? Ich wage nicht, den Kopf auch nur millimeterweise zu bewegen.

Der Sehnerv! Das Corpus callosum …

Wilde Gedanken jagen durch den Kopf.

Mittwoch, 29. März

Erster Bestrahlungstag. – Um neun Uhr stehe ich auf. Zunächst zu Dr. Crower: Beginn der Chemotherapie in einer sehr milden Form. Um drei Uhr nachmittags ist die erste Bestrahlung angesetzt.

Wir haben Chemotabletten geholt, sehen harmlos aus, längliche rote Pillen. Gehen zu Dr. Crower, stellen noch einige Fragen.

Dann nimmt mein Dasein als Versuchspatientin seinen Lauf.

Habe mir wieder eine Entscheidung abgerungen.

15.00 Uhr: Henry, der Bestrahlungstechniker, übernimmt das Kommando, und die erste Ladung prallt auf meinen Schädel. Ich höre, wie das Gerät sich über mir bewegt. Allmächtig.

Spreche während der Bestrahlung zu den Krebszellen: »Ich habe keine Angst vor euch, merkt ihr's? Ihr müßt Angst vor mir haben! Los, gebt auf, ich bin stärker. Ihr bekommt keine Chance zu wachsen. Ihr nicht!«

Stelle mir eine dunkle Masse im Kopf vor, eine Art dunkle Wand, die mein Leben blockieren will. – Gletscher, Krater, pechschwarz. Gegen die kämpfe ich an. Von Tag zu Tag lasse ich mir wüste Beschimpfungen einfallen und baue die Mauer Stück für Stück ab.

Fast ist die Bestrahlung zu schnell vorbei; ich hatte noch eine Menge Flüche auf Lager.

Vorbei – drei Tränchen rinnen. Ist es die Erleichterung, von der Strahlenbombe erlöst zu sein? Oder die Angst? Blanke Angst? Nein!

Henry wiegt mich noch gewissenhaft. Ich wische mir die Tränen ab.

Ich weiß nicht, wie ich alles ohne Siegfried schaffen würde. Es wäre unmöglich. Kaum bin ich draußen, sehe ich sein vertrautes Gesicht – er liest. Wie immer schildere ich ihm, wie es gelaufen ist. Wie immer findet er genau die richtigen Worte, mich aufzumuntern, mir Mut zuzusprechen.

Rein ins Auto, frische Luft. Wir fahren ins Hotel, besuchen später den Japanischen Teegarten in Golden Gate, bewundern die Mandelbaumblüte, grotesk getupfte Zierfische im Teich und den Blütenduft in der Luft. Wir sitzen auf einer einfachen langen Holzbank, trinken Jasmintee und essen Cookies.

Im Hotel wartet die Kopie der von Dr. Crower erwähnten

Studie auf mich. Es handelt sich um eine Arbeit über siebzehn Fälle mit Riesenzell-Glioblastomen. Ich überfliege die Seiten:

»Seit 1980 siebzehn vergleichbare Glioblastomfälle. Unterschiede zwischen Chemotherapie und Implantat nicht so beträchtlich.« Keine bahnbrechenden neuen Erkenntnisse, keine langjährig Überlebenden.

Einmal mehr wird mir bewußt, wie bösartig das Glioblastom ist, egal, ob riesenzellig oder multiforme. Und es lauert darauf, sich ausgerechnet in meinem Kopf auszubreiten.

»Durchschnittsalter: 45 Jahre.«

Himmel! Diagnose Glioblastom multiforme mit vielen Riesenzellen, *»histologisch relativ unerforscht«*. Sehen böse aus, mit vielen Kernen, teilen sich anscheinend nicht.

»Kaum Forschung, da so selten.«

Riesenzellen – immer wieder stoße ich auf diese besondere Art des Glioblastoms. Und oft verbunden mit günstigeren Prognosen. Bereits in einem zweiten histologischen Bericht aus Berlin fand ich diesen Hoffnungsschimmer: *»Wie Bericht 1: maligner Tumor, in erster Linie riesenzelliges Glioblastom Grad IV nach WHO.*

Die riesenzellige Variante des Glioblastoms soll weniger maligne sein als die typischen Glioblastome. Zum Teil liegen ungewöhnliche Krankheitsverläufe vor mit Rezidiven, zum Teil erst Jahre nach der Operation; zum Teil können auch mehrere Rezidivoperationen überlebt werden.«

Als wir später Wilson darauf ansprechen, sagt er, diese Unterscheidung gäbe es in Amerika nicht mehr: Ein Glioblastom sei für die Mediziner immer ein Glioblastom multiforme, egal, ob Riesenzellen mit vorhanden wären oder nicht; und ein Glioblastom multiforme sei der aggressivste Tumor…

Zweite Dosis Chemotherapie am kommenden Tag.

Eine halbe Stunde Spaziergang am Pazifik. Unbekannte lustige Vögel mit langen Beinen stolzieren herum, und immer wenn das Wasser kommt, rasen sie gemeinsam Richtung Strand – niedlich.

Der Himmel grau verhangen. Durchatmen tut gut.

Ich werde gesund!

Warum habe ich trotz vernichtender Diagnose und Prognose keine Angst?

Warum bin ich so zum Kotzen zufrieden, erlebe alles so tausend Prozent bewußt?

Der Alltag nimmt seinen Lauf. Morgens um acht Uhr finden wir uns regelmäßig bei Henry im Bestrahlungskeller ein. Danach ein kleiner Ausflug in die Nähe, zum Beispiel zu Nordström, dem lang gesuchten Einkaufscenter. Wie im Film: alles überdacht, Marmorstraßen, Lichter, Markengeschäfte. Es wächst mir schnell über den Kopf. Das Angebot erschlägt einen – und irgendwie brauche ich gar nichts.

Noble Markenboutiquen in vollendeter, fast erdrückend luxuriöser Atmosphäre.

Wir essen mexikanisch in der Fast-food-Ecke und kaufen eine Riesenbaskenmütze; schwarzsamtenes Monstrum, schrillgrün gepunktet. Doch keiner dreht sich um. Die Anstaltsmütze landet endgültig im Müll. Mein Outfit nun: Matrosenlook, man muß sich ja etwas einfallen lassen …

Die Chemotabletten machen mich müde, und ein bißchen übel ist mir auch. Mein Abenteuerdrang läßt in dieser Woche merklich nach.

Aber wie immer läßt Siegfried mich nicht in düstere Gedanken versinken. Immer wieder fällt ihm etwas ein, was man unternehmen könnte – egal, in welchem Zustand ich mich befinde. Und all die langen Abende, die wir mit Gesprächen verbringen, obwohl wir uns, aller Verwandtschaft zum Trotz, so lange fremd geblieben waren.

Siegfried mit seinem fast enzyklopädischen Wissen – philosophierend über Gott und die Welt. Sprechen über englische Romantik, die Präraffaeliten, die Hintergründe, vor denen der Jugendstil entstand, Utopien, ihre Gründer, ihre Verfechter, Pädagogik, soziologische Theorien – eben über alles, was uns in den Sinn kommt. Themen, die dazu dienen, der kaum zu bewältigenden Wirklichkeit für Stunden zu entfliehen. Und Siegfried schafft es in seiner ruhigen Art, mich davon zu überzeugen, daß das, was ich tue, richtig ist. Sinnvoll. Nicht ohne Zukunft.

An manchen Abenden regnet es in Strömen, die Leuchtreklame über dem Stanyan Hotel glitzert, zwischen uns eine Riesenpizza. Und die Gespräche, die es mir ermöglichen, meinen Geist als lebendig zu empfinden. Totgesagt, aber noch nicht abgestorben.

Wäre Siegfried nicht, hätte ich sicher längst aufgegeben und wäre an meiner eigenen Verzweiflung erstickt. Siegfrieds Geduld mit mir ist grenzenlos. Mir ist nicht bewußt, was ich ihm zumute. Was die Krankheit betrifft, so wird jede Entscheidung von uns beiden sachlich diskutiert. Wir versuchen, die anstehenden Entscheidungen zu fällen und die einmal gefällten Entscheidungen zu rechtfertigen. Mit dieser Art, die Wirklichkeit zu bewältigen, Krankheit als Teil des Lebens zu begreifen und nicht als irrelevanten Faktor fortzuschieben, schaffen wir es.

Gespräche am Rande des Seins, geführt in einem kleinen Hotelzimmer in San Francisco.

Bald wird Siegfried nach Deutschland zurückfliegen; die »Ferien« sind vorüber. Ulla wird ihn ablösen. Ulla, meine lebenslustige, temperamentvolle Schwester. Esprit, Sommersprossen, rote Haare, immer bereit, das Leben zu genießen.

Ulla und Siegfried – zwei Menschen, die mir gemeinsam über diese Wochen hinweghelfen, die mir geben, was ich zur Zeit nicht aus mir schöpfen kann.

Jeder auf seine Art und jeder unentbehrlich.

20

Samstag, 2. April

Wir wollen Ulla am Flughafen abholen. Der fliegende Wechsel in der Familie verläuft nahtlos, keiner läßt mich merken, wie schwierig es für alle Beteiligten in dieser Ausnahmesituation ist, Normalität zu schaffen. Ulla trennt sich von den Kindern, Mutti wird ihnen den Haushalt führen, Karl-Heinz, mein zweiter Schwager, wird die Blumen in Muttis Wohnung gießen, solange sie bei Siegfried und den Kindern ist …

Wir haben das Auto eine halbe Stunde auf dem leeren McDonald's-Parkplatz gegenüber dem Hotel stehen lassen. Als wir herunterkommen, sehen wir, daß es ein Abschleppwagen gerade an den Haken genommen hat.

Das hat uns noch gefehlt. Die Zeit ist knapp.

Der Mann vom Abschleppdienst läßt sich nicht davon beeindrucken, daß wir noch rechtzeitig zum Flughafen kommen wollen. Alle unsere Überredungskünste fruchten nichts. In meiner Verzweiflung fällt mir nur noch eine Lösung ein, um ihm die Dringlichkeit unserer Abfahrt glaubhaft zu machen: Ich ziehe mein Mützchen herunter, woraufhin er wohl leichtes Mitleid bekommt. Oder einen Schock. Wir einigen uns auf fünfzig Dollar statt der barsch geforderten hundertachtzig. Rechtzeitig sind wir am Flughafen.

Ulla kommt.

Schlaglichter im Kopf: Ulla in dünner schwarzer Hose mit kleinen weißen Pünktchen, rote Zehennägel, Sandalen, Lippenstift, hundert Sommersprossen im sonnengebräunten Gesicht. Und die blauen Augen blitzen mir unternehmungslustig entgegen, scheinen mir zuzuzwinkern.

Nur einen Tag haben wir zu dritt in San Francisco. Wir zeigen Ulla Fisherman's Wharf und ein bißchen von der Stadt, den Strand. Fast alles per Auto – und versuchen, so normal wie möglich zu sein. Ab morgen wird alles anders, für jeden von uns.

Sonntag, 3. April

Strahlender Sonnenschein. Die Golden Gate glänzt im Gegenlicht. Wir fahren gemeinsam zum Flughafen, umarmen uns, und bevor ich mich versehe, ist Siegfried fort. Bedrückt stehen Ulla und ich in der Wartehalle des Flughafens, allein im fremden Land. Siegfried fehlt uns. Bestimmt hat Ulla Angst: Seit Jahren kein Englisch gesprochen, noch nie einen Automatikwagen gefahren, noch nie so lange Zeit von den Kindern getrennt gewesen, noch nie, noch nie …

Aber: *Wir schaffen das schon.* Schließlich bin nicht ich allein in der Familie mit diesem Slogan aufgewachsen. Tapfer trotten wir nebeneinander zum Autochen.

Das Abenteuer kann beginnen.

Es ist spät geworden, und der Wochenendverkehr überrollt schon mittags die Stadt. Ideale Bedingungen für unser Unternehmen: erste Fahrstunde im Automatikwagen.

Drei Runden drehen wir auf dem Parkplatz. Keine Sekunde denke ich an meine Bestrahlung, an die hinterlistige Krankheit; hier geht es ums nackte Überleben – hier und jetzt, nicht in ein paar Wochen! Die Bremse, Ulla. Gas!

Nein, keine Kupplung! Bremsen! Aber Ulla hat schon immer schnell begriffen, und unter meinen innigsten Stoßgebeten zögert sie nicht länger und wagt sich ins Gewühl.

Um es kurz zu machen: Wir kommen heil an und ohne Unfall. Ulla parkt, steigt aus, leicht blaß unter den Sommersprossen. Und ich beginne schallend zu lachen, verbiete ihr, das Hotel zu betreten: Vor lauter Angst hat sie so geschwitzt, daß ihre schöne Georgettehose vom Po bis zu den Kniekehlen patschnaß ist. Die müssen wir erst »trockenlaufen«. Man will sich ja schließlich nicht blamieren.

Das Leben verändert sich in San Francisco. Mir geht es besser, das Programm steht fest, große Entscheidungen liegen für etwa vier Wochen auf Eis. Die wenigen Meter um den Block erscheinen mir nicht mehr wie Kilometer, und außer dem Mut, Mini-Chemotherapie und Bestrahlung durchzuhalten, bleibt nicht viel an Herausforderung. Reine Routine, fast langweilig.

Ulla nimmt unser Leben in die Hand. Schnell findet sie schöne Restaurants, und wir stoßen auf unsere gemeinsame Lieblingsspeise: Austern. Täglich konnten wir sie hier in San Francisco schlürfen. Oder ein wenig Abwechslung beim »Chinesen« in der Haight Street, bei Koreanern nahe der Klinik oder im Japan-Viertel. Am Wochenende erkunden wir Little Italy.

Langeweile kommt mit Ulla nicht auf.

Kaum haben wir morgens meine Bestrahlung hinter uns gebracht, steigen wir ins Auto und schauen uns etwas an. Zuerst den 49-Miles-Drive in San Francisco, mit Twin Peek, Lombard Street, der kurvenreichsten Straße der Welt, der alten Mission St. Francis und ihrem verwunschenen Friedhof: verstorben, aber nicht vergessen. Der Grabstein eines jungen Mädchens stimmt mich nachdenklich und traurig.

Wer will schon vergessen werden? Und wer wird wirklich nicht vergessen?

Ein Satz von Hermann Hesse fällt mir ein: *»Es gibt keinen Menschen, mit dem man nicht leben kann, und keinen Menschen, ohne den man nicht leben kann.«*

Eben!

»Ist was, Schätzchen?« Ulla reißt mich aus meinen Gedanken. – Wieder und wieder rüttelt sie mich in den nächsten Wochen auf, und das, obwohl sie selbst eigentlich kein Krankenhaus von innen sehen kann, extrem empfindlich bei dem Gedanken an Krankheit und Tod ist, seit unsere älteste Schwester Margret vor neun Jahren an Krebs starb.

Ich habe nicht geglaubt, daß Ulla wirklich mitkommt in den Strahlenkeller. Aber ohne ein Wort, mit ihrem üblichen Frohsinn, zumindest nach außen, ist sie da: Der Termin liegt täglich zwischen acht und neun.

Meine Leidensgenossen sind zwei ältere Damen. Ich weiß nicht mehr, an welchem Krebs sie litten, nur noch, daß sie sich vor der Bestrahlung jeweils umzogen und dann im San-Francisco-Einheitsmorgenmantel erschienen. Sie kamen und verließen das Krankenhaus wieder gemeinsam. Nie ließen sie den Kopf hängen, und oft unterhielten sie sich während der kurzen Wartezeit im Gemeinschaftsraum über ihre Freundinnen, einen Film, eine Fernsehsendung.

Dann die Großmutter: Die alte Dame ist über achtzig, und täglich fährt ihre Tochter sie über die Oakland Bridge zur Bestrahlung. Das heißt für sie, um sechs Uhr aufzustehen, den sieben Monate alten Kevin mit Mini-Rucksack ins Auto zu laden, denn mit drei Personen darf man die Schnellspur benutzen. Also muß der Kleine mit. – Kevin wird Ullas ganz spezieller Freund, und immer wenn »Dr. Michaelis, please« zum Bestrahlen trottet, spielt Ulla mit dem Kleinen.

Mrs. C. hat Brustkrebs – schon zum zweitenmal. Eine wunderbare Ruhe und Fröhlichkeit geht von ihr aus, und bald kommt sie mit Ulla ins Gespräch. Sie ist die Frau des Schauspielers C., oft auf Reisen – und bald wollen sie zusammen nach Europa. Danach.

Sie erzählt von einem Zen-Zentrum in der Nähe von San Francisco. Dort hat sie vor zehn Jahren geheiratet. Sie beschreibt uns den Weg.

Am Sonntag fahren wir hin.

Sonntag, 10. April

Ein strahlend schöner Morgen erwartet uns. Sonntag – Ruhetag. Wir brechen auf, um das Zen-Zentrum zu besuchen. Ulla findet mühelos den Weg. Mrs. C. hatte uns erklärt, wo wir abbiegen müssen.

Eine Allee mit großen alten Eukalyptusbäumen, ein kleiner Weg, die Einfahrt. Keine Schilder, keine schreierische Werbung. Der schmale Weg führt in ein Tal. Rechter Hand ein Holzgebäude, in dem ab und zu junge Leute verschwinden. Alle grüßen freundlich. Drinnen einfache Einrichtung in Holz. Die Bewohner sind wohl alle bei einer Zeremonie. Wir wollen nicht stören, durchstreifen den Garten. Überall gepflegte Bäume, Obstanbau, Blumen.

Wir sitzen auf einem Holzstumpf und lassen die Stille auf uns wirken.

Ein kleiner Bach schlängelt sich durch das Gelände, hier und da huscht eine einfach gekleidete Gestalt des Weges. Wir trauen uns nicht, die Leute anzusprechen, die das Zen-Zentrum verlassen. Nehmen aber die Ruhe mit.

Sehe Ulla im Sonnenlicht auf dem Baumstumpf neben mir sitzen. Ulla, die uns in dieser Zeit über Wasser hält. Und die nicht zeigt, wie schwer es ihr fällt.

Später fahren wir die Serpentinenstraße am Strand entlang. Atemberaubend schöne Landschaft.

Danke für den schönen Sonntag, Ullala.

21

Montag, 11. April

Wieder ist die Strahlenbombe angesagt. Im Bestrahlungsraum tauche ich ab, schaffe mir meine eigene innere Bilderwelt im Kampf gegen den Krebs:

Weißbehelmte Armeen ziehen täglich mit mir in den Kampf, steigen in ihre Raumkapseln und schießen so durch meine Blutbahnen – weiße Blutkörperchen auf der Suche nach den bösen schwarzen Mächten, die es zu zerstören gilt. Wenn sie in unserer Raumfähre am »Tatort« angekommen sind, müssen sie das gesamte Gebiet überhitzen, mit modernster Technik ausbrennen. Meine Form der Hyperthermie, zur Zeit laut Literatur und Dr. Wilson der hoffnungsstärkste Weg zur Krebsvernichtung.

Dann, während die Strahlenbombe um meinen Kopf kreist, stelle ich Bergarbeiterbrigaden an, welche die schwarze, harte Wand des Tumors mit Hacken bearbeiten und Wege anlegen, den »Schutt« – Strahlenballast und abgestorbene Zellen – zu beseitigen.

Manchmal habe ich einen High-Tech-Tag und statte alle meine in weiße Astronautenanzüge gesteckten, mit großen runden Helmen versehenen Körperpolizisten, meine »Rundhelme«, mit Laser aus. So bewaffnet, gehen sie auf Jagd. Eine ganze Welt entsteht in meinem Kopf, bestückt mit Lageplan, geographisch und geologisch perfekt gefertigter Kartographie, und wenn ich so richtig in Stimmung bin, spüle ich das Loch der Wunde, diesen Krater, in dem einmal der Tumor gesessen hat, mit Salzsäure aus.

Meist reicht die Zeit der Bestrahlung gar nicht aus, um meinen Feinden alles ausgiebig zukommen zu lassen. Fast bin ich deprimiert und hoffe im Innersten, daß die Zeit für alle meine Verwünschungen ausgereicht hat. Schließlich muß ich ihm, meinem Tumor – wir sind schon sehr vertraut miteinander –, klarmachen, daß er sich nicht wie eine Krake in meinem Hirn ausbreiten kann, sich festfressen und einsaugen und so mir nichts, dir nichts mein Leben zerstören kann. Meine Flüche nehmen phantastische Formen an; nur der Gedanke an die knappe Zeit bremst die wilden Verwünschungen.

Nach ein paar Tagen habe ich Routine entwickelt: hinlegen, sich innerlich auf »das Biest« einstellen, beschimpfen, schwarz, bitterböse – alle Wut auf den Tumor ausleeren. Dann übergehen zu »konstruktiver« Arbeit: Tag für Tag Kontrollfahrten durch meinen Körper, aktives »Abtragen« des Tumors, »Müllbeseitigung«, Reinigung. Oft lasse ich als nostalgischen Höhepunkt noch einen Trupp Reiter auf stolzen Schimmeln am Tatort zurück, die darüber wachen, daß die Arbeiten ordentlich ausgeführt werden.

Diese täglichen Spielchen haben alle ein wiederkehrendes Grundmuster: schwarz und weiß, gut und böse. Kindlich klar sind Farben und Formen, weiß und rund gleich gut, schwarz und eckig gleich böse und gefährlich. Innerhalb dieses Grundmusters variiere ich meine Schlachten im Kampf gegen das übermächtige Glioblastom.

Wenn der tägliche Kampf unter der Bestrahlungsbombe ausgefochten ist, beginnt der eigentliche Tag. Erst im nachhinein merke ich, wie wichtig diese Einstellung war. Nie lasse ich meine Krankheit zum eigentlichen Leben werden.

Mein Leben soll einen anderen Inhalt haben.

Leben – ein großes Wort.

Meist fahren Ulla und ich direkt nach der Bestrahlung die Union Street hinunter zum Meer, gehen ein paar Schritte am Strand entlang. Wenn es warm ist, wagen wir uns mit den Füßen ins Wasser.

Oft sitzen wir einfach nebeneinander auf einem angeschwemmten Holzstück und lassen uns die Sonne auf die Nase scheinen.

Tag für Tag starre ich angestrengt aufs Meer und bin erst beruhigt, wenn ich ein Schiff sehe – ein Lebensschiff am Horizont. Symbole, gespenstisch, aber mich beruhigt dieses heimliche Ausschau-halten nach Rettung. Wie die verschleppten Prinzessinnen der Gudrunsage ihre Blicke Jahr um Jahr auf den Horizont richteten und auf den Liebsten hofften. Und die Treue wurde meist damit belohnt, daß der Liebste sie erlöste, einem glücklichen Leben entgegenführte, fort von allem Bösen. Gudrun und Herwig von Seeland, Hildburg und Hartmut von Ormanie.

Frei, nicht krank sein, reisen, *leben* – Lebensschiff.

Fairerweise muß ich zugeben, daß ich bei meinem Ausschau-Spielchen kein allzu großes Risiko einging, da mein Blick auf die Zufahrt zur Golden Gate Bridge gerichtet war.

Dennoch: Einmal in dieser Zeit packt mich Todesangst, pure, alles verschlingende Angst. Angst ist blank, kalt, schneidend. Ein graues Netz wirft sich über mein Herz, über mein Ich, und ohne daß ich das Spinngewebe bemerke, zieht es die Schlinge enger, die Falle schnappt zu, drosselt mich, würgt mich. Ich will nicht, bin erstarrt vor Angst, das Meer vor mir versinkt, kommt näher. Ich will nicht, die Angst wird unwirklich, überrollt jede Wahrnehmung – ich will nicht, nein! – Angst, jener Hauch kalten Grauens, der mich von einer Sekunde auf die andere allzu freundlich umarmte, eisig, todbringend, lähmend. Nackte Angst, ja, ich fühle mich nackt, ausgeliefert, nackt vor einem Fremden. Welches Recht hat dieser Fremde auf mich? Bin ich seine Braut? *Ich will nicht!* Doch schon spüre ich seinen stählernen Willen – ein ungeliebter Bräutigam, der mich umfangen hält. Ich werde ihm auf die Füße treten, ihm den Kuß verweigern. *Laß mich los, gib mich frei, frei, frei.* Da zerreißt das Spinnennetz mit kristallenem Ton, ganz zart, ganz leise in mir drin. Die Angst ist fort, ich atme, das Meer ist wieder da, ich rieche es, atme es, möchte die Elemente umarmen.

Es ist furchtbar still in mir, und ich wage kaum, Luft zu holen. Wie ein winziges Pflänzchen, das sich ängstigt, die erste Blüte zu öffnen und dem Leben entgegenzustrecken. Die zarten, zaghaften weißen Schneeglöckchen aus Dr. von Brücks Garten. Tapfer unter dem Schnee hervor lugen ihre Köpfchen, obwohl die Welt rundum noch in Eis erstarrt ist.

Ich drücke Ullas Hand ganz fest, sie sitzt eng neben mir. Die Todesangst ist gebannt, für immer. Und seit diesem Moment weiß ich, daß ich den Tod nicht fürchten muß. Er ist der Beginn allen Seins, aus ihm werden wir geboren, wir alle sterben, aber die Kreatur lebt fort.

Fühle mich *anomal*, denn ich empfinde keine Angst. Oder unterdrücke ich sie nur meisterhaft? Ich bin doch gerade jetzt ehrlich zu mir selbst, denke ich. – Nein, ich spüre die Krake nicht.

Angst vor dem Tod, Angst vor Schmerzen, Angst vor der Krankheit bleiben mir fortan Fremde.

Existent dagegen blieb zeitweise die Furcht vor konkreten Bedrohungen: Furcht vor Zerstörung der intellektuellen Fähigkeiten.

Wie soll das Leben weitergehen ohne Lesen, ohne Schreiben? – Keine Eitelkeit, keine Nabelschau. Es geht um meine nackte Existenz. Ich bin neunundzwanzig und Journalistin. Mehr habe ich nicht. Weder den reichen Erbonkel noch den Sechser im Lotto.

Alle nennen mich tapfer. Kann mich damit nicht identifizieren. Bin befangen wie nach unverdientem Lob. Denn tief im Innern bin ich überzeugt von der Notwendigkeit meiner Entscheidungen.

»Ist alles in Ordnung, Schätzchen?« fragt Ulla. Und das Leben nimmt seinen Lauf.

22

Die Schneeglöckchen aus Dr. von Brücks Garten sind freilich bald vergessen, denn während ich in der zweiten Woche nach Bestrahlungsbeginn noch triumphierte, daß meine Haare gar nicht ausfielen wie bei allen anderen, hatten sie es sich anders überlegt: lange rote Haare überall, im Kamm, auf dem Bett, dem Sofa, an jeder Sessellehne. Entsetzlich.

Kenne ich bislang nur Angst, Schmerzen und Übelkeit, lerne ich nun das schiere Entsetzen kennen: Machtlos muß ich in diesen Wochen zusehen, wie ich im Laufe der Cortisonbehandlung zum unförmigen Klumpen anschwelle, von achtzig auf hundertzwanzig Pfund. Die Hälfte meines Körpergewichts habe ich zugelegt, bin so unförmig, daß man mich schwerlich mit einem menschlichen Wesen vergleichen kann; eher fühle ich mich wie ein Roboter. Diese Fleischmaschine hat nichts mehr mit mir zu tun. Gleichzeitig wohne ich aber in diesem Fleischkoloß. Also ist dies jetzt *mein Ich*?

Bin völlig verzweifelt, weil ich mich nicht wiederfinde. Ich will diese Veränderung einfach nicht wahrhaben, erkenne mein Gesicht nicht wieder und wundere mich darüber, daß ich mich als Daniela empfinde. Es ist brutal, wenn diese Empfindungen nicht mehr zusammenpassen. Ich verstehe nicht, was los ist. Warum ist es so grauenhaft, sich von dem

Bild, das man von sich hat, zu entfernen? Warum habe ich nicht mehr das Gefühl, ich selbst zu sein, sondern zwei fremde Wesen?

Mein Cortisonkörper stößt mich ab. Ich finde mich selbst abstoßend. Ich bin abstoßend.

Und die Haare fallen aus. Büschelweise.

Schock! Zuerst hoffe ich noch, daß es nun, am Ende der zweiten Bestrahlungswoche, nicht mehr so schlimm wird, denke, das Schlimmste wird vorüber sein. Und wenn nur ein paar ausfallen, gibt es eine Lösung. Täglich stehe ich beim Bürsten der langen Strähnen vor dem Spiegel und verwahre sorgsam die ausgefallenen Haare in einer Schublade.

Täglich nimmt das Büschel zu und meine Hoffnung ab.

Es ist ein Trauerspiel. Diese bizarre, perverse Atmosphäre bringt mich fast um.

Versuche mir einzureden, wie unwichtig Haare sind. Was sind schon Haare – wachsen wieder nach, Daniela!

Oder auch nicht, sagt mein hämisches, negatives Ich.

Oder werden blond oder grün, mischt sich mein spöttisches Ego ein; soll wirklich manchmal vorkommen.

Aber aller Galgenhumor hilft mir im Augenblick nicht. Wenn ich die Hände voller Haare habe, fließen die Tränen über die fetten Backen, und das Häuflein Elend, das ich bin, fragt sich: Warum das alles eigentlich? Warum kämpfe ich?

Täglich ist die Ausbeute des morgendlichen Bürstens größer. Langsam könnte ich mir eher einen Zopf aus den Schubladen-Haaren flechten als aus den anderen. Jammere vor mich hin.

Dann reicht es Ulla. Es ist ja auch nicht mit anzusehen. Wir suchen den schrillsten Friseur der Haight Street auf. Ulla darf zuerst, sie hat immer kurze Haare, also kein Problem. Ich bin dran! Die weißblonde Kleine mit dem Mecki führt mir vor, wie sie sich manchmal eine wallende Lockenpracht zulegt, wenn sie ausgeht, und die kugelrunde, witzige, kunterbunt gestylte Brenda macht sich an meinem Kopf zu schaffen. Mein langer Zopf fällt der Schere zum Opfer, es bleiben Fransen à la Liza Minnelli. Nur daß die kein Schweinsgesicht hat. Die Baskenmütze auf, Fransen ins Gesicht gezupft, und unter den lauten Ermutigungen aller traue ich mich auf die Straße.

Seltsam leicht ist mir zumute: Der Alptraum des Haarezählens entfällt. Ritsche, ratsche, Max und Moritz! Abends traue ich mich sogar unter Leute. Ulla redet mir gut zu, meint, ich sähe süß aus. – Vielleicht von hinten.

Na ja, es hilft alles nichts. Wir treffen uns mit Udo und Henry. Udo ist Deutscher, der als Lehrer in San Francisco lebt, und Henry ist mein Bestrahler. Ein angehender Arzt gesellt sich dazu; er fragt Ulla in meiner Abwesenheit, ob ich wirklich ein Glioblastom hätte – und kann's nicht fassen. Und so endet der Tag besser als befürchtet.

Ullas Mut wirkt ansteckend. Manchmal frage ich mich, wie lange sie es schafft, all die Energie für uns beide aufzubringen. Es vergeht kein Tag, an dem wir nicht unseren Spaß haben, lachen, fröhlich sind. Wir machen einfach das Beste aus der Situation, Trübsal blasen lohnt sich nicht. Ulla spricht tapfer von ihren »Ferien« – tapfer: Sie kann ausschlafen, zum erstenmal ist sie ohne Kinder und Familie. Täglich rufen wir zu Hause an, Ulla macht sich Sorgen um die Kinder: Sabine studiert in Siegen, Alexander ist gerade erst zwölf und hängt so an Ulla, Julia ist elf. Sie alle sowie Mutti und Siegfried warten täglich unruhig, bis sie Nachricht von uns haben.

Aber im Moment kann ich keine gute Nachricht geben. Vertrage die Chemotherapie, die ich seit der ersten Bestrahlung jeden zweiten Tag bekomme, immer schlechter. Und die Cortisone lassen mich fast täglich dicker werden. Mist! Habe immer solchen Hunger davon. Muß laut Arzt viel essen, damit die Chemotherapie den Magen nicht noch mehr angreift. Andererseits darf ich aber immer noch kaum etwas trinken, damit das Ödem im Kopf keine Nahrung bekommt. Das läßt einem jeden Bissen im Halse stecken.

Brechreiz quält mich, ich würge den ganzen Tag, erkenne mein Spiegelbild nicht wieder, suche etwas Vertrautes in meinem Gesicht. Aber außer den Augen voller Angst finde ich nichts.

Immer runder, immer fremder werde ich mir. Ulla nennt mich *Little Buddha*; mein Bauch kann mit dem seinen locker konkurrieren. Aber ich bin es nicht, will nicht *Little Buddha* sein.

Will vielmehr als strahlende Siegerin aus dem Kampf hervorgehen. Sankt Michael kämpft wie Sankt Georg mit dem Drachen – Tag für Tag in der Hölle. Siegfried und der Lindwurm der Nibelungensage.

Ich finde mich nicht mehr. Eine Einheit ist in mir zersprungen, eine Einheit, mit der jeder Mensch wohl unbewußt lebt – seine Wesenseinheit, seine Identität. Sie bricht zusammen. Zum Vorschein kommt das rohe Fleisch. Edvard Munchs *Schrei* statt seiner *Madonna*. Ob das Puzzle von Mensch, Kreatur, Seele jemals wieder zusammenzufügen ist? Mein Gott, ich bezweifle es. Bin down. Totales psychisches Down wegen so einer Mistkrankheit, so einer unheimlichen, bösartigen Krake, die mich nicht auf einmal verschlingt wie jede anständige Riesenanakonda, sondern stückchenweise. Aussehen, Haare – komme mit dem Ekel nicht mehr klar. Fühle mich als Belastung für jeden. Wie erträgt Ulla mich nur? Wie hat Siegfried es gepackt?

Bin eine eklige Qualle, die keiner anfassen will.

23

Der Höhepunkt ist erreicht! – An einem dieser Tage rufe ich in der Redaktion an; es tut so gut, mit normalen Menschen zu reden, besonders wenn sie einen nicht sehen können, und höre von Frau Brummerloh nur ein erstauntes: »Oh, ist der Kollege denn noch nicht da? Mathias Muth ist seit zwei Tagen in San Francisco.«

In San Francisco! Und mir hatte er am Telefon erzählt, er sei irgendwo in Phoenix, Arizona.

Mein Fell ist ohnehin so dünn: Fühle mich endgültig aus der menschlichen Gemeinschaft ausgestoßen. Meine Phantasie geht mit mir durch, wird unlogisch, ungerecht: Seit Jahren haben wir zusammengearbeitet. Aber wenn ich krank bin, wird noch nicht mal mit offenen Karten gespielt, und ich bekomme keinen Anruf, nichts. Ab auf die Leprainsel, du Monster!

Die Kollegen in Berlin verstehen nicht, daß er sich nicht gemeldet hat. Ich verstehe es nur zu gut. Wer will mich noch sehen? Was kann ich den Gesunden da draußen schon bedeuten?

Breche völlig zusammen. Heule in einem fort, kann ausnahmsweise nachts nicht schlafen. Wie könnt ihr mich so schnell abschieben? Ich verfluche die Krankheit und meine Blödheit.

Vor ein paar Wochen war ich noch ein ganz normales Wesen, hatte Erfolg, eine Arbeit, die ich über alles liebte; heute bin ich ein bemitleidenswertes, fettes Etwas, übergangen von den Gesunden. Dabei standen damals alle zu mir.

Erst Jahre später begreife ich, daß die anderen einfach Angst hatten, nicht wußten, wie man sich mit mir unterhalten, mit mir umgehen sollte. Am Telefon ist alles viel unkomplizierter.

Spreche später mit Martina Conradt am Telefon, heule wie ein Schloßhund, weil der Kollege mich nicht sofort besucht hat. Fühle mich wirklich verstoßen, ausgestoßen. Eben war alles noch ganz normal, jetzt nimmt man Rücksicht auf die Kranke, weiß nicht, wie man sie behandeln soll. Ganz normal, bitte! Auch wenn wir anders aussehen. Wir sind doch noch wir selbst – Menschen, ganz normale Menschen. Einziger Unterschied in der Krisenzeit ist unser enorm dünnes Fell.

Martina versteht meine Aufregung nicht, versucht mich zu beruhigen, aber mein Schluchzen hört nicht auf. Eben lag das Leben noch vor mir, die Karriere glänzte am Horizont, das Leben machte Spaß. Verzweiflung überwältigt mich. Ob ich es jemals wieder schaffe, zu diesen Menschen zu gehören? Will ich überhaupt?

Habe Tage später gesehen, wie mein doch noch auftauchender Kollege sich zusammennehmen mußte, um mich in diesem veränderten Menschen wiederzuerkennen. Hat es – im nachhinein betrachtet – gut gespielt und war sogar so mutig, mit Ulla und mir essen zu gehen. Der Abend war dann schön: von zu Hause zu hören, von der Redaktion und von Berlin.

Ulla bekommt mein Tief mit, kein Wunder. Eine ganze Woche lang wälze ich mich in Selbstmitleid und Kummer.

Dann reicht es Ulla. Sie hat mich all die Tage getröstet, beruhigt, mir Mut gemacht. Kurz entschlossen packt sie mich ins Auto und kutschiert mich in der Gegend herum.

Im richtigen Moment wäscht sie mir gehörig den Kopf, setzt alles wieder in die richtigen Relationen.

Und langsam, langsam bekrabbele ich mich wieder.

Täglich unternehmen wir ausgedehntere Fahrten, Spaziergänge, werden wagemutiger, Ulla saust durch die Hügel von San Francisco, daß mir als Beifahrerin angst und bange wird: Hügel rauf, Handbremse rein, Giraffenhals machen, gucken, ob was kommt, dann Automatik, Gas – und rüber. Doppelt so schnell sind wir unten im Tal. Ich bin auf einer dauernden Achterbahn.

Immer setzen wir uns ein Ziel: Noch mal den 49-Miles-Drive, Alcatraz und Sausalito. Bis zur Baker Beach und dem Zen-Zentrum kennen wir mittlerweile jeden Flecken, kennen die Stadt bald besser als die meisten Einheimischen.

An einem Wochenende machen wir uns zu den sagenhaften Muir Woods auf. Fast andächtig wandeln wir durch diese ewigen Wälder. Die Bäume sind Hunderte von Jahren alt – die höchsten, die ich je gesehen habe. Zeit wird bedeutungslos, ein Leben kürzer als ein Atemzug.

Der Rückweg nimmt kein Ende: Irgendwas stimmt mit der Karte nicht. Arme Ulla. Todmüde kehren wir zurück. Es war wunderschön.

Die Spannung läßt in den letzten zwei Wochen nach. Woran wir beide jetzt kranken, ist Heimweh. Ulla vermißt die Familie sehr, und Mutti muß mit siebenundsiebzig Jahren nun schon seit Wochen eine fünfköpfige Familie samt großem Haus versorgen.

Und diese ewigen, lausigen Bestrahlungen. Immer wieder werde ich zwischendurch hysterisch, bilde mir felsenfest ein, daß Henry schludert, nicht zehntelmillimetergenau bestrahlt. Für ihn ist es Routine, die Strahlenbombe auf Menschen zu richten und abzudrücken. Für mich ist es täglich von neuem ein Gefühl, das Gänsehaut heraufbeschwört. Alles, was ich nicht selbst kontrollieren kann, verunsichert mich zutiefst.

In der vorletzten Woche halte ich die Ungewißheit, ob auch wirklich alles okay ist, nicht mehr aus, gehe zu Dr. Brownberry und sage ihr, ich sei nicht sicher, ob die Strahlen noch richtig zielten. Schließlich sind die Markierungen auf meinem blanken Schädel schon zweimal, frei nach Schnauze, wie mir scheint, erneuert worden. Anscheinend läuft aber alles über ein Computerprogramm. Ich weiß es nicht.

Ulla ist mein Mißtrauen furchtbar peinlich. Aber es ist schließlich mein Kopf. Auch wenn ich nicht mehr lange mit ihm zusammensein sollte, darf zumindest kein technischer Fehler daran schuld sein.

24

Der Tag des Heimflugs rückt näher, Geschenke für zu Hause sind gekauft, immer öfter verbringen wir die Nachmittage mit Spaziergängen im Golden Gate Park. Und wenn ich in dieser letzten Zeit in San Francisco müde bin und nachmittags schlafen muß, geht Ulla über die Straße in den Park und schaut den Kindern beim Baseballspiel zu. Die kleinen Kerlchen in den Schuluniformen – mit kurzen Beinen und riesigen Schlägern: Sie kann sich gar nicht satt sehen.

Wir sprechen von zu Hause. Langsam tauche ich wieder auf. Die Frage nach dem weiteren Behandlungskonzept stellt sich.

Wir gehen zu Professor Wilson in die Sprechstunde. Er rät unbedingt zum Implantat, da er nur achtundneunzig Prozent des Tumors entfernen konnte. Erst damit wäre die Behandlung vorerst – auch entsprechend der laufenden Studie – abgeschlossen. Je nach Verlauf anschließend eine einjährige Chemotherapie.

Hier in San Francisco ist allen klar, wie es weitergeht – gar keine Frage: eine Woche in der Klinik, im Keller, einer Art Bunker, um eine Strahlenbombe in mein Hirn implantieren zu lassen, eingesetzt unter *örtlicher* Betäubung. Eine Prozedur, die Stunden dauert! – Implantat. Die ersten Beschreibungen reichen, um in grellsten Farben quälende Bilder von Tierversuchen in mir wachzurufen.

Ulla und ich besuchen den Arzt, Professor Best. Freundlich, ein laut Ulla gutaussehender Mann, der mir nochmals den Eingriff kurz erklärt. Als er uns klarmacht, daß Ulla mich nach der Operation nur mit Strahlenschutzhelm besuchen dürfe, bekomme ich einen Schrecken. Wie schädlich müssen diese Strahlen sein!

Ein Bild in seinem Zimmer flößt mir Angst ein: ein Schwarzweißfoto, vergrößert und gerahmt über seinem Schreibtisch. Es zeigt den Kopf eines Patienten in einem eisernen Fixiergestell, die Schrauben in den Schädelknochen festgezogen. Darüber, mit ausgebreiteten Armen – wie Graf Dracula, so jedenfalls habe ich es in Erinnerung – er, der Herr über Leben und Tod, bei der Arbeit.

Reagiere kindisch: Mir reicht es! Ästhetisch ließ die Fotografie nichts zu wünschen übrig, meine Bewunderung gilt dem Fotografen. Doch mir geht es in diesen Tagen um etwas anderes – nicht mehr nur um diese technische Präzision und das Können und den Fortschritt. Mein Fell ist dünn geworden. Bin verletzlich und durcheinander. Möchte mich ausruhen. Ich suche ein bißchen Wärme und Menschlichkeit – zusätzlich zu aller High-Technology.

Ist das zuviel verlangt?

Als die zuständige OP-Schwester mir unmißverständlich klarmacht, daß dieser Eingriff immer bei vollem Bewußtsein, nur mit Lokalanästhesie, durchgeführt wird, Ausnahme unmöglich, überdies der Arzt mir nicht definitiv sagen könne, welche Hirnzellen durch diesen Eingriff zerstört werden und welche Chancen ich habe, irgendwelche geistigen Fähigkeiten über diese Roßkur zu retten, ist meine Entscheidung gefallen.

Just a vegetable? Ich erinnere mich an Dr. Crowers Informationen. Aber auch an die kühle Art, in der Dr. Jones mich bei meiner Frage nach möglichen Folgeschäden hatte abblitzen lassen: »Das sollte wohl nicht Ihre Sorge sein.«

Nicht meine Sorge.

Was denn?

Pures Überleben zählt für mich nicht. Haushalt im Schongang führen, Fernsehen mit Fernbedienung? Das kann doch nicht alles gewesen sein.

Versteht denn hier niemand, daß es genau das Unbekannte meiner Zukunft ist, das mich so ängstigt?

Dr. Crower, der Onkologe, nimmt sich wieder Zeit für mich. Doch auch er macht mir unmißverständlich klar: Ohne Implantat habe ich keine Chance.

Aber jetzt will ich erst einmal nach Hause.

Noch zwei Tage. Die große Abschlußuntersuchung. Noch einmal Blut abzapfen – meine Arme sehen aus wie die einer Fixerin. Noch einmal alle Tests, Kernspin etc.

Dann Abschlußbesprechung mit Dr. Brownberry. Sie ist sehr froh, strahlt uns an. Der Tumorrest habe auf die Behandlung angesprochen, er sei um die Hälfte verkleinert.

Und wenn wir, wie besprochen, mit der Behandlung fortführen …

Weiter höre ich nicht zu. Ansprechen auf Behandlung. Prozent! – Ich dachte, das Biest sei *fort.* – Fast schreie ich Dr. Brownberry an. Alle Versuche, mich zu beruhigen, sind zwecklos.

Alles war umsonst. Ich will nur noch nach Hause.

Bin ich aus Mitleid belogen worden? Zweifel steigen in mir auf. Ich denke an Stefan Zweigs *Ungeduld des Herzens*:

»Es ist eine verflucht zweischneidige Sache mit dem Mitleid; wer damit nicht umzugehen weiß, soll die Hand davon lassen und vor allem das Herz. Nur im Anfang ist Mitleid – genau wie das Morphium – eine Wohltat für den Kranken,

ein Heilmittel, ein Hilfsmittel, aber wenn man es nicht richtig zu dosieren und abzustoppen weiß, wird's ein mörderisches Gift.«

Der Bericht vom 11. Mai aus San Francisco faßt die letzten Monate prosaisch zusammen:

»... she underwent a stereot. biopsy ... left – parietooccipital mass lesion which proved to be a glioblastoma multiforme ... she was subsequently operated upon by Dr. Charles Wilson here in March 89, and gross total removal of the tumor was performed. Again, the histopathology was glioblastoma multiforme, giant cell variety. The BUdR labeling index was 40 %, indicating high proliferative potential. She was subsequently treated according to ... receiving focal external radiation therapy to a total of 60 Gy in combination with hydroxyrea as a radiosensitizing drug, here at USCF by Dr. Jones and Dr. Brownberry, completing this treatment on May 11, 89 ...

... This patient was again discussed with Dr. Wilson and Dr. Best who both agreed that she is a good candidate for implantation of radioactive iodine-125 seeds. This was discussed with the patient who will consider this treatment during her stay in West Germany. She will contact our office after making a final decision.«

Kurzgefaßt: Sie unterzog sich einer stereotaktischen Biopsie, aufgrund einer massiven Veränderung im Kopf, die sich als Glioblastom multiforme herausstellte, und wurde von Prof. Charles Wilson hier im März operiert ... fast völlige Entfernung des Tumors, nochmalige Gewebeuntersuchungen zeigten Glioblastom der Riesenzell-Variante. Anschließend maximale Bestrahlung mit 60 Gy von außen in Kombination mit Hydroxyrea als strahlenintensivierender Droge, Behandlung am 11. Mai 1989 abgeschlossen ...

Professor Wilson und Professor Best diskutierten den Fall, waren sich einig, daß die Patientin eine gute Kandidatin für ein radioaktives Jod-125-Implantat sei. Dieses wurde mit der Patientin besprochen, die diese Behandlung während ihres Aufenthalts in West-Deutschland überdenken will. Sie wird unser Büro nach ihrer endgültigen Entscheidung kontaktieren.

Die nächste Entscheidung steht somit schon wieder an. Werde ich mir ein Strahlenimplantat einpflanzen lassen oder nicht? Genügend Stoff, um mich erneut zu quälen.

Aber erst mal geht es nach Hause.

Am 12. Mai fliegen Ulla und ich zurück.

Am Sonntag ist Muttertag.

164 Vakat

Berlin, Köln 1989

Mai, Juni

166 Vakat

25

Samstag, 13. Mai
Wir landen in Frankfurt, weiter geht es nach Köln. Die Gefühle sind nicht in Worte zu fassen. Geschafft!

Wir sind zurück. Der Tumor ist entfernt, Bestrahlung und Chemo erst mal erledigt, zurück in Deutschland. Diese Etappe wäre erledigt.

Rundherum erleichterte Gesichter. Mutti läuft uns entgegen, die Kinder drängen sich um Ulla, Siegfried steht im Hauseingang, wartet, bis sich der Sturm gelegt hat.

Mutti hat dreißig Pfund abgenommen, Ulla fünfzehn, Siegfrieds Gesicht sieht aus wie eine vertrocknete Flußlandschaft.

Haben wir es wirklich geschafft?

Bin glücklich und erschöpft, will nicht an morgen, nicht an anstehende Entscheidungen denken. Zunächst muß ich begreifen, daß ich wieder hier bin – wenn auch noch nicht in Berlin.

Mittwoch, 17. Mai
Endlich zu Hause! Goethestraße – geliebte, warme Traumwohnung.

In San Francisco habe ich mich oft nach ihr gesehnt, nach dem leichten Wachsgeruch im Treppenhaus, nach der breiten Wendeltreppe, den kühlen, roten Marmorwänden, die ich wieder und wieder streichelte, wenn ich nachts aus der Redaktion zurückkam – aufatmend, bald in meiner Wohnung zu sein.

Glücklich, einfach glücklich, zu Hause zu sein. Selbst wenn ich mich vor Müdigkeit die Stufen hochschleppte und meist ohnehin nur das Schlafzimmer nutzte.

Allein das Gefühl, Raum zu haben, atmen zu können.

Meine eigene, hart und ehrlich erkämpfte Freiheit.

Wie wichtig mir Ästhetik ist, wurde mir erst in San Francisco klar, als ich mich nach dem Parkett, dem grau-rot gemusterten Perser und den Bildern sehnte. Nach dem wenigen, was mir die Wohnung so viel bedeuten ließ.

Die Sonne scheint oft in diesen Tagen, oft bin ich mit Mutti am Lietzensee. Wir setzen uns in die Sonne, schauen dem Schwanenpaar und den Enten zu und erfreuen uns an Sonne und Wind.

Sonntag, 21. Mai

Spaziere mit Mutti durch den Charlottenburger Schloßgarten. Sonnenschein. Sonntagswetter. Das Leben ist ungerecht.

Wie kann die Sonne scheinen, wenn es mir so mies geht? Das Leben ist unfair.

Warum ausgerechnet ich? Bin überaus bitter, und auf Mutti ergießt sich mein verzweifelter Schrei nach Leben: Hätte ich so etwas vorausgeahnt, schreie ich sie unter Tränen an, hätte ich anders gelebt. Hätte, hätte, hätte! Warum liebt mich keiner, warum bin ich so allein? Warum ist in diesen dunkelsten Stunden niemand bei mir, kein Mann, der mich liebt? Warum bin ich so gottverdammt allein, wenn ich Hilfe brauche?

Suche die Schuld bei ihr, bei allen, die mich umgeben, bin hart, böse, ungerecht, verletze absichtlich, will weh tun und suche eigentlich nur die heile Welt, das Paradies, das es nicht gibt.

Zwei Stunden später – bis zum heutigen Tag – schäme ich mich dieses Ausbruchs aller bösen Seiten meines Selbst. Aber Mutti versteht mich – und liebt mich trotzdem.

Wie ich mich schäme! Niemand kann etwas für meinen Hirntumor. Und das weiß ich. Vergrabe mich tief in meinem Kopfkissen und schäme mich bis in die finstersten Ecken meiner selbst.

Alle sind gut zu mir, voller Geduld und Liebe. Und ich habe mich so hängenlassen.

Da mußt du gegen angehen, Daniela. Du schaffst das schon.

26

In diesen Wochen betreut mich wieder Dr. von Brück. Es tut so gut, sich mit ihm zu unterhalten. Abends gegen 19.00 Uhr kommt er. Nachmittags war ich zu einem kurzen Besuch in der Redaktion.

Geliebte Illusion. Fast könnte ich daran irre werden.

Beschließe, regelmäßig arbeiten zu gehen.

Nur das schwarze Seidentuch um den halbkahlen Schädel und der große Strohhut darauf, unter dem ich mich verstecke, erinnern mich und alle um mich herum daran, daß doch nicht alles so ist wie vorher.

Die Kollegen sind freundlich, sie müssen sich über meine Aufmachung wundern. Aber vorwiegend spüre ich Betroffenheit.

Nur die Neue, die mich nicht kennt, spottet: Wer denn die überkandidelte Ziege sei, die mit dem Hut. Ich kann es ihr nicht verdenken. Aber ein Kollege, so wird mir gesagt, sei ihr sofort über den Mund gefahren.

Und die Sekretärinnen, Frau Siedler und Frau Brummerloh, sagen mir später, sie hätten ganz weiche Knie gehabt, als ich so überraschend in der Redaktion aufgetaucht sei – weil ich durch das Cortison so verändert ausgesehen habe. »Aus dem schönen schmalen Gesicht war das typische Cortisongesicht geworden«, sagte Sophie Siedler. Und sie hätte gar nicht gewußt, wie sie reagieren soll.

Trotz meines noch gedunsenen Gesichts nehmen mich alle wieder auf in die Welt der Normalen. Ich rede mir ein, wieder normal zu sein, bestelle mir Pizza in die Redaktion, sehe die Post durch, teile die Redaktionsarbeit ein und redigiere. Gafron benimmt sich hervorragend. Ohne zu zögern, setzt er mich wieder in meine alte Funktion ein. Und ich spiele heile Welt. Wenn ich spüre, daß etwas nicht in Ordnung ist, überfällt mich in dieser Zeit sofort Panik. Mich bloß nicht blamieren, auf jeden Fall nicht vor den anderen. Zweimal vergesse ich einen Termin, habe keinen Reporter hingeschickt und schäme mich in Grund und Boden. Ist mir noch nie passiert. Mein Gedächtnis war immer auf Tage im voraus programmiert gewesen, nie war mir der geringste Fehler unterlaufen. Und nun hatte ich zweimal vergessen, einen Fünfundvierzig-Sekunden-Beitrag in Auftrag zu geben.

Die Welt bricht zusammen.

Hierüber, nicht über den Gehirntumor.

Montag, 22. Mai

Gehe jetzt täglich in die Redaktion. Eigentlich war nur halbtags geplant, aber meist wird es doch 17.00 oder 18.00 Uhr. Ein schönes Gefühl, etwas tun zu können, gebraucht zu werden.

Und doch bin ich traurig, merke, daß ich es nicht mehr schaffe wie früher.

Bin eben nichts mehr wert.

Martina Conradt bringt mich nach Hause. Sie versucht mir Mut zu machen, mit mir zu reden. Aber ich bin zu. Ich will, doch ich kann nicht.

Draußen sind die anderen, die Normalen, die ohne Hirntumor. – Drinnen bin ich.

Bin undankbar, ungerecht. Aber ich fühle es so.

Draußen sind die, die nicht überlegen müssen, was der nächste Schritt sein wird.

Ihr draußen müßt euch nicht jede Nacht zerquälen, ob eine lange Chemotherapie notwendig und akzeptabel sein wird oder ein Implantat oder beides. Mein Leben dreht sich um Entscheidungen, die den meisten Menschen fremd sind. Und wen kann ich damit behelligen?

Ich falle Gafron, Christoph und Martina sicher schon lange auf die Nerven. Weltschmerz. Jedes falsche Wort schmerzt mich tagelang.

Wieder ein Tag in der Redaktion. Mittags verabschiede ich mich, habe einen vielversprechenden Termin beim Berliner Starfriseur Bruno Breit. Er hat versprochen, mir eine Perücke mit ganz langen roten Haaren aus Amerika mitzubringen. Voller Erwartung springe ich aus dem Taxi. – Große Enttäuschung: Die Farbe stimmt nicht, und unter lang verstehe ich etwas anderes. So einen Mop besitze ich schon. Prinz Eisenherz.

Breit stülpt mir das Ding über, will es noch nicht einmal wie die Profis in Amerika ausdünnen, irgendwie mit der Schere in Form schneiden, sondern mich so schnell wie möglich loswerden. Habe jedenfalls deutlich das Gefühl. Dabei hatte ich mich bedingungslos auf seine Künste verlassen. Fehlanzeige.

Nun ja, es gibt Schlimmeres. Resigniert setze ich den Mop auf, will an der Kasse des noblen Salons zahlen, aber die Dame schüttelt den Kopf. Bei so großen Summen sei bei ihnen Bezahlung gegen Rechnung üblich. Den gezückten Scheck weist sie zurück.

Raus aus dem Salon, von dem ich mir so viel versprochen hatte, den Ku'damm runter. Da kommt die Dame mir nachgeeilt und sagt: »Bitte, bitte, schreiben Sie mir doch einen Scheck aus, der Chef tobt. Sie müssen sofort zahlen – in diesem Falle.«

Klar: Herr Breit weiß, daß ich als Todeskandidatin gehandelt werde, und hat wohl Angst um seine lumpigen sechshundert Mark. Ohnehin überteuert für dieses Ding, finde ich. Ohne Umstände lächle ich die peinlich berührte Dame an, schreibe auf dem Tisch eines Straßenrestaurants den Scheck aus, sie vergleicht die Nummern. – Ich nehme den Zwischenfall zunächst locker.

Aber zwei Stunden später, abends zu Hause, heule ich wie ein Schloßhund ob der miesen Behandlung. Bin so traurig, möchte nicht mehr auf die Straße gehen, mein Cortisongesicht nicht mehr zeigen.

Donnerstag, 25. Mai

Anruf von Dr. von Brück. Er kann mir nicht raten, was ich tun soll. Gehe in die Redaktion, um nicht durchzudrehen, doch langsam werde ich schier wahnsinnig.

Wofür soll ich mich entscheiden? Chemotherapie? Oder soll ich es auf die natürliche Art versuchen mit einer Misteltherapie? Oder doch jetzt ein Strahlenimplantat? – Ich weiß es nicht, weine nächtelang.

Keiner kann mir helfen. Und das weiß ich.

Mag bald nicht mehr leben. Wozu denn auch? Die tägliche Arbeit in der Redaktion bringt auch nicht die erhoffte Ablenkung und Freude. Im Gegenteil, mir wird immer klarer, daß ich nicht mehr dazugehöre.

Weit wichtiger: die Entscheidung! – Armer Kopf, womit belaste ich dich!

Die Gnadenfrist, in der ich mich entschieden haben muß, läuft ab. Mir ist das Herz zentnerschwer vor Sorgen. Und Mutti sieht so abgezehrt aus. Es schmerzt, das liebe Gesicht derart von Sorge gezeichnet zu sehen.

Freitag, 26. Mai
Heute geht es etwas besser. Habe heute abend stundenlang mit Christoph, Gafron, Mutti und Dr. von Brück gesprochen. Trotz aller Unterstützung weiß ich aber, daß ich es bin, die die Entscheidung treffen muß. Und so fühle ich mich trotz allem allein. Das ist schlimmer als alles andere. Das geht über meine Kraft.

Im Schloßpark sehe ich die blühenden Blumen am Teich, engumschlungene Liebespaare, Mütter mit Kinderwagen. Und mein Leben hängt davon ab, ob ich ein richtiges Ja oder Nein sage. Meine Entscheidung.

Wenn ich nur die ganzen Entscheidungen einmal hinter mir hätte. Möchte wie ein behäbiges Flußpferd in einer ruhigen Ecke vor mich hin planschen und mir die Sonne auf die Pelle scheinen lassen.

Samstag, 27. Mai
Mutti fliegt morgen nach Bonn und läßt mich allein. Habe sie darum gebeten. Sehr gegen ihren Willen läßt sie mir den meinen. Sie weiß, wie traurig ich bin, wie ich mit mir ringe – und hat Angst um mich.

Aber ich muß jetzt mal allein sein. War es früher nie anders gewohnt. Vielleicht will ich auch nur ein paar Tage Normalität spielen: allein in der Wohnung – normal, nie mehr krank, abhängig, pflegebedürftig.

Mutti ist sehr traurig, aber sie versteht mich. Sie hat alles getan, um es mir schön zu machen, hat die Putzfrau zum Hausputz animiert. Sogar die elf großen Fenster sind wieder sauber.

Abends lade ich Mutti noch einmal zum Essen ein. Es sollte so schön werden, aber ich kriege keinen Bissen runter. Angst vor der eigenen Courage schnürt mir die Kehle zu. Tränen würgen mich. Mist, Mist, Mist!

Arme Mutti. Arme, alte Schildkröte.

Sonntag, 28 Mai

Abschied von Mutti. Vielleicht nur bis zu meiner nächsten Abreise nach Amerika, wo ich mir das Implantat wohl doch einsetzen lassen werde. Schließlich sind acht Tage im Strahlenbunker keine Ewigkeit. Oder doch?

Da ich befürchte, diese Bestrahlungen nicht als menschliches Wesen zu überleben, und mir ausmale, wie ich in diesen langen acht Tagen mit meiner Angst, Sekunde um Sekunde, kämpfen werde, wächst die Furcht, wahnsinnig zu werden.

Am Flughafen Tegel sitzen wir noch eine halbe Stunde im Café, halten uns an den Händen und hängen unseren Gedanken nach, ohne alle Befürchtungen laut auszusprechen.

13.35 Uhr: Pan-Am-Abflug. – Mutti ist fort. Ein Taxi bringt mich zurück. Zum erstenmal nach rund vier Monaten bin ich allein.

Ganz allein. Wie ein Gesunder gehe ich essen, traurig, ohne Mutti zu sein, stolz, es wieder tun zu können. Jedenfalls zwinge ich mich dazu.

27

Am gleichen Sonntagnachmittag bin ich um 17.00 Uhr bei Dr. von Brück.

Die Sonne scheint, und wir sitzen im Garten. Vor uns auf dem Tisch: Fachliteratur, Bücher, Kopien – zusammengetragen von dem Arzt, der meine Art, die Diagnose zu bewältigen, akzeptiert und mich mit seinem Wissen unterstützt, mir hilft, all die Entscheidungen zu treffen.

Kopien, dreifarbig markiert, offensichtlich intensiv durchgearbeitet. Seltsam unbeteiligt gehen wir die Literatur über radioaktive Jod-125-Implantate durch – Vorteile und Nebenwirkungen, Chemotherapie in spezieller Kombination und die Wirkung von Hydroxyrea, einer, wie Dr. Crower mir sagte, sehr milden Art von Chemotherapie, die die Effektivität der Bestrahlung erhöht.

»Gott sei Dank!« kommt Dr. von Brücks Stoßseufzer, als ich beiläufig bemerke, ich sei mit ebendiesem Wirkstoff bereits in San Francisco behandelt worden. Er hatte nichts von der strahlenbegleitenden milden Chemotherapie gewußt und las in der Literatur über die Vorteile dieser Behandlung. Offenbar verbessert diese Kombination die Aussicht auf Heilung ganz erheblich.

Alles scheint so einfach an jenem Sonnentag in Berlin. Die Blumen blühen, ich fühle mich fast schwerelos. Doch die Qual der Entscheidung bleibt.

Den Dingen ihren Lauf lassen oder mit einer überaus unangenehmen Unbekannten jonglieren?

Wie wichtig sind mir Lesen und Schreiben? Was bedeutet mir ein Leben ohne Lesen und Schreiben, ohne die Fähigkeit, mich in meine Bücher zu vergraben, einzutauchen in andere Welten, ohne Fremde – von mir gelenkt?

Für eine Welt voller Überraschungen offen sein, von Neugierde, positiver Neugierde getrieben, immer bereit, neue Ufer zu erforschen.

Die schönen Monate während meiner Doktorarbeit in Paris, in der großen, fast Andacht erfordernden Nationalbibliothek, dieses völlige Sich-Verlieren inmitten der Gelehrtenwelt, die Freude, auf Unentdecktes zu stoßen, auf Vergessenes, Unveröffentlichtes, Unterdrücktes.

Welten in Büchern.

Und schön und reich war die Welt vor den Toren der Bibliothek. Wie schön war es, durch Paris zu streifen und um die Vergangenheit zu wissen.

Abhängigkeit! – Das Schreckgespenst meiner Krankheit legt mir die Hände um den Hals. Nicht mehr ohne die Hilfe anderer leben zu können, keine Wahl mehr zu haben, Ende der *Freiheit*.

All das der Preis für bloßes Weiterleben? Für mich unvorstellbar.

Zufrieden schnurrende Katze – Leben!

Jasmin riechen – Leben!

Sich stoßen, verletzen – Leben!

Aber kein Leben im Dunkeln, unfähig, mich mitzuteilen.

»Don't touch the corpus callosum!«

Tiefste Furcht.

Welches Risiko? »You can die.« Klarheit. Verbündeter im Kampf gegen den Krebs.

Ein komisches Wort, *Krebs* – nicht zu mir gehörig. Krebs – das betrifft immer die anderen, nie einen selbst.

Dennoch, der surrealistische Film mit mir als unfreiwilliger Hauptdarstellerin spult sich weiter ab.

Beim Abendessen mit Dr. von Brück und seiner Familie kommt die Sprache auf Professor Sturm, der ebenfalls radioaktive Implantate einsetzt.

Sturm, den Namen kenne ich. Stephan hatte mir ein Telefax über Implantate nach San Francisco geschickt: Professor Volker Sturm, Heidelberg.

Am nächsten Tag telefoniert Dr. von Brück mit dem Berliner Professor Lanksch, der darüber mehr wissen müßte. Ulla, mit der ich abends telefoniere, erinnert mich daran, daß Professor Sturm mittlerweile in Köln arbeitet. Ich hatte es vergessen. Hoffentlich ist er nicht nach Heidelberg zurückgekehrt oder anderswo tätig.

Montag, 29. Mai
Bin seit dem Gespräch mit Dr. von Brück ruhiger. Das Implantat scheint mir fast annehmbar.

Dienstag 30. Mai
Mutti rief heute früh an, aber ich hatte starkes Kopfweh.

Auch meine Hände schmerzen neuerdings, als hätte ich Rheuma.

Alle meine Freunde sind zur Zeit sehr still. Manche können mit mir nichts anfangen. Hat auch was mit dem Aussehen zu tun. Aber in erster Linie dürfte es wohl das Problem sein: Wie spreche ich mit einer womöglich unheilbar Kranken? Sie sind hilflos, und deshalb machen sie sich nach vier Monaten intensiven Mitleidens nun unsichtbar.

Christoph ist wie immer unkompliziert. Ich spreche ihn

darauf an. – Vielleicht weil seine Mutter Ärztin ist, meint er.

Mittwoch, 31. Mai
6.30 Uhr. Das Telefon schrillt, Mutti will mich wecken.

Heute geht es mir besser. Kann ja auch nicht immer nur grübeln und Trübsal blasen. Schenke mir lieber einen schönen Tag.

Ich muß um 8.15 Uhr zu Dr. Waldner. Vielleicht weiß er den entscheidenden Rat. Ich ziehe ein neues Kleid an und mache mich auf den Weg.

Vermisse Ulla und Mutti sehr.

Nachmittags: Waldner war so ungeschminkt wie immer. Das Augenlicht werde wohl unter einem Strahlenimplantat leiden. »Sie werden höchstwahrscheinlich blind. Der Tumor ist noch nicht fort.«

Ich taumle wie benommen zum Ku'damm. Mit diesem Schlag hatte ich nicht mehr gerechnet.

Dr. Waldners Chef, der sich meine Bilder (CTs, Kernspins etc.) ebenfalls angesehen hat, schließt sich dieser Meinung an. Eventuell ist es ein neuer Tumor, hühnereigroß.

Die Ärzte wissen: Ich bin hart im Nehmen. Es ist ja nicht das erste Mal.

Sehe auf die Ampel: rot, gelb, grün. Farben. Farbenblind? Blind? – Menschen, schwarze, rote, gelbe, Autos, Bäume, Tiere, Grün. Licht. Der Ku'damm wirbelt. Autos hupen, ich rieche den Frühsommer.

Blind! – Dafür soll alles gewesen sein? Blind.

Treffe per Zufall einen Kollegen. Er kommt vom Sender. Kann meine Verzweiflung nicht verbergen. Blind! Er ist geschockt.

Und ich versuche, die Vermutung der beiden Ärzte zu ignorieren. Mit Recht, wie sich später zeigt.

Soll heute abend Herrn A. vom SWF treffen. Wegen eventueller beruflicher Veränderung. Vielleicht sage ich ab.

Aber ich doch nicht. – Gehe hin. – Herr A. hat sich im Griff; ist wohl ziemlich erschrocken über mein Aussehen, läßt sich aber nichts anmerken und macht mir ein Superangebot, mich ins Fernsehen einzuarbeiten. Das Angebot gilt für ein ganzes Jahr.

Zukunft?

Immer wieder merke ich in den folgenden Wochen, daß meine Kollegen zu mir halten. Sie alle stehen hinter mir, und eigentlich könnte ich mich beschützt und behütet fühlen. Fühle ich mich aber nicht!

Dennoch: Mein Platz bei 100,6 ist besetzt – wenn auch nur vorübergehend. Was konnte der Chefredakteur auch anderes machen. Aber das ist der Stand der Dinge. Sicher, ich werde wieder in allen Ehren und früheren Funktionen eingestellt, teile mir die Aufgaben aber mit einem anderen.

Nachts denke ich darüber nach. Müßte dankbar sein über diese elegante Lösung, mache aber andere dafür verantwortlich, daß nichts mehr so ist wie vorher. Kann mich selbst nicht leiden, merke zunehmend, daß ich es nicht schaffe, von jetzt auf gleich zu sein wie vorher.

Wehre mich mit Händen und Füßen, mein Leben in ein Vorher und Nachher zu teilen.

Dennoch muß ich der Wahrheit ins Gesicht sehen: Ich lebe im Nachher.

Das Monster holt mich immer wieder ein. Nah wie mein eigener Schatten, an meinen Sohlen klebend und ebensowenig abzuschütteln: Angst vor einem Anfall, Angst vor einem Rückfall, Angst vor der nächsten Entscheidung.

Angst bestimmt meine Tage und Nächte.

Angst! – Habe ich deshalb den ganzen Zirkus mitgemacht: Biopsie, Operation und Bestrahlung? – Nur um Angst zu haben?

Um beim kleinsten Anzeichen eines Anfalls, wie dem kaum nachlassenden Flimmern vor meinen Augen, in die Knie zu gehen? Oder vor Angst keine Luft zu bekommen, wenn ich mich mit der Teekanne anstatt in der Küche auf der Toilette wiederfinde und nicht weiß, wie ich dorthin gekommen bin? Oder warum ich einen Hammer in der Hand halte, von dem ich nicht weiß, wozu und wann ich ihn mir geholt habe? – Alles Zeichen eines drohenden Anfalls?

Vielleicht auch nur normale Reaktionen auf meine Behandlungen.

Aber ich lebe in Panik. Soll das mein künftiges Leben sein? Soll es das sein, wofür ich gekämpft habe?

Sei dankbar, Daniela! – Aber das ist leicht gesagt.

Donnerstag, 1. Juni

Bin in der Redaktion. Von dort aus gehe ich zu Professor Lanksch. Ein sympathischer, ruhiger Herr. Er diskutiert die Situation ernsthaft mit mir und bestätigt, daß Professor Sturm in Köln solche Implantate einsetze. Früher habe er eine Professur in Heidelberg gehabt, doch seit einiger Zeit leite er die Stereotaxie in Köln. Und soviel er wisse, setze er solche Implantate bei Vollnarkose ein.

Ich kann mein Glück kaum fassen: Vollnarkose und eine Kölner Klinik, ganz in der Nähe meiner Familie.

Spreche am gleichen Tag mit Dr. von Brück darüber, der Kontakt mit Professor Sturm aufnehmen will.

Samstag, 3. Juni

Das Herz ist mir so schwer. Wie soll ich mich entscheiden? Nichts mehr unternehmen? Aber dann war alles umsonst.

Nun dieses Implantat – Strahlen, noch mal Strahlen, diesmal von innen wirkend. Und wieder das Maximum.

Ich kann nachts kaum noch schlafen, was mir selten passiert. Immer wieder wache ich auf, die Gedanken kreisen im Kopf. Wie oft kann mein armer Kopf das Maximum ertragen, ohne sich in seine Bestandteile aufzulösen? Und wieso gibt es ein Maximum, wenn ich sechs Wochen später wieder das Maximum verabreicht bekommen soll? Das widerspricht doch jeder Logik.

Sicher: In San Francisco bezog sich das Maximum auf die Bestrahlung von außen. Nun bezieht sich das Maximum auf die Bestrahlung mit radioaktivem Jod von innen. Dennoch: Diese Logik erschließt sich mir nur schwer.

Und alles scheint im Teststadium. Nirgends sind konkrete Ergebnisse greifbar. Habe eine Dissertation über Glioblastome gelesen. Entsetzlich, wie selbst Fachleute im dunkeln tappen. Warum kann ich keinen anständigen Krebs haben, mit dem die Wissenschaftler sich schon auskennen – einen, bei dem es erprobte Methoden zur Ausrottung gibt, irgend etwas Greifbares?

Ich stehe auf, an Schlafen ist nicht zu denken, gehe in die Küche, trinke Sprudel und schaue das schöne Bild von Penck an, das dort über dem altertümlichen Herd hängt. Immer wieder, wenn ich traurig bin, zieht es mich zu diesem Bild, das eine Umarmung zeigt: runde Formen, nichts Eckiges, nichts, das weh tut.

Die Gedanken wandern weiter.

Warum kann nicht alles wie vorher sein. Ich bin Daniela Michaelis, stellvertretende Chefredakteurin von 100,6. Habe mir diesen Platz erarbeitet in meinem Leben. Und nun ist er besetzt – vorübergehend, weil ich krank bin, ihn nicht ausfüllen kann. Verzweifelt wehre ich mich gegen die Einsicht, daß nichts mehr wird, wie es war. Habe bis vor kurzem nicht gewußt, wie ich an diesem Leben hänge, an meinem Job, an meiner Umgebung, an meiner kleinen schillernden Welt.

Mutti bekommt meine Launen ab. Hoch. Tief. – Meistens tief. Denn meistens bin ich traurig.

Wie soll alles weitergehen? Werden die Kollegen mich noch akzeptieren? Werde ich funktionieren? Bin ich äußerlich abschreckend? Wie weit geht die automatische Abwendung der Gesunden von den Kranken?

Wir leben in einer Welt der Äußerlichkeiten, auch wenn man es immer zu bestreiten sucht: Fitneß-Wahn, Beauty-Farmen und Diäten haben Hochkonjunktur. Stehen zwei Bewerber zur Wahl, der eine dick und rund, der andere rank und schlank, leicht sonnengebräunt, bei ähnlicher Qualifikation – wer wird dann genommen?

Woran soll der Mensch sich auch sonst orientieren in unserer modernen, schnellen Welt? Verlust der Intimität. Öffentlichkeit, Menschen, die sich *outen*, wo es nichts zu outen gibt.

Welches sind die Werte unserer Zeit? Wer lebt noch nach Moral? Wem sagt das Wort Ethik noch etwas? Wie kommt es, daß ein Barschel in der Badewanne als Foto rund um die Welt die Titelseiten der Illustrierten einnehmen kann? Was ist uns wichtig in unserem Leben – nur Materielles, nur der Schein?

Meine Unruhe wächst. Bislang ist der Tumor lediglich zurückgedrängt. Und das ist ja möglich, auch laut der Fachliteratur, die sich neben meinem Bett stapelt. Nur kommt er sofort wieder. Ich habe doch einen höchst bösartigen, infiltrierenden Tumor.

Warum muß man immer nachts über alles nachdenken? Nächtelang kann ich die Gedanken nicht stoppen.

Und wieder muß ich mich entscheiden. Die Zeit rennt mir davon. Es ist wie eine Zeitbombe, bei der die Uhr schon tickt. Dann muß ich sagen, ob ich mit einem Implantat einverstanden bin. Selbst entscheiden.

Gott sei Dank liegt mein Leben in meiner Entscheidungsgewalt, nicht in der eines sich selbst als allwissend betrachtenden Herrgottes in Weiß. Auch wenn ich krank bin, bin ich noch ein Mensch.

In mir ist eine Stimme, die mich intuitiv berät. Etwas in mir läßt mich spüren, was richtig, was falsch, was gut, was schlecht für mich ist. Manchmal muß ich etwas länger nachdenken, da ich spontan zu einer anderen Reaktion neige, aber ich fühle mich damit, obwohl sie mir im ersten Moment logisch und richtig erscheint, nicht wohl.

Dann, nach einiger Zeit, weiß ich ganz genau, was richtig ist. Nur in Extremsituationen, wenn immer neue Entscheidungen von mir gefordert werden, ist es schwieriger für mich, zu der geduldigen inneren Stimme zurückzukehren.

Meine Freunde haben mir oft bestätigt, daß ich ein Talent dafür besitze, die richtigen Dinge im richtigen Moment anzugehen. Hoffentlich versagt es jetzt nicht. Das Richtige scheint mir unter immensen Erdmassen verschüttet zu sein, und ich weiß nicht, ob mir genügend Zeit bleibt, danach zu graben.

Es ist immer das Ungreifbare, das Unsichtbare, das Angst erzeugt. Worauf baut der von mir hoch verehrte Alfred Hitchcock seine Filme auf? Namen, Beschreibungen, selbst Beschimpfungen mildern die Angst. Das Nicht-Greifbare – alle klassischen Thriller beruhen darauf. Auf den Vermutungen, den Ängsten, mit denen wir Menschen uns so vorzüglich zerstören können.

Wie soll ich mich entscheiden? Wie gegen einen Feind kämpfen, den ich nicht sehe, nicht persönlich kenne.

Das Gespräch mit Professor Sturm muß mir weiterhelfen.

Wenn nur die Zeit nicht so drängte.

Nur einen Monat Bedenkzeit habe ich in Amerika zugestanden bekommen. Und dort bereiten sie schon die Strahlenbombe für mich vor.

Immer wieder steht dieses Horrorszenario vor mir: Operation über Stunden *bei vollem Bewußtsein. Lokalanästhesie!* Ich habe die armen Menschen in San Francisco gesehen, die auf den Fluren im Rollstuhl herumgeschoben wurden, mit bizarrem, stählernem Aufbau auf den kahlrasierten Köpfen, den Schädel fest eingeschraubt, unfähig, sich zu bewegen. Wesen aus einer anderen Welt – Frankenstein läßt grüßen.

Und wenn die Operation gelaufen ist, die radioaktiven Strahlenkörner – hoffentlich – millimetergenau in meinem Gehirn ihre Zerstörungsarbeit aufnehmen, läge ich isoliert im Keller der Strahlenabteilung in San Francisco. Acht Tage lang. Acht lange Tage mit der zerstörerischen Zeitbombe im Hirn. Wer begibt sich schon freiwillig nach Hiroshima!

Und dann: Selbst wenn die Strahlen alles verbrennen, was von dem Glioblastom übrig ist – was wird von mir noch übrig sein? Fühle mich so allein. Niemand kann mir diese Entscheidung abnehmen. Alle helfen. Doch durch muß nur ich. Ich ganz allein.

Seit kurzer Zeit nehme ich keine Cortisone mehr, aber vier Monate Cortison lassen sich nicht fortzaubern. Es ist doch nicht nur das Äußere, was einen Menschen ausmacht. Schauen wir aber nicht betreten zur Seite, wenn ein Behinderter unseren Weg kreuzt? So, als schämten wir uns für ihn, daß er behindert ist?

Ich beginne, jeden Behinderten, der mir über den Weg läuft, strahlend anzulächeln.

Und fast alle lächeln zurück.

Sonntag, 4. Juni

Morgen bekomme ich Bescheid, wann Professor Sturm in Köln mir einen Termin gibt. Tief durchatmen. Nicht hängenlassen.

Habe mir gestern, wie so oft, einen wunderschönen Blumenstrauß geleistet, der mich anlacht. Rittersporn und Efeu. Bin ganz tief unten. Diese Entscheidung macht mich krank, und meine Erfahrungen mit der Redaktion waren auch schon mal lustiger. Es macht keinen Spaß, mit diesem aufgequollenen Gesicht angestarrt zu werden. Schweinsgesicht.

Implantat, Implantat. Um nichts anderes drehen sich meine Gedanken. Ich lese zum zweitenmal das *Alexandria-Quartett* von Lawrence Durrell – und stelle fest, wie eine gewandelte persönliche Erfahrungswelt ein Buch völlig verändern kann. Sätze erhalten andere Bedeutungen, ganze Kapitel neue Perspektiven, der Sinn ändert sich. Ich liebe diese Bände, in denen die gleichen Zeiträume so verschieden erlebt werden.

Was ist Zeit?

Ein Bild von Delvaux? *Der Mann der Straße*. Zeitungsleser, nackte Frau, von Efeu umwunden. Efeu. Ewigkeit.

Implantat, Implantat! Angst vor der Kraft der Zerstörung. Krampfhaft versuche ich abzuschalten. – Implantat. Gehe spazieren. – Implantat. Telefoniere stundenlang. – Implantat.

Ja oder nein. Ich muß diese Entscheidung endlich treffen. Ja oder nein. Wieviel zerstört es? Hilft es? Auch bei einem infiltrierenden Glioblastom?

Ich habe Wilsons Abschiedsworte deutlich im Ohr: Er habe

das Glioblastom zwar entfernt, doch ich müsse mir im klaren darüber sein, daß es der aggressivste Tumor von allen sei.

Was bleibt von der Persönlichkeit, von der Intelligenz übrig? – Fragen, die ich mir vor der Operation schon stellte, und nun sind sie wieder da. Wie lassen sich die Strahlen im Kopf auf die Krebszellen begrenzen? Das gesamte Umfeld wird doch zerstört. Was passiert in der Folge mit dem abgestorbenen Gewebe? Was passiert, wenn es sich ausbreitet? Baut es sich ab? Ich erinnere mich dunkel an einen Satz von Professor Wilson, als ich ihn nach den Folgen der Operation und der Bestrahlung fragte. Er antwortete mir: »Das ist das Beste, was Ihnen passieren kann: Wir entfernen das tote Gewebe, und dann ist alles in Ordnung. Patienten mit entfernter Nekrose leben länger.«

Doch den Gedanken an eine neue große Hirnoperation schiebe ich erst einmal ganz weit fort.

Und für das Implantat habe ich mich immer noch nicht entschieden.

Ich könnte laut schreien. – Der Druck wird übermächtig.

Montag, 5. Juni

Rufe Mutti an und bitte sie, mein zwanzig Jahre altes kleines Peugeot-Cabriolet abholen und reparieren, besser: restaurieren zu lassen. Es geht mir auf die Nerven, so unbeweglich und abhängig zu sein. Die Ärzte mahnen zwar mit erhobenem Zeigefinger zur Vorsicht und sind einhellig der Meinung, daß ich nie wieder selbst ein Auto fahren soll. Aber in San Francisco haben Dr. Crower und Dr. Brownberry gesagt, nach einem halben Jahr könne man weitersehen. Ohne Anfälle könne ich in sechs bis zwölf Monaten wieder selbst fahren. Wäre doch etwas. Meine Lebensgeister melden sich zurück.

Mutti ruft mittags an: Mein geliebtes Autochen wird gegen 15.30 Uhr abgeholt, und wenn ich dann eventuell in Köln ins Krankenhaus komme, könnte ich im neuen Jahr wieder durch die Gegend kurven.

Dienstag, 6. Juni

Die ganze Aufbruchstimmung von gestern ist wieder futsch. Mir geht es mies, der Kopf tut so weh, daß ich am liebsten aus dem Fenster springen möchte. Gehe nicht in die Redaktion, höre 100,6 im Radio: *On a highway to freedom* und *We are the champions*.

Schäme mich, mich hängenzulassen.

Gehe doch. – Die Arbeit lenkt mich ab, und vielleicht kann ich den anderen trotz meines Anblicks ein bißchen helfen. Ein paar Stunden lebe ich und denke nicht an die anstehende Entscheidung.

Mittwoch, 7. Juni

Schnüre mein Bündelchen für Bonn. Morgen fliege ich: Termin bei Professor Sturm in Köln. Fiebere ihm geradezu entgegen. Gleich lasse ich mir noch irgendwo diesen widerwärtigen Mop von Perücke ausdünnen, den ich mit Ulla in San Francisco gekauft habe. Fühle mich so elend und fremd unter dem Topf.

Fort von Berlin. Hatte so viele, viele Hoffnungen. Wollte wohl mit der vertrauten Umgebung die Normalität in mein Leben zurückzwingen.

Aber langsam begreife ich, daß nichts mehr so sein wird wie früher.

Eine Erkenntnis mit Widerhaken. – Meine Hoffnungen erweisen sich als schillernde Seifenblasen. Bunte Phantasiegespinste. Mehr nicht.

Suche Zuflucht in der Knesebeck 11, meiner kleinen Buchhandlung. Finde ein Buch mit dem ansprechenden Titel *Ich klage nicht.* Ein Buch darüber, wie verschiedene Denker und Schriftsteller sich mit Krankheit und Tod auseinandersetzten, damit fertig wurden – oder auch nicht.

Im Flugzeug nach Bonn beginne ich zu lesen:

Plinius: »Tod ist einziger Trost des Menschen.« Nun ja, das kann man anders sehen.

Novalis: »Jeder Schmerz eine Erinnerung hohen Ranges…« – ???

Paracelsus: »Der Mensch als Ganzes, ein Auszug der ganzen machina mundi.«

Reinhold Schneider: »Krankheit als Heimsuchung der Gnade.« Soweit bin ich noch nicht.

Gregor der Große: »Einem denkenden Geist kann nur durch den Anblick des Leidens geholfen werden.«

Die Stewardeß bietet mir Orangensaft an. »Nein, danke, jetzt nicht.«

Endlich finde ich »Neinsager« in *Heinrich Heine* und *Maxim Gorki*:

»Ich bin ein alter Hasser physischer und moralischer Leiden.«

»Die einen wie die anderen, subjektiv und objektiv gewonnenen, erregen in mir Empörung, Ekel und sogar Zorn.«

»Das Leiden muß man hassen, nur dadurch vernichtet man es. Es erniedrigt den Menschen, ein großes und tragisches Wesen!«

Zorn, Ekel, Empörung. Gefühle, die ich nachvollziehen kann.

Das Buch fesselt mich. Menschen und ihre Einstellung zu Leiden, Schmerzen, Verlust. Ob sich meine Einstellung ändern wird? Ich bezweifele es.

Fjodor M. Dostojewski, selbst lungenkrank und Epileptiker, bejaht seine Leiden und preist sie sogar: »...*notwendige, heiligende Leiden. Erst das macht den Blick frei für den tieferen Sinn der Welt. Leiden als Merkmal derjenigen, die zu Höherem geboren sind.*«

Muß nicht sein, denke ich und lese weiter.

Friedrich Nietzsche: »Das Glück beginnt mit dem Haß gegen das Unglück!« – Aha.

Faszinierend, dieser Spaziergang durch die Gedankenwelt.

Gorki fand es verächtlich, zu jammern und zu dulden; er zog es vor zu schweigen, aber Widerstand zu leisten.

Ein würdiges Vorbild, Daniela. Nicht jammern. *Da mußt du gegen angehen.*

Wir landen in Köln. Die »Family« holt mich ab. Fühle mich geborgen, trotz aller anstehenden Entscheidungen entspannt.

Abends lese ich weiter:

Leo Weismantel: »Ich tat, als sei ich gesund. Eine ungeheure Revolution vollzog sich in meinem Körper, den ich nur mit Willenskraft bändigte. Dieser Kampf dauerte drei Monate, und mit zusammengebissenen Zähnen peitschte ich die Krankheit aus dem Leib. Es war nichts als ein Akt des Willens.«

Von da ab lebte er, als wäre er ein Gesunder.

Es gibt doch noch Vorbilder. Ich beginne dieses Buch zu lieben.

Versuch einer philosophischen Erklärung meiner Krankheit. Ich spüre, daß es mir hilft zu erfahren, wie bedeutende Menschen auf Krankheit reagierten. Fühle mich nicht mehr so verlassen.

Franz Kafka – wie Heinrich Heine kann er seinem Elend

nicht gegenüberstehen, nur mittendrin stehen: *»Ich traue mir zu, als Sieger aus dem Kampf hervorzugehen, ich will Mitspieler sein, nicht Zuschauer.«*

Dieses Credo wird sofort von mir adoptiert. Habe innerlich diese »Standortbestimmung« gebraucht. Gibt mir Halt – und Mut, auf dem eingeschlagenen Weg weiterzugehen.

28

Donnerstag, 8. Juni
Auf zu Professor Volker Sturm, Uniklinik Köln. Der Spezialist für Stereotaxie erwartet mich. Bin gespannt, wie er ist. Die Tür des Sprechzimmers öffnet sich, und auf Anhieb fasse ich Vertrauen zu dem großen ruhigen Mann mit den Gelehrtenaugen. In seinem Zimmer bietet er mir in aller Ruhe einen Platz an, betrachtet die Bilder meines Schädels und erklärt mir dann seine Möglichkeiten:

Ein stereotaktischer Eingriff – das heißt, keine grobschlächtige Öffnung des Hirns, sondern ein winziges Loch im Schädel, durch das radioaktive Einlagen genau dort plaziert werden, wo sie den Tumor von innen am effektivsten bekämpfen können. Während der Operation würde mein Kopf in einer metallenen Konstruktion stecken, einem Ring, mit vier Dornen am Kopf befestigt. So sei ein mikrogenauer Eingriff garantiert.

Das Ganze basiert auf einer dreidimensionalen Berechnung für den winzigen Punkt, der im Gehirn angepeilt werden soll. Die Zange, die schließlich am Tumor anlangt, ist kaum größer als ein Millimeter. In meinem Fall müßten nun, da der Tumor an sich bereits entfernt ist, einige sehr dünne, etwa fünf Millimeter lange Stäbchen mit Jod 125 in das betroffene Gehirnfeld implantiert werden. Diese Bestrahlung soll bewirken, daß nicht völlig entfernte, eventuell infiltrierende, also in gesundes Gewebe eindringende Tumorzellen doch noch erwischt und abgetötet werden können. Gesunde Hirnzellen werden durch diese punktgenaue Bestrahlung weitgehend geschont.

Die Behandlungsdauer von neunzig Tagen soll bewirken, daß später erwachenden Tumorzellen die Lust an der Teilung vergeht.

Wie sich diese Bestrahlung von innen nach der maximalen Bestrahlung von außen auswirke, will ich wissen. Anhand einer Skizze zeigt mir Professor Sturm die prinzipielle Wirkung und den Abbau der radioaktiven Strahlung.

Die kompetente, ruhige Art, die Geduld, mit der Sturm meine Fragen beantwortet, überzeugen mich auf Anhieb. Im Vergleich dazu kommt mir die in Amerika vorgeschlagene Lösung, mir ein Implantat mit der gleichen Strahlenmenge innerhalb von nur acht Behandlungstagen in den Kopf zu jagen, brutal vor. Außerdem habe ich vor der Behandlung in San Francisco Angst, weil ich dort wegen der hohen Radioaktivität acht Tage in speziellen Räumen zubringen müßte. Ich glaube, ich würde verrückt werden.

Sofort entscheide ich mich für die vorgeschlagene Methode und bin erleichtert, diesen Schritt bewältigt zu haben.

Befreiend ist, die Entscheidung endlich gefällt zu haben. Zu lange hat mich das selbstzerstörerische Abwägen, das wochenlange Hin und Her gequält.

Dienstag, 13. Juni

Aufnahme in die Uniklinik Köln, die Bettenburg. Das Bettenhaus der Uni hat einen legendären Ruf ob seiner Häßlichkeit. Außerdem läßt sich kein Fenster öffnen, und die Klimaanlage ist nicht zu regulieren. Die Gänge sind lang und grau, die ganze Atmosphäre trist und trübe. Und es gibt schon wieder ein Problem mit dem Telefonanschluß. Sicher, lauter Kleinigkeiten, aber sie sind es, die einen Zustand grau oder bunt machen. Einziger Lichtblick: Frau Bohle, Professor Sturms Sekretärin, die in ihrer forschen Art alles perfekt organisiert.

Während der nächsten Tage laufen die Vorbereitungen: Aufnahmen vom Kopf, Röntgen der Lunge, Gespräch mit einer netten Narkoseärztin.

Was bleibt ist das Warten. Diabolisch. Darf gar nicht an die Operation denken. Vielleicht handelt es sich um eine trügerische Hoffnung. Doch ich habe mich entschieden, diesen Versuch noch zu wagen.

Sturm flößt mir Vertrauen ein, ich kann mit ihm reden. Der große schlanke Mann macht mir nichts vor. Immer gibt er mir das Gefühl, der einzige Patient zu sein.

Übers Wochenende darf ich nach Hause. Galgenfrist.

Montag, 19. Juni

Stehe früh auf, mache mich schön. Was sein muß, muß sein. Kopf hoch, Daniela! Seit ich weiß, daß dieser Eingriff bei Vollnarkose erfolgt, habe ich keine Angst mehr, bin voller Dankbarkeit.

Das Operationsteam rückt an, und wieder spielen meine Venen mir und dem ganzen Ärzteteam einen bösen Streich, verstecken sich beinahe eineinhalb Stunden, bis endlich eine Vene im rechten Arm gefunden wird.

Das ist das letzte, was ich mitbekomme.

Um halb neun beginnt das Team mit der Arbeit; der Eingriff soll voraussichtlich bis halb zwei dauern. Doch insgesamt beansprucht die Operation mehr als acht Stunden. Warum, weiß ich nicht.

Immer wieder verständigt eine Ärztin Mutti und später auch Ulla darüber, daß alles gut verlaufe. Und dann, als ich im Aufwachzimmer liege, dürfen sie in Schutzkleidung kurz zu mir. Wie durch einen Nebel von Schmerzen sehe ich ihre Gesichter. Dann schlafe ich wieder ein.

Ein starker Schüttelfrost wirft mich fast aus dem Bett. Aber das kümmert mich weniger. Ulla weiß nicht, was ich will: Ich zeige immer wieder auf einen Gegenstand im Zimmer. Dann begreift sie und bringt mir erleichtert eine Sprudelflasche. »Hast du Durst, Schätzchen?«

Aber ich will nichts trinken, starre nur fasziniert die grüne Flasche mit dem schwarzweißen Etikett an.

Dann stoße ich laut aus: »Gerolsteiner Sprudel«.

Und mit einem Mal wird Ulla klar, was ich wollte: Irgend etwas zu lesen – Buchstaben wollte ich sehen, wissen, ob alles in Ordnung ist.

Ich kann mich später an den Vorfall nicht mehr erinnern, aber Ulla erzählt, sobald ich das Etikett entziffert hätte, sei ich ganz ruhig geworden, der Schüttelfrost hätte sich gelegt.

Dann liege ich im Zimmer mit dem schwarzgelben Zeichen »Verstrahlt« und werde rührend versorgt. Mutti, Ulla und Siegfried kommen zu Besuch – trotz des furchterregenden Schildes. Komme mir vor wie Atommüll.

Dennoch: Meine getreuen Freunde lassen sich nicht abschrecken, kommen mich besuchen. Gerd bleibt lange da, Ines schickt mir einen Maikäfer als Glücksbringer auf die Station, und sogar Frau v. O., die Sekretärin des Seminars für Soziologie der Uni Bonn, kommt zu mir.

Mein Kopf brummt höllisch, Schmerztabletten wirken nicht. Kein Vergleich mit San Francisco. Wer weiß, was ich dort geschluckt habe. Jedenfalls war dieses »High-Sein«

verdammt angenehm. Hier beschränkt sich die Schmerzlinderung auf Gelonida.

Da mußt du durch! – Ich weiß es ja, will auch nicht meckern. Bin ja so froh, daß diese Operation bei Vollnarkose gemacht wurde. Wenn ich nur daran denke, daß amerikanische Leidensgenossen den ganzen Wirbel live miterleben müssen – ich hätte mein Lebtag Alpträume.

Ein paar Tage später, als es mir bessergeht, stehle ich dem Krankenhausalltag ein paar Stunden und versuche mit Ulla, eine geeignete Kopfbedeckung für meinen verunstalteten Schädel zu finden. Zunächst ziemliche Fehlanzeige. Aber dann kommt mir die Idee, ein voluminöses rotes Haarteil umzuändern und eine neue »Daniela-Frisur« zu kreieren.

Werde schnell fündig. Nachmittags bearbeite ich das Teil, und mit einem dunklen Tuch, am Haaransatz befestigt, gehe ich fast als Normalmensch durch. Nur Mutti schluckt, als sie mich so sieht.

Leidende und Trauernde erkennt man an schwarzen Tüchern.

Donnerstag, 29. Juni

Endlich. Ich werde entlassen. Noch ein Gespräch mit Professor Sturm, dann stehe ich im Sonnenlicht – raus aus der Bettenburg.

Die Sommerferien stehen vor der Tür.

Meine ganze Familie hat umdisponiert: Dieses Jahr sind Ferien in Berlin angesagt. Ein paar Tage später begleitet mich Ullas zwölfjähriger Sohn Alexander wie ein perfekter Gentleman auf meinem Rückflug nach Berlin; die anderen kommen mit dem Auto nach.

Zu Hause finde ich einen Brief von 100,6-Gesellschafter Dr. Marx:

»Liebe Frau Michaelis,

mehr als über die Blumen, die wunderschön waren, habe ich mich über die gute Nachricht gefreut, daß Sie nun mit begründeter Hoffnung in die Zukunft sehen können.

Wer wie Sie an einem Abgrund gestanden hat, dem kommt das alltägliche Leben mit seinen Banalitäten wie ein Wunder vor, eine Sicht, die jeder Sehende, Hörende teilen sollte.

E. M.«

29

Das Leben wartet auf mich. Ferien mit der Familie in Berlin.

Kann schon wieder halbtags Ausflüge mitmachen. Zunächst im Schongang. Lietzensee, Grunewaldsee, Zoo. Dann den Kreuzberg hinauf. Von Woche zu Woche geht es mir besser, unsere Ausflüge werden wagemutiger. Glienecker Jagdschloß, eine Fahrt auf der Spree, der Havel, dem Kleinen Wannsee, dem Großen Wannsee und den Kanälen. Die Zeit vergeht wie im Flug. Es ist schön, sich so geliebt und behütet zu fühlen – beschützt. Nach den Anfällen und Operationen weiß ich nie, was es bedeutet, wenn es mir ein bißchen übel wird. Sofort steigt Panik in mir hoch. Wenn die Familie in greifbarer Nähe ist, werde ich ruhiger, und selbst wenn ein Anfall im Anzug zu sein scheint, schützt mich dieser »Sicherheitswall«: Habe in diesen Wochen nicht einen einzigen Anfall!

Das Implantat spüre ich überhaupt nicht. Phantastisch. Aber unheimlich ist es schon, daß es dort oben sitzt und dem Tumor den Garaus machen soll. Tue so, als existiere es nicht, und beschließe, auch diesen zweiten bedeutenden Abschnitt meines Kampfes mir gegenüber als Ferien zu tarnen. Camouflage. – Ist zur Zeit auch der Titel eines Hits im Radio.

Du mußt dagegen angehen. Eben. Genau das werde ich

tun. Nicht Trübsal blasen, wie man das so üblich von Krebspatienten annimmt. *Das schaffst du schon!*

Will reisen, schöne Landschaften, fremde Länder sehen. In den vergangenen Wochen in Berlin habe ich mich so gut erholt, daß ich mich fit fühle. Bäume könnte ich ausreißen. Nun ja, das ist ein bißchen geschummelt, aber vielleicht muß ich mir zur Zeit etwas vormachen, um mich von der tickenden radioaktiven Zeitbombe im Kopf abzulenken. Und davon, daß ich Professor Sturm noch immer nicht überzeugen konnte, mir die drei Seeds, die Jod-125-Implantate, ebenfalls unter Vollnarkose zu entfernen.

Stopp! – Bloß nicht wieder damit anfangen, auch nicht in den Spiegel gucken. Habe jetzt eine neue schwarzhaarige Eigenkreation auf dem Kopf, gebastelt aus einem lockigen Pferdeschwanz-Haarteil, das mit einem schwarzen Seidenband befestigt ist. Bei jedem Windstoß fasse ich mir in die falsche Lockenpracht und hoffe, daß das Ding nicht runterrutscht. Langsam aber sicher schmelzen auch die Cortisonpfunde dahin. Wie gesagt: langsam. Geduld war noch nie meine Stärke.

Gut an alledem ist nur, daß ich bis auf weiteres keine Entscheidungen mehr treffen muß. Ein fast außerirdischer Zustand. Daß das Implantat nach drei Monaten raus muß, ist klar. Drei lange Monate, in denen ich frei von Entscheidungszwang leben werde. Das Paradies scheint sich vor mir zu öffnen. Und wie es nach den drei Monaten weitergeht, ob mit einer neuerlichen Chemotherapie, wovon in San Francisco die Rede war, werde ich dann entscheiden. Wie sagt Scarlett O'Hara in *Vom Winde verweht* so treffend: »Morgen … will ich darüber nachdenken … Schließlich, morgen ist auch ein Tag.«

200 Vakat

Reisen 1989

Sommer

202 Vakat

30

Frankreich – mein Lieblingsland
Frankreich – Ästhetik und Geist

Emile Zola, Stendhal, Balzac, Rimbaud, Verlaine, Baudelaire, Voltaire, Saint-Simon, Charles Fourier. Fühle mich zurückversetzt in meine Studienzeit. Französische Philosophie, die Utopien der Sozialphilosophen. Frankreich, es riecht nach alten Büchern mit Goldschnitt und Ledereinband, nach den Regalen der Bibliotheken, nach Regen auf dem Kopfsteinpflaster der Gassen in Paris. Ich höre das Knarren der Holztreppe zum vierten Stock in der Rue Caffarelli, sehe die Jugendstileingänge der Metro, höre das Hupen auf der Straße. Versteigerung im Drouot, Gläser von Lalique, Schränke aus der Normandie, einst prachtvoll, nun vom Holzwurm zerfressen, wartend auf den Käufer, der sie liebevoll restauriert.

Die Seine im Regen, der Blumenmarkt nicht weit von Notre-Dame. Mein Frankreich.

René holt mich ab, und bald sind wir auf dem Weg zu den Schlössern an der Loire.

Angers – das fünfeckige Schloß der Herzöge von Anjou. Unvorstellbar, daß sie es vor sieben Jahrhunderten errichteten. Sieben Jahrhunderte. Was ist Zeit? Die Wandteppiche im Schloß. Achthundert Quadratmeter Apokalypse. Na also.

Das alte Gemäuer riecht nach Ewigkeit. René erzählt mir dessen Geschichte. Langsam erkunden wir das Innere. Manchmal setze ich mich in eine Fensternische. Erschöpft, aber glücklich.

Ein Landgasthof. Französische Küche. Draußen hat es geregnet. Es riecht nach Erde und Sommernacht.

Chenonceaux. – Wie eine Luftspiegelung wirkt das Schloß. Überirdisch in seiner Schönheit. Es liegt im sanft dahinfließenden Cher – eine Brücke mit vielen Bögen. Kaum wagt man auszusteigen, aus Angst, alles könnte nur ein Traum sein.

Heinrich II. schenkte es Diane de Poitiers, seiner Geliebten. Ein steinernes, ein ewiges Gelöbnis seiner Liebe, umgeben von blühenden Gärten und uralten, ausladenden Bäumen.

Mir wird ganz leicht ums Herz. Es ist, als spüre man heute noch die Liebe, mit der es erbaut wurde. Kann mich kaum losreißen von diesem Zauberort.

Chambord. – Der Unterschied verschlägt mir ein paar Tage später fast die Sprache. Schon von weitem wirkt es gewaltig.

René sieht mich an, freut sich an meinem Erstaunen. Kann mir keinen besseren Reisebegleiter vorstellen. Keine Geschichte, die er nicht kennt. Ich reise mit ihm in die Vergangenheit, während wir durch das riesige Schloß wandern. Die Wendeltreppe hinauf, eine Tür öffnet sich, und von der Brüstung blicken wir auf einige der achthundert Aufbauten, Turmspitzen, Glockentürmchen, Giebel und dreihundertfünfundsechzig Schornsteine. Unvorstellbar, daß Menschenhand dies geleistet hat.

Das imposante Gemäuer mit der über die Jahrhunderte fleckig gewordenen breiten Brüstung ist lebendig, breitet seine Vergangenheit vor uns aus. Mächtig steht es hier. Ein Schutzwall gegen die Welt.

Ein Stückchen Ewigkeit begleitet mich auf unserem Weg zurück nach Paris, zurück ins Hier und Jetzt.

Spanien – Wunderland für kranke Seelen

Goya, Feuchtwangers Goya, kommt mir in den Sinn, die Herzogin von Alba, der versteckte Akt. Die Hitze in den weißen Dörfern. Land zwischen Arabien und Europa. Granada.

Ronja. Fiesta in St. Hernandez, einem Dorf im Süden Spaniens: die jungen Mädchen in prächtigen Roben, in Spitzen und Tüll.

Farben blitzen durch diese Zeit, die Gesichter meiner Freunde, Laureen und David, schneeweiße Dörfer, die ab vier Uhr nachmittags langsam aus dem Schlaf erwachen, sich wohlig den Rücken kratzen, sich strecken wie eine Katze mit sonnenwarmem Fell. Der Dorfplatz – Mittelpunkt des Lebens. Bunte Mädchen, die lachend Flamenco tanzen, bevor die ganze Clique ins nächste Bistro zieht. Laut, lachend, berstend vor Lebenslust. Denke an Anaïs Nin, Flamenco tanzend. Grazie, Feuer.

Geflochtene kleine Stühle um Tische mit karierten Decken, heiße Kartoffeln in dicker weißer Knoblauchsauce, würzige kleine Fleischspieße. Die Stimmen der Dorfbewohner, die sich hier wie jeden Abend auf ein Glas zusammenfinden.

Ich gehe ins Tal zurück, die Nacht ist in Spanien warm und sanft.

Grazalema, weißes Dorf in den Bergen – auf dem Dorfplatz ein Springbrunnen in Miniatur.

Wasser. Das Wort hat für mich nun eine völlig andere Bedeutung gewonnen. Trockene Flußbetten, die nach Wasser lechzen in diesem heißen Sommer. Eine verwunschene Ziegelei am Ende einer Straße ins Nichts, mitten in den Bergen. *Via mala* in Spanien? Meine Phantasie erzählt mir tausend Geschichten.

Der heiße Wind im Süden Spaniens, die endlosen im Gespräch verbrachten Nächte.

Wie reich ich bin, wieviel Leben ich spüre, seit ich »totgesagt« bin.

Mijas, Zahara – überall ein eigener Ortscharakter, den es zu erfühlen gilt. Die Gespräche sind mir wirklicher als die Realität rundum.

Dem Glück auf der Spur, oder, den Blick des Geistes wendend, dem Wahren zu? Was ist wahr? Aristoteles glaubte, das Weltall habe nie begonnen, noch werde es jemals aufhören.

Zeit, die relativ wird. Und inmitten all der Gedankenwirbel spüre ich immer wieder die Freundschaft, die mich hier in Spanien umgibt. David und Laureen: Er Aussteiger aus dem Frankfurter Börsenzirkus, der sein Glück zur Zeit im Avocado-Anbau auf der Finca versucht, sie Tochter aus gutem Hause, Türkin mit blitzenden Augen, viersprachig, ein Ausbund an Temperament, warmherzig bis explosiv; Freunde, die da sind, wenn man sie braucht; in solchen Momenten sind sie mir so wichtig wie das Atmen.

Sommerlaune, staubig-warme Erde. Ich will die ganze Welt umarmen, alles Schöne einfangen, wie der von mir oft geschmähte Botaniker mit seinem Schmetterlingsnetz.

Spanien. – Und einen Steinwurf entfernt lockt Afrika. Ich kann nicht widerstehen.

Tanger. – Ein wilder, abenteuerlicher Ruf geht dieser Stadt voraus.

Es ist glühend heiß auf der Fähre. Gerade noch in Ronja, aus den Bergen zurück, und nun auf dem Meer, Richtung Afrika.

Jubeln könnte ich über die Schönheit dieser Welt. Der Geruch nach »Nana«, dem starken Pfefferminztee der Marokkaner, umgibt mich, sobald ich das uralte Taxi verlasse. Marco Polo heißt eines der kleinen Hotels. Verlockend, finde ich.

Und schon erobern wir die Altstadt. Wie Gestalten aus *Tausendundeine Nacht* bieten Wasserträger laut schreiend ihre Ware in den engen Gassen des Souks feil. Die Händler stehen vor ihren Läden, erwarten lächelnd die Kundschaft, die Allah ihnen heute schicken wird. Und regelmäßig ruft der Muezzin die Gläubigen zum Gebet.

Männer bevölkern das Straßenbild, auch in den Cafés – nur Männer. Selten verirren sich Frauen in diese einladenden Oasen; ich merke es deutlich an den befremdeten Blicken. Als aber Laureen kunstvoll eine Wasserpfeife mit der angebotenen klebrigen Masse für David stopft, sind wir akzeptiert.

Mittags. Wir schlendern zum Basar zurück, davor ein großer Platz, umgeben von kleinen Restaurants, deren Wände oft nur aus Pappe bestehen. Es riecht nach gegrilltem Fisch; Katzen stromern herum in der Hoffnung auf Reste. Die Inhaber der winzigen Lokale unterhalten sich quer über die Tische hinweg mit den Nachbarn – arabisch, französisch. Alles wirkt fremdartig, faszinierend.

Inmitten meiner Euphorie packt es mich auf einmal. Möchte diesen Augenblick unter einem Fliegenglas, einer Glasglocke, festhalten, konservieren. So reich und bunt, so voller fremder Düfte und Sprachen, voll Unbekanntem, zu Entdeckendem müßte das Leben immer sein.

Immer, für alle, auf Ewigkeit.

Tränen schießen mir in die Augen. Vielleicht lebe ich im Herbst nicht mehr. Oder der Geruch des Herbstlaubes wird nie mehr abgelöst werden vom ersten Frühlingshauch in der Luft.

Ich will leben. Nicht nur noch ein bißchen. Will noch mal Sommer, Herbst, Winter und Frühling erleben. Mit all denen die Zeit verbringen, die meinem Herzen nahestehen. Ein Weinkrampf schüttelt mich.

Dann ist es gut. Das Hupen der knatternden Autos um mich herum holt mich in die Wirklichkeit zurück.

Noch lebe ich. Und ich habe nicht vor, das zu ändern.

Tanger, bunte, schillernde Welt des Maghreb. »Nur um Tanger gesehen zu haben, lohnt es sich zu leben!« schreibe ich auf kitschige Ansichtskarten an meine Freunde und meine Familie.

Die Fähre bringt uns zurück. Fühle im Fahrtwind meine Sinne geschärft, rieche förmlich die Spaziergänge über Land, die rote Erde am Baum unter der Terrasse, den Pfefferminztee nebst Sprachengewirr und maunzenden Katzen in Tanger.

Laureen schenkt mir zum Abschied einen silbergefaßten Muschelohrring.

Ich habe viele Antworten in diesen Tagen gefunden, ohne vorher die Fragen klar zu formulieren. Fühle mich frei und leicht. Ich fliege.

Ich verlasse euch, um weiterzuleben. Ihr bleibt auf der roten Erde, inmitten der Pflanzen, Blumen, Tiere – einem Flecken Erde, der Ruhe ausstrahlt wie ein Stückchen Paradies.

Finnland

Finnland – Land im hohen Norden, in dem selbst die Nächte nie dunkel sind.

Anfang August fliege ich direkt von den weißen Dörfern Südspaniens über Helsinki nach Oulu, hoch oben im Norden, fast schon bei den Lappen. Ich denke an ruhige Seen, ausgedehnte Wälder, Rentiere.

Arja holt mich in ihrem alten blauen Volvo ab, nimmt mich erst einmal in den Arm, und kurze Zeit später finde ich mich, mit einem Willkommens-Sekt in der Hand, in ihrem hellen, Ruhe ausstrahlenden finnischen Holzhaus wieder. Die Böden schimmern durchsichtig, zart weiß. Alles ist einfach und schön. Ihr Mann Reijo und die kleine Lotta begrüßen mich, und wir verlieren kaum Zeit, schon bin ich in Arjas Begrüßungsgeschenk, einen weißen, selbstgenähten Frotteemantel, gehüllt. Und auf geht es in die Sauna.

Begrüßung auf finnisch. Das Wasser wird über Holz erhitzt, Birkenruten stehen vor der Tür des Holzhäuschens, ein großer Bottich mit Wasser samt Schöpfkellen: Ich mache Bekanntschaft mit der finnischen Sauna. Zwar hat der Arzt mir Sauna verboten, er konnte aber nicht wissen, daß sie in Finnland mit Holz beheizt wird. Dadurch ist sie weder zu trocken und stickig noch zu heiß.

Ich genieße jede Sekunde meiner Wiedergeburt, wie ich diese Zeit innerlich nenne. Viel Angst fällt von mir ab, wird fortgeschwemmt.

Meistens bin ich mit Arja und Lotta allein, ohne zu wissen, daß Reijo echte Schwierigkeiten hat, mich zu sehen, mit einer so kranken Frau umzugehen. Arja schrieb es mir erst einige Jahre später: Noch nie war er innerhalb seiner Familie mit Krankheit oder Tod konfrontiert worden. Er hatte Angst, mich nicht *fein* genug behandeln zu können.

Ich glaube, für viele Menschen um mich herum war es nicht leicht, mit mir in Berührung zu kommen; jeder hatte Angst, den *richtigen Ton* zu treffen. Doch damals habe ich von diesen so völlig normalen Problemen der Menschen um mich herum nichts mitbekommen. Denn die, die mir am nächsten standen, waren ganz normal, liebevoll, einfach *da.*

Ein Sommer in Finnland. Der Geruch frisch gegrillten Fischs über dem improvisierten Rost im Innenhof des Hauses. Lange Gespräche mit Arja, die mich in den vergangenen Monaten oft angerufen, mir Mut gemacht hatte:

»Damals hatte ich keine Angst mehr, Dir wirklich zu begegnen. Ich hatte meine Trauer schon verarbeitet und konnte mit Dir ganz normal sein«, schrieb sie mir später.

Normal. Was ist das?

Wir sprechen über Esoterik, Wiedergeburt, Seelenwanderung, Glauben, Religion, Bücher, gelesene und zu erforschende. Arja umsorgt mich mit ihrer Freundschaft wie mit einer fortwährenden Umarmung. Morgens bereitet sie das Frühstück aus frischen Früchten und viel Milch zu, und kaum bin ich ein paar Tage dort, hat sie eine Überraschung: Wir verreisen ins »wirkliche« Finnland – mit dem Auto durch lichte Birkenwälder. Es ist wie eine Reise in die Bilderwelt der russischen Literatur. Turgenjew pur. Unwillkürlich möchte man das Land in Werst und nicht mehr in Kilometern messen.

Es ist ein heller, klarer Tag, und nach einigen Stunden sind wir schon am Ziel: auf der Insel Manamansalo im Oulu-See.

Ein Blockhaus wartet auf uns, ganz nah beim See, und ich kann es nicht abwarten, über den weichen, federnden Waldboden dorthin zu gehen. Die Türen unseres Häuschens bleiben offen, nur die Badesachen nehmen wir unter den

Arm. Und auch hier beginnt alles in der Sauna. Wir schwitzen ein wenig, hüllen uns in die Bademäntel und ruhen uns im Gemeinschaftsraum mit Blick auf den See aus. Die Finnen essen sogar in der Sauna! Dann wieder ein bißchen schwitzen und über den Holzsteg hinein ins Vergnügen: splitternackt in den kalten grünen See.

Kein Mensch stört uns, der Oulu-See hat viele Arme, und ich habe das Gefühl, mit Arja und Lotta allein auf der Welt zu sein. Selbst nachts um elf gehen wir oft noch schwimmen. Die Nächte sind ja noch hell, und die Zeit ist zum Schlafen viel zu schade. Arja angelt erfolgreich. Mit für mich unglaublicher Fertigkeit bereitet sie dem Fisch den Garaus. Kurze Zeit später brutzelt er über dem offenen Feuer. In den Flammen tanzen die Kobolde und Waldgeister finnischer Sagen.

Diese heile Welt vermittelt eine ungeheure Ruhe, fast möchte ich sie in tiefen Zügen trinken.

Die Dunkelheit bricht herein, wir treten die Feuerstelle aus, langsam gehen wir zurück in unsere Blockhütte und wünschen uns eine gute Nacht.

212 Vakat

Berlin, Köln 1989

August, September

214 Vakat

31

Montag, 21. August

Die großen Ferien sind zu Ende.

Versuche noch einmal, in der Redaktion Fuß zu fassen.

Habe entsetzliche Angst, nicht mehr zu funktionieren, meine Lebensberechtigung zu verlieren. Aber es ist wunderbar, wenn ich spüre, daß ich es wieder schaffen kann. Wie im Mai sind die Kollegen lieb zu mir, und die Arbeit lenkt mich ab. Ich denke aber ständig über die Entfernung des Implantats nach, über die Folgeschäden dieser Art von Bestrahlung. Ob ich es verkrafte, ohne Vollnarkose am Kopf operiert zu werden? – Ohne verrückt zu werden?

Werde ich jetzt schon wahnsinnig? In den drei Wochen, die diesem »Eingriff«, wie es hier euphemistisch heißt, vorausgingen, war ich felsenfest davon überzeugt.

Mögen Hunderte diesen »Eingriff« ohne Probleme gemeistert haben – ich nicht.

Offenen Auges, Ohres, Sinnes miterleben, wie ein Fremder in meinem Gehirn, im Zentrum des Seins jedes Lebewesens, wühlt. Ein Zittern, das lustvolle Platzen eines kleinen Gefäßes … Die Stimmen um mich herum würden lauter, unvermittelt aufgeregter, ein Hin und Her im OP.

Verzweifeltes Wissen des angeketteten Körpers auf dem kalten OP-Tisch – fixiert nennt man das hier – und das Bewußtsein: Dieser Körper war ich.

Der letzte Eindruck vielleicht. Schreckgespenst: Hirnblutung.

»Überlebender« Rest. Sehe Irrenhäuser mit langen, tristen grauen Linoleumgängen, strenge Wärter mit erloschenen Augen, die betroffene Besucher in Zelle sieben, vielleicht auch nach neun führen. Zelle, Zimmer – wo ist der Unterschied? Hinein zu dem irren Blickes starrenden Kretin, der mich einmal beherbergt hat in seiner intakten Hülle – bleich, dürr, sabbernd. Ein kleines Rinnsal Speichel, aus dem Mundwinkel rinnend, aufgesogen vom praktischen grauen Kittel der Anstalt.

Und sonntags in den Sessel am Fenster gehievt, damit den Verwandten das Wiedererkennen erleichtert werde. Ihre Aufgabe: hoffnungsvolles Wiedererkennen des irr lallenden, manchmal vielleicht lachenden Wesens.

Ich werde irre. Aufhören, aufhören! schreie ich den Bildern in meinem Kopf entgegen. Erbarmen!

Ob man selbst spürt, wenn man verrückt ist?

Immer wieder beschäftigt mich diese Frage. Und: Was ist verrückt?

Aber hier geht es um etwas anderes. Um gnadenloses Am-Leben-erhalten der reinen Masse. Seele, Geist – wo seid ihr dann? Geht ihr spazieren?

Flüchte mich abends in meine Bücherwelt.

»Der Wind blies dem Zug entgegen; weiße Dampfschwaden, bald allein, bald mit anderen, dunkleren Rauchschwaden vermischt, huschten als endloser Reigen am Fenster vorbei, an dem Litwinow saß. Er verfolgte diesen Dampf, diesen Rauch. Unablässig schwebend, emporsteigend und herabfallend, wirbelnd und sich über das Gras, über die Büsche legend, sich versteckend, streckend und schmelzend zogen Schwaden um Schwaden vorbei…, sie änderten sich

ständig und blieben die gleichen… ein einförmiges, hastiges, langweiliges Spiel: Manchmal änderte sich der Wind, machten die Schienen eine Kurve – die ganze Masse war plötzlich verschwunden und zeigte sich im gegenüberliegenden Fenster; dann wieder schwang sich der riesige Schweif auf die vorige Seite und verdeckte Litwinow wieder den Blick auf die breite Rheinebene. Er schaute und schaute, und ein merkwürdiger Gedanke überkam ihn… Er saß allein im Waggon: niemand störte ihn. ›Rauch, Rauch‹, wiederholte er einige Male; und plötzlich erschien ihm alles als Rauch, alles, das eigene Leben, das Leben Rußlands – alles Menschliche, besonders das Russische. Alles Rauch und Dampf, dachte er, alles scheint sich ständig zu ändern, überall neue Bilder, eine Erscheinung jagt die andere, aber in Wirklichkeit ist alles ein und dasselbe…«

(Iwan S. Turgenjew)

Montag, 4. September
Komme auf dem Flughafen Köln-Bonn an. Alle holen mich ab. Die Angst vor dem Unbekannten wird zur Panik, weil ich Professor Sturm nicht erreichen kann, um mich noch einmal genau zu erkundigen, was auf mich zukommen wird. Kann seit Tagen nicht mehr ruhig schlafen, an nichts anderes mehr denken.

Dienstag, 5. September
Versuche sofort, Professor Sturm zu erreichen. Er ist nicht im Lande. Die neunzig Tage laufen ab. Fühle mich, als tickte eine Zeitbombe in mir. Wie werde ich sie los, wie ist sie zu entschärfen?

Angst frißt mich auf, verhindert jeden klaren Gedanken.

Mittwoch, 6. September

Habe seit Tagen unsägliche Angst vor der OP Nummer vier.

Ich kann an nichts anderes mehr denken. Wie wird es sein, was werde ich hören? Wie werde ich mich fühlen, wenn etwas schiefläuft – und ich das alles live miterleben muß?

Meine Gedanken kreisen nur noch um das eine Thema. Immer wieder versuche ich, von der Klinik in Köln nähere Auskunft zu ergattern, aber als Patient hat man darauf wohl keinen Anspruch. – Der Patient, das ohnmächtige Wesen.

Aber noch kann mein Kopf denken. Leider fast zu viel. Er läuft heiß. Angst staut sich auf. Die Ungewißheit macht mich rasend.

Bist du Patient, gib deinen Verstand samt allen menschlichen Regungen besser gleich auf. Ist nur störend für den Therapieerfolg.

Menschen sind Fragen erlaubt – Patienten nicht.

Freitag, 8. September

Wieder rufe ich im Klinikum an. Die Ungewißheit bringt mich zur Verzweiflung. Ich weiß ja nicht einmal, welche Schäden ein Implantat verursachen kann, wenn es zu lange im Kopf bleibt. Strahlt es weiter, oder erlischt es wie ein zur Erde fallender Komet? So viele Fragen und keine Auskünfte.

Erreiche nur Dr. F. Seine Antwort auf meine dringlich gestellten Fragen, was denn nun mit mir passiere, worauf ich mich einstellen müsse, ist überaus einfühlsam:

»Mein Gott, was soll da schon sein? Aufmachen, rausholen, zumachen.«

Wirklich sehr einfühlsam und so beruhigend. Bin entsetzt, verzweifelt.

Wäre doch nur Professor Sturm da!

Samstag, 9. September
Ich genieße es, an diesem Samstagnachmittag mit Mutti bei Ulla, Siegfried und den Kindern zu sein. Wenn man krank ist, wird Normalität Luxus.

Habe mich auf dem Sofa hingekuschelt, bin müde – strahlenmüde? Unterhalte mich mit Siegfried. Versuche, meine Gedanken von der bevorstehenden Operation fortzulenken, die immense Spannung zu unterdrücken, die mich durch die unklaren Verhältnisse beherrscht. Bemerke zu meinem Entsetzen, daß ich einen zugegebenermaßen kompliziert gebauten Satz nicht zu Ende führen kann. Habe urplötzlich vergessen, was ich eigentlich sagen wollte.

Panik. Die Logik ist weggewischt, meine Worte drehen sich im Kreis. Schweiß bricht mir aus allen Poren.

Komisch, daß ich immer Angst habe, mich zu blamieren. Wie wichtig es einem wird, normal zu sein.

Heimlich beobachte ich Siegfried, ob er, dort in seiner Welt, die Katastrophe mitbekommt. Beginne den Satz aufs neue. Wieder nichts.

Siegfried zieht sich diplomatisch zurück, und ich gebe meinem seit zwei Tagen andauernden, immensen Schlafbedürfnis nach.

Was dann passiert, weiß ich nicht.

Als ich aufwache, sitzt Siegfried neben mir. Eine ungeheure Ruhe hat sich meiner bemächtigt, sehr angenehm – wie immer im allerersten Moment nach einem Anfall.

Noch begreife ich nicht, was passiert ist. Eine Zehntelsekunde später, direkt nach dem Aufwachen, registriere ich die Anomalität der Situation. Eben fühlte ich mich noch wie in Watte gepackt, geborgen, wie in einem Kokon. Nun dringen hektische Stimmen an mein Ohr. Muttis Aufregung, die besorgten Blicke. – Ein Anfall! – Rot-orange zuckt die Erkenntnis auf samtschwarzem Grund.

Werde Siegfrieds Hand vor meinem Gesicht gewahr: Er will mir meine Tabletten geben. Ich sehe, daß es die falschen sind, will sagen, daß meine in der Mitte rosa sind, nicht rot.

Kann nicht sprechen.

Panik. Grauen übermannt mich, legt sich breiartig, klebrig über mein Bewußtsein.

Ich kann nicht sprechen.

Stumm!!

Die Sätze formen sich in meinem Kopf, aber sie bleiben dort irgendwo stecken, sinken, wild um sich schlagend, in den Sumpf. Sprache, Inbegriff unseres kulturellen Seins. Was unterscheidet den Menschen vom Tier? Wo wären wir ohne das Geschenk der Sprache?

Versuche immer noch, die anderen zu täuschen, da ich mir »ja mmh« und auch »okay« entreißen kann.

Versuche zu schreiben:

»*...Ich wichte ich mich*
wichte um mir
om
mochte wiedchtecck
um miich erwarte
ermutche
um um warte
Um möchte
daß Du waß (waß durchgestrichen, dann unterstrichen)

daß du vor Brac (Brac durchgestrichen) *Broc* (unterstrichen, doppelt durchgestrichen)

Bruck (unterstrichen) *for vor torck* (alles durchgestrichen)

anrufst.

Ab daß Du links ein Strich.

Aber Sätze, Worte, drei Silben gemeinsam lösen sich nicht, sie sind im Gegensatz zu einigen Minuten zuvor zwar fertig, aber quälend wird mir bewußt:

Ich kann diese herrlich glitzernden Gebilde, die Worte – ich kann sie nicht artikulieren. Tränen der Scham, Hilflosigkeit, puren Entsetzens strömen mir über die Wangen. Will sprechen, schreien, die Angst losbrüllen. Aber eine dunkle Kraft verhindert selbst das, würgt mich, läßt mich an meinen Worten ersticken.

Siegfried ruft Dr. von Brück an, beschreibt ihm den Anfall: daß meine Augen ins Leere gingen, ich niemanden mehr hörte, die Zuckungen begannen. Niemand hat mich angefaßt, denn das ist, laut Dr. Waldner, in einem solchen Fall verboten. Ich muß furchtbar geschrien haben, das ganze Haus war alarmiert. Dr. von Brück sagt Siegfried, welche Tabletten ich nehmen soll. Siegfried gibt mir den Hörer, ich weine, weine, weine.

Mein Entsetzen ist abgrundtief, dafür gibt es keine Worte. Und wieder wird mir übel.

Zurück bleiben Angst und die *Scham*, daß mir wieder »so etwas« passierte.

Hatte unvorsichtigerweise damit gerechnet, es habe sich bei dem Anfall um einen Einzelfall gehandelt, der nach dem Niederringen des eigentlichen Tumors ebenso selbstverständlich aus meinem Leben verschwinden würde, wie er sich in mein Leben gedrängt hatte. Doch ohne Vorwarnung, einfach so, hatte mich die Krankheit mit ihrer für mich schlimmsten Seite wieder am Wickel.

Krankheit der Könige. – Ich kann nichts Königliches daran erkennen. Nur Beschämendes, Demütigendes, Isolierendes. Kein Caesar und kein Dostojewskischer Idiot.

Eine Erinnerung aus Spanien streift mich:

Sitze an Davids Schreibtisch auf der Finca, der Farm. Samstag. Ich bin allein, der letzte Eingriff liegt erst kurze Zeit zurück. Meine Gesellschaft sind die Tiere, Hunde, Katzen, meine Musik das Rauschen der Bananenwedel vor dem Fenster. Auf meinem Schoß, die Pfote fordernd auf dem Schreibtisch: die Katze »Schwänzchen«, allerdings ohne selbiges. Ein Krüppel wie ich.

Sie hebt fragend den Kopf, samtweich, schnurrend und schaut mich durchdringend aus ihren wunderbar klaren Augen an.

Vor Schwänzchen habe ich keine Scham.

Und wieder wird mir übel – zum drittenmal.

Erwache dann Stunden später in der Klinik. Notaufnahme, wie gehabt. Einige Sekunden durchflutet mich ein ungeahntes Glücksgefühl. Ich blicke in beunruhigte, gütige Augen: »Professor Terhaag«, stellt sich der Arzt vor.

Wie sich herausstellt, hatte ich wieder einmal Glück im Unglück: Während meines dritten Anfalls trifft der Notarzt zu Hause ein, und dieser junge Arzt war ausgerechnet Neurologe. Er wußte genau, was zu tun war. Entgegen der üblichen Aufnahme im nächstgelegenen Krankenhaus veranlaßte er meine sofortige Einlieferung ins Kölner Klinikum.

Was dann folgt, ist schon Routine: Computertomographie des Kopfes – und ab auf die Station.

Bekomme ein helles Zimmer auf Station 11 d. Bin so abhängig von einem klein bißchen Schönheit drumherum, ob es Blumen sind, mein altes Silberbesteck oder ein schönes Glas – alles hilft mir. Kein einziger Tag während der Krankheit, an dem ich nicht bereits vor der Visite gewaschen bin, Haare zurechtgemacht und geschminkt. Selbst um sechs Uhr morgens kann mich keiner überraschen. Maske. Schutzfunktion. Aber warum soll ich nicht das in Ordnung halten, was ich noch kontrollieren kann?

Mutti, Ulla und Siegfried bleiben bis abends bei mir. Am nächsten Morgen sind Ulla und Mutti wieder da – mit einem großen Rosenstrauß.

Gerd ruft mich an, hat von Ulla erfahren, was passiert ist. Freue mich, ihn zu hören.

Ein paar Tage später ruft mich Stephan an und sagt mir, welcher Planet gerade in jener Nacht derjenige war, der so funkelte und meinen Blick immer wieder magnetisch anzog.

»Du des Rundes Herr, das mit Sternen besät,
der fest gestützt auf ewigen Thron
im rasenden Schwung den Himmel bewegt,
die Gestirne bezwingt, zu spürn das Gesetz,
daß mit vollem Horn bald leuchtend der Mond
dem gesammelten Licht des Bruders sich stellt,
den schwächeren Stern mit den Strahlen verdeckt,
mit verdunkeltem Horn bald in Blässe gesenkt
dem Phöbus nah vom Leuchten verliert;
daß der Abendstern, der beim Dämmern der Nacht
im Westen beginnt seinen kühlen Lauf,
fürs zweite Mal die Zügel getauscht,
die gewohnten, und bleicht bei Phöbus' Erstehen.
Du bist's, der gleich die Stunden zerteilt,
die schnellen, der Nacht, kommt des Sommers Glut.

Du bist's, der im Frost des entblätterten Herbsts
einzwängt den Tag in die kürzere Frist.
Es ist deine Gewalt, die das wechselnde Jahr
regiert, daß der West, was der Atem des Nords
entführte, ersetzt durch verjüngtes Laub,
was Arcturus erschaut als geringen Keim,
der Hundsstern brennt im hohen Halm.

Es gibt nichts, was gelöst vom uralten Gesetz,
verließe das Werk des eigenen Stands.
Ob im klaren Bezirk du ein jedes gleich lenkst,
verschmähst du allein doch, des Menschen Tat
mit verdientem Maß zu beschränken als Herr.

Warum denn bewirkt so gewaltigen Sturz
das gleitende Glück? Die Reinen bedrängt,
dem Verbrechen erspart, die Strafe der Schuld,
verkommene Art besetztet als Fürst
erhabenen Thron, und die Schuldigen, sie
treten ungerechten Tauschs geheiligt Genick.

Die Tugend, berühmt einst, ruht jetzt versteckt
in dunkler Nacht, der Gerechte erträgt
des Bösen Schmach.
Nichts schadet der Meineid und nichts der Betrug,
der geschmückt stolziert, verlogen geschminkt.

Wenn's aber die Kraft zu brauchen gefällt,
wie viele davor auch Völker in Furcht,
hohe Fürsten mit Lust weihn sie dann dem Staub.

O erbarme dich du der Erde Qual,
der die Satzung der Welt mit Banden knüpft:
des so mächtigen Werks nicht geringer Teil,
es ringt der Mensch auf des Schicksals Meer.

Als der Lenker bezwing die reißende Flut,
und womit du beherrschst das unendlich All,
erhalte im Bund auch die Erde fest!«

(Anicius Boethius)

32

Montag, 11. September
Nachmittag. Zimmer 27, Station 11 d.

Professor Sturm betritt den Raum, lehnt sich an die Fensterbank über den Dächern von Köln. Der schlanke, charismatische Mann bespricht mit mir die Operation. Die CT sei außergewöhnlich gut. Nur noch Nekrose.

Er wird die altc Naht in Lokalanästhesie öffnen, die drei radioaktiven Seeds rausziehen, die Wunde schließen. Zeigt mir die aktuellen Computertomographien mit den radioaktiven Einlagen in meinem Hirn – und ich überrede den Überraschten dazu, während des Eingriffs schreiben zu dürfen.

Ich habe Höllenangst vor dieser OP, habe alle Überredungskünste ausgeschöpft, doch noch mal eine Vollnarkose zu erhalten. Aber ohne Erfolg. Habe mir dann den Kopf zerbrochen, wie ich das aushalten könnte, und kam auf die geniale Idee, während der Operation zu schreiben, mich abzulenken. Erschien mir ganz logisch. – Erst Jahre später verstehe ich, warum Professor Sturm ziemlich überrascht war.

Wir sprechen über meine Angst, die am vergangenen Wochenende unerwartet den Anfall ausgelöst hatte. Zwei Wochen hatte ich fast täglich versucht, ihn anzurufen, um Näheres über die OP und den Termin zu erfahren; schließlich habe ich die radioaktiven Dinger im Kopf, und die angesetzten neunzig Tage liefen am 16. ab.

Finde Verständnis bei Sturm. »Rufen Sie mich nächstens einfach privat bei mir zu Hause an.«

Der Arzt mit dem aufmerksamen Blick. Bei ihm fühle ich mich nicht als Nummer, sondern als Mensch.

Mutti und Gerd sind da, Ulla und Siegfried kommen. Blümchen, Schriften, *Cosmopolitan* und »Mon Cheri«. Ich werde sehr verwöhnt.

Ulla hält nach wie vor *Zwei Frauen* von mir fern, jenes Buch über zwei Krebspatientinnen, auf das ich durch Zufall bei ihr aufmerksam wurde.

Es ist spät geworden. Allerlei Gedanken schießen mir durch den Kopf, als ich allein im Zimmer bin. Professor Sturm als Silhouette gegen den Kölner Himmel. Welches Geschenk, welch schönes, sicheres Gefühl muß es einem geben, sein Leben so erfolgreich, hilfreich einer Aufgabe widmen zu können.

Sturm. – Zum erstenmal sprach einer von dreißig, sogar vierzig Jahren. »In dreißig Jahren kommen Sie mit einem Schnupfen zu mir«, scherzte er.

Fassen kann ich es noch nicht: dreißig, vierzig Jahre!

Sieben Monate nach meinem Todesurteil in Berlin.

Der Chefarzt, Dr. Kollosakis, hat mir meine CTs ausführlich erklärt, blieb morgens länger, stand mir geduldig Rede und Antwort. Ich bin ihnen allen so dankbar für ein bißchen Zeit und Offenheit.

Bin ganz ruhig, seit Professor Sturm mir erlaubt hat, während der OP blind Aufzeichnungen zu machen. Hatte mich vor hohem Infektionsrisiko und Blutungen gewarnt. Was soll's.

Das einzige, was mich beschäftigt, ist, daß ich alles live erleben soll.

Sicher, der kleine Eingriff rechtfertigt nicht das Risiko der Vollanästhesie. Rechtfertigt. Risiko. Und niemand denkt an etwas anderes als an mich als Körper.

Gehören nicht auch Seele und Geist dazu? Empfindungen? Bin ich nur Fleisch, ein Stück Fleisch in den Händen der Mediziner? Der Körper soll, besser: darf, nicht beschädigt werden.

Der Körper – goldenes Kalb unserer Zeit. Götze mit unbeweglich grinsender Maske, Blendwerk. Fassade.

Montag, 18. September

Abends spät: Schwester Mary aus Singapur. Wir plaudern. Zwei Töchter hat sie: die eine zwölf, die andere fünfzehn. Will mir ein Schlafmittel wegen der morgigen OP geben. Weise es zurück.

Schlafe unruhig, ist aber okay. Keine angstgeschüttelten Stunden, vielmehr nachdenklich. Komisch: Denke an Konzentrationslager, an die Bilder der Wochenschau, schwarzweiß, die Brillenberge zeigen – und die Lager, übersät mit abgeschnittenen Haaren. Sehe die grauen, ausgemergelten Leichen, achtlos auf einen Haufen geknallt. Und wieder diese leeren Augengläser – hunderte, tausende.

Dienstag, 19. September

Dusche früh, schminke mich ein kleines bißchen; hebt die Moral!

Alle auf der Station sind sehr, sehr liebevoll zu mir. Bekomme mein Engelhemdchen. Die Show kann beginnen.

Die Kanüle liegt noch. Werde schon wie ein alter Hase behandelt: »Sie kennen das ja schon…«

Mutti kommt, meine alte Schildkröte, hält Händchen. Es tut gut, daß sie bei mir ist. Wie dünn sie in den letzten Wochen und Monaten geworden ist. Uns allen ist es an die Nieren gegangen. Und ich bin an allem schuld.

Von allen Seiten kamen Aufmunterungen. Das Telefon stand kaum still, Briefe von meinem Doktorvater, aus Frankreich, Finnland und Spanien. Martina kam aus Berlin auf einen Kurzbesuch: Die Redaktion verwöhnte mich mit Blumen.

Ich spüre: Alle denken an mich, und das hilft mir.

Die Infusion wird gelegt, Antibiotikum und Valium tropfen in meine Vene. Schnelligkeit »3:1«. Jedes Detail prägt sich mir ein.

Und nach nur einem Drittel Valium ist die Kanüle endgültig verstopft.

Warum sollte bei mir auch nur *einmal* etwas glattgehen?

Komme mir langsam vor wie ein lebendiger Crash-test-Dummy.

Das Spiel beginnt: Frau Dr. Lennarz versucht links zu spülen, dann die Nadel neu zu legen, trifft und trifft nicht, schlägt meinen Arm. Aber meine Venen haben sich verschreckt verkrochen. Es hilft alles nichts.

Sie versucht es im Handrücken, wovor mir höllisch angst ist; habe noch von der Notaufnahme am vergangenen Samstag die Nase voll.

Professor Sturm wird gerufen. Die Operation verzögert sich. – Er versucht es links, der Arm ist blutverschmiert – dann schlagend, klopfend rechts auf dem Handgelenk, trifft – und die Vene platzt. Die Gefäße sind zu zart.

Das Ganze artet in Quälerei aus. Sturm will Kollosakis rufen; der kann wohl gut stechen, ist aber unerreichbar.

Sturm schaut mitleidig auf den schon lila-grüngelben Arm, von der Notaufnahme malträtiert. Versucht es noch mal. Dann ist von Dr. Weber und Armbädern die Rede.

Weber ist schnell. Ein weiterer schmerzhafter Fehlversuch, dann warme Wickel von Schwester Annette, und Dr. Weber schafft es rechts außen am Arm.

Unterhalte mich während der Prozedur mit dem ganzen »Aufgebot«. Hat ja keinen Sinn zu jammern; davon geht es auch nicht schneller. Sie können ja wirklich nichts dafür, daß es weh tut. Sie alle bemühen sich mit Samthandschuhen um mich.

Erinnere mich, daß der Narkosearzt in San Francisco durch sein Gesteche die OP um fünfundvierzig Minuten verzögerte. Hier waren es anderthalb Stunden.

Sobald die Kanüle liegt, geht es ab in den OP. Nachteil: Kann kaum die vorgesehene Dosis Valium im Körper haben. Wundere mich, so ohne Angst zu sein. Also muß das Valium, das ich intus habe, verdammt gut wirken.

Weiß noch, daß ich mich weiter wunderte, so ohne Angst zu sein, obwohl ich doch gerade vor dieser Operation bei vollem Bewußtsein einen solchen Bammel hatte und mich dieser Eingriff – spätestens seit San Francisco – in meinen Träumen als Schreckgespenst verfolgt. Und obwohl ich mir heute aufgrund der durch die Chemotherapie und die Bestrahlung geschädigten dünnen Gefäße des Blutungsrisikos überbewußt bin. Und obwohl ich meiner Entlastungstaktik, mit der rechten Hand zu schreiben, wegen der Kanüle beraubt bin, was mich maßlos ärgert und ängstigt. Also bin ich wohl doch nicht so ruhig, wie ich es mir vorsage.

Der OP. – Kleiner grauer Vorraum, zwei Schwestern in Grün mit Mundschutz.

Bin verblüfft, nicht in einen spektakulären, weißgleißenden, blendenden, großen, Angst einflößenden Operationssaal gerollt zu werden. Keine pingelige Ordnung, keine atemberaubende Weite im Reich der Herren über Leben und Tod.

Ein relativ kleiner Raum – einfach ein Zimmer mit grauem Linoleum; viel Grün.

Steige selbst vom Bett und klettere auf die schmale, kalte, ebenfalls grün abgedeckte OP-Pritsche; das Engelhemd wird wegen des EEGs an den Schultern herabgezogen. Dabei ist mir schon seit heute früh erbärmlich kalt. Scham kommt nicht auf. Profi-Arbeitsatmosphäre.

Höre, wie sich das Team nebenan wäscht. Künstliches Licht, alles relativ dunkel. Auf der Fensterbank liegt metallenes chirurgisches Gerät, worin ich, wie mir während der OP bewußt wird, Sturms Hände arbeiten sehen kann. Und das beruhigt mich ungemein. Es gibt mir ein Gefühl von Ruhe und Kontrolle, so, als könne man selbst in den Lauf der Dinge eingreifen, als wäre einem nicht jegliche Entscheidung aus der Hand genommen.

Werde mit grünen Tüchern abgedeckt, auf die rechte Seite gedreht, der Infusionsschlauch wird zurechtgelegt, und Sturm erscheint, in Grün, die Hände hochhaltend. Erlaubt, daß eine Ecke der Gesichtsabdeckung hochgeschlagen bleibt. So kann ich gucken.

Ich muß.

Er hat wirklich Verständnis für meine Art, mit der Krankheit umzugehen. Es funktioniert bei mir nur über den Verstand, über das Wissen, die Kenntnis aller Details. Nur das beruhigt mich. Sonst habe ich sofort das Gefühl, ausgeliefert zu sein, vor Angst verrückt zu werden. Das Wissen um das, was geschieht, ist mein Anker.

Wie unendlich gut es tut, daß alle so verständnisvoll sind.

Vorher dachte ich, tausend Gedanken müßten mir während einer Kopfoperation durchs Hirn schießen – Angst ob der Aussicht, beim Eingriff am Gehirn wahnsinnig zu werden. Aber ich bin seltsam konzentriert, als Sturm meinen

Kopf mit geübtem Griff sanft und bestimmt nach rechts dreht und Schwester Annette mir ihre Hand hinhält.

»Wozu?« frage ich.

»Können Sie drücken«, kommt es freundlich zurück.

Ich bin so voller Vertrauen zu Sturm, der mich ernst genommen hat, daß ich fast sicher bin, ich werde die Hand nicht brauchen. Finde es aber derart lieb, daß mich ein ganz warmes, ruhiges Gefühl durchflutet.

Das Spiel beginnt, ziemlich schmerzhaft, mit einer Betäubung, subkutan. Deutlich höre ich, wie die Nadeln unter die Kopfhaut geschoben werden, als zöge man eine Ledernadel durch sehr dichtes Fell.

Viermal.

Meine Nerven verfolgen jeden Millimeter der Nadelspitze, die sich unter meiner Kopfhaut langsam vorschleicht, vorschiebt, und ich bemerke jede Drehung des Instruments.

So unangenehm die Prozedur ist, so wirksam ist die Betäubung. Die zögernd gewachsenen Stoppeln sind rasiert worden, wieder fielen einige Haare der Schere zum Opfer. Aber an all dies habe ich mich ja schon gewöhnt.

Nun erklärt mir Sturm, was er in meinem Kopf ausführt. Ich bedanke mich, sage ihm, wie mir das hilft. Sprechen darf ich anscheinend. Ich entdecke den »Spiegel« auf der Fensterbank – die chirurgischen Gerätschaften, die das Szenario verzerrt wiedergeben.

Faszination beherrscht mich mehr als Angst. Ich schaue in die Augen der Schwester, halte dankbar ihre Hand. Höre die Befehle nach diversen chirurgischen Instrumenten und spüre, wie Sturm meinen Kopf flach auf die rechte Seite drückt.

Schneller als erwartet zieht er Seed Nummer eins.

Erfolgsmeldung.

Die beiden anderen werden schwieriger. »Zu gut fixiert«,

sagt er. »Müssen sehen, daß alles in einem Stück rauskommt, kein Rest bleibt.«

Einen Moment lang überfällt mich die Angst vor einer Blutung.

Fixiert! – Und das bei den dünnen Gefäßwänden nach der Chemotherapie, dem vierten Eingriff an meinem Hirn. Mit niemandem ist fest abgemacht, daß man mir ins Jenseits helfen soll, wenn etwas schiefgeht. – Ich war unvorsichtig, leichtsinnig.

Sekundenschnell ziehen altbekannte Schreckensbilder an mir vorbei: Ich als sabbernder Kretin, im Rollstuhl. Das war sie mal. Alles alte Bekannte, diese Bilder. Nicht, daß ich mich als etwas Besonderes, mein Leben als etwas Heiliges betrachtet hätte. Nur will ich als Mensch würdig abtreten, habe Angst vor diesen Leben, aber nicht Menschen erhaltenden Apparaturen und Möglichkeiten der modernen Medizin. Aber über so etwas spricht man nicht, damit erschrecke ich jeden beinahe mehr als mit meiner Krankheit.

Ein weiterer entschlossener Druck Professor Sturms – und dieses Mal spüre ich, bilde es mir zumindest ein, wie der Katheter mit den Seeds Nummer zwei, dann drei aus dem Loch in meinem Kopf gleitet.

In den letzten drei Monaten waren an zwei Stellen drei Jod-125-Seeds implantiert; die Gesamtaktivität betrug 17,9 mCi; innerhalb von neunzig Tagen wurden sechzig Gy am Tumorrand appliziert.

Drei lange Monate. – Nun bin ich das Implantat los.

Sturm beginnt mit der Naht. Wir unterhalten uns. Er verlangt anderes Garn für eine feinere Naht: er benutze einen besonders schönen Stich.

»Kreuz- oder Hexenstich?« frage ich.

»Wie geht denn der?« witzelt er.

Die Schwestern lachen.

»Lernt man im Nonnenkloster«, antworte ich und bin froh, daß *er* näht, denn ich war im Handarbeitsunterricht eine völlige Niete.

Gegen Ende der Naht geht der Faden aus, die Schwester reicht normales Garn. »Nein, das bessere«, ordert Sturm und erklärt mir dessen Vorteil.

Vierzehn Stiche zählt er auf meine bestimmt nervende Frage – subkutan. Dann außen.

Eineinviertel Stunden in der intimen, abgedunkelten OP-Atmosphäre. Jodartiges wird gepinselt, Sprühverband. Ich bedanke mich bei all den großartigen Menschen, bin voller Bewunderung für Sturm, der während der OP sogar die Nerven hatte, sich mit mir über Ostpolitik, Berlin, meinen Job zu unterhalten.

Guter Psychologe. Besser als mit meiner geliebten Arbeit hätte er mich nicht ablenken können.

Werde ins Zimmer gerollt. Muttis sorgenvoller Blick: Froh ist sie, mich wiederzuhaben. Und endlich bekomme ich meinen Valium-Tropf, nachmittags noch mal Antibiotikum.

Bin völlig ruhig. Mutti darf bei mir bleiben. Ich erzähle von der Operation, wie lieb alle waren, welch wunderbarer Arzt Sturm ist.

Bin ungemein erleichtert: Nach all den Wochen bin ich nicht mehr radioaktiv.

Habe es hinter mir – alle Entscheidungen. Mehr kann ich nicht tun.

Wie schön die Ruhe ist.

Genieße den Blick auf Köln, den Dom, Sankt Gereon.

Mutti bleibt bis abends; auch Ulla und Siegfried dürfen kurz zu mir. Im Reinkommen schon Ullas aufmunternde Stimme: »Wie geht's, Schätzchen?« Siegfried drückt mir vorsichtig die Hand.

Vor dem Schlafengehen Plausch mit Mary über ihre Kinder, Zahnschmerzen, die Patienten hier in der Klinik, den Tod und den lieben Gott.

Frau Dr. Lennarz, die vor der OP meine Venen suchte, hat von einem Wunder gesprochen. Stehe abends selbst auf und gehe allein ins Bad. Wer hätte das gedacht.

Sehr unruhige Nacht. Bin jede Stunde wach.

Schmerzen.

Erster Tag nach der OP wie im Rausch. Habe mein Codein aus Amerika mitgenommen und nehme es anstelle der wirkungslosen Gelonida. Warum mehr Schmerzen als nötig? Habe keine Lust zum Lesen. Hebe ab.

Dusche wie immer. Hatte mir noch am OP-Abend die Nägel gelackt. Äußerlichkeiten. In Extremsituationen werden sie wichtig, wie ein Netz, an dem man sich festhält, um nicht in den Abgrund zu rutschen, ihn nicht unbarmherzig mit weit aufgerissenem schwarzem Maul unter sich gähnen sehen zu müssen. Ein bißchen Tünche, Haltung, Korsett.

Mir jedenfalls hilft es. Und das Codein wirkt Wunder gegen den ekelhaften Wundschmerz. Wie ein einziger Schädel brummen kann.

Ein Blumenstrauß aus der Redaktion. Auf der beiliegenden Karte ein unpersönliches »Gute Besserung! Im Auftrag …«

Bin enttäuscht, fühle mich einsam und vergessen, Abstellgleis. Kein persönliches Wort, kein bekannter Name. Wenn ihr nur wüßtet, wie verletzend dies auf mich wirkt. Kein Anruf, keine Nachfrage am Tag der Operation.

Heute weiß ich, daß ich damals viel zuviel verlangte. Aber die Haut wird dünn, wenn man am seidenen Faden hängt. Und ganz ungewollt kann einen ein jeder mitten ins Herz treffen.

Was oft aus Rücksichtnahme der Freunde und der Familie

geschieht, deutet man als Beiseiteschieben, Abstellgleis. Man reagiert überempfindlich wie eine Mimose. Irgendwie muß ich damit fertig werden, aber es ist schwieriger als gedacht.

Gleich am nächsten Tag klingelt auch wieder das Telefon. Mit Professor Emge, meinem Doktorvater, gesprochen; bin sein Paradepferdchen. Wie nah ich mich ihm fühle – lieber alter Martinus.

Ulla sprach, wie vereinbart, René, dem mitleidenden Freund der Familie, auf den Anrufbeantworter. Die Tage in und um Paris und an der Loire haben mich innerlich gestärkt. Hatten viel Spaß, so viel Schönes rundum, Sommer, die Schlösser mit den bunten Glasscheiben, den verwunschenen Türmen und dem weiten Blick von den Zinnen auf die schimmernde, gewundene Loire.

Denke an Spanien – Szenen aus den Ferien schießen mir durch den Kopf. Es ist gut, daran denken zu können.

Ines von der Schulenburg ruft abends an – so optimistisch. Sagt, es sei mein Wille, der mich alles durchstehen läßt. – Sturm hatte das auch gesagt: So nach und nach bekäme man einen Blick für die Patienten.

Stephan rief an, dreimal. Beschäftigt sich jetzt mit Astronomie. Universalgenie. Erzähle ihm von den Sternen über dem Dom: Der Wassermann, mein Sternzeichen, steht abends um zehn Uhr genau über mir. Wende meinen geschundenen Kopf den Sternen und ihren magnetischen Heilkräften zu, lasse mich heilen und versinke in wohlige Gewißheit.

Mary hatte abends gesagt: »Man muß ein bißchen beten, ein bißchen glauben.«

Ja, Mary – und ein bißchen wissen wollen.

Habe als ersten Dr. von Brück angerufen. Seine beruhigende Stimme begleitet mich. Denke an Stephans Anrufe; er denkt an mich.

Der zweite Tag nach der Operation. – Der Morgen graut über Köln. Leichter Wundschmerz. Ich schreibe seit vier Uhr früh.

Zwei Wochen später werde ich entlassen. Die Zeit in der Hölle ist erst mal überstanden.

»Oh! Die Wissenschaft! Man hat alles wiedergenommen. Für den Körper und für die Seele – als Wegzehrung, – hat man die Medizin und die Philosophie, – die Hausmittel der alten Mütterchen und die bearbeiteten Volkslieder. Und die Lustbarkeit der Fürsten und die Spiele, die sie untersagten! Geographie, Kosmographie, Mechanik, Chemie! ...

Die Wissenschaft, der neue Adel! Der Fortschritt. Die Welt geht vorwärts! Warum sollte sie sich nicht im Kreise drehen?«

(Arthur Rimbaud)

33

Donnerstag, 9. November
Bin wieder in Berlin. – Ich lebe noch. Ich lebe, lebe.

Schamoni hat heute Geburtstag, bin zur Fete eingeladen – fünfhundert Gäste.

Auf einmal, die Party ist in vollem Gang, kursiert das Gerücht, an diesem Abend werde die Mauer fallen.

Genaues weiß niemand.

Genug für uns. – Wir machen uns mit dem Ü-Wagen sofort auf in Richtung Brandenburger Tor.

Ein unglaubliches Bild bietet sich uns: Eine Menschenmenge drängt sich unmittelbar vor der Mauer, die Hände hochgereckt wie ein Mann, Menschen von Ost nach West hievend.

Freudenschreie, wenn es wieder einer geschafft hat. Jeder Neuankömmling wird von der Menschenmasse förmlich aufgesogen. Und kein Schuß fällt.

Wie viele mußten ihr Leben lassen, weil sie den Weg in die Freiheit suchten. Noch im Februar endeten solche Versuche tödlich.

Verzweifelt versucht die Polizei West-Berlins, die Menschen, die in die Freiheit drängen, mit Wasserwerfern daran zu hindern. Doch als öffneten sich alle Schleusen, drängen immer mehr über den »antifaschistischen Schutzwall«.

Menschen lachen, Menschen weinen, Menschen liegen sich in den Armen.

Wir können nicht fassen, was wir sehen! Nach all den langen Jahren!

Der Ü-Wagen fährt weiter. Die ersten mutigen Autofahrer erreichen den Westen: Trabis und Wartburgs rollen in einer langen Schlange im Schrittempo Richtung Innenstadt.

Ganz Berlin scheint auf den Beinen zu sein. Menschen umringen jeden Wagen. Die Fahrer haben trotz der Kälte die Scheiben heruntergekurbelt. Hände strecken sich ihnen entgegen, müssen geschüttelt, gedrückt werden. Auf offener Straße weinen die Berliner – aus Ost und aus West.

Bierflaschen, Sektflaschen, alles, womit sich feiern läßt, wird auf die Motorhauben der Trabis gestellt. Ein Willkommensgruß, der von ganzem Herzen kommt.

Szenen wie diese vergißt man nicht: Eine ältere Dame mit schwerem Pelzmantel und juwelengeschmückt, wohl gerade aus der Oper kommend, drängt sich durch den Trubel. Zwei schmale junge Männer passieren die Grenzlinie von Ost nach West, hüpfen vor Freude wie die Kinder. Die alte Dame läuft ihnen spontan entgegen, umarmt die beiden, drückt sie an ihre Brust, als wären es ihre eigenen Kinder. »Jungchen, Jungchen, ich freu' mich so, ich freu' mich so«, wiederholt sie unter Tränen. Die beiden sind Tischler und wollen nur mal gucken. Haben ihre Schicht verlassen, wollen aber morgen früh zurück sein. Die Freude strahlt aus den bleichen Gesichtern. Zu Hause – im anderen Teil der Stadt. Aber in einer vereinten Stadt, wie jeder es in dieser eisigen Novembernacht hofft.

Wir fahren weiter zur Gedächtniskirche. Die Menschen erdrücken uns fast, umlagern den Ü-Wagen mit dem Frosch.

Ein knallgrüner Trabi rollt heran: ein Potsdamer mit seiner Familie. »Wir wollten nur mal gucken, ob das wirklich funktioniert«, meint das Familienoberhaupt. »Es war gar kein Problem«, fügt er erstaunt hinzu. Aber später in der Nacht wollen auch sie wieder zurück – nach Hause. Von allen Seiten strömen die Menschen auf den Ü-Wagen zu. Klaus Kelle hält von hier aus die Berliner live auf dem laufenden. Und immer mehr kommen, wollen mit eigenen Augen »das Wunder« sehen. Keiner kann wirklich fassen, was passiert. Jeder spricht mit jedem. In dieser Nacht sind alle nur eines: Menschen – freie Menschen.

Enttäuscht sind die allerersten »Besucher« nur, daß am Ku'damm, dem bislang so fernen Paradies, keine Kneipe offen ist. »Wollten nur kurz rüberkommen, ein Bier trinken, und dann fahren wir wieder«, hören wir oft in dieser Nacht.

Ein paar ganz Fixe sprechen uns an Ort und Stelle auf einen Job an. Gafron schüttelt Hände ohne Unterlaß, spricht mit den Leuten, die hier und jetzt ihre Lebensgeschichten erzählen. Übersprudelnd. Wie erlöst. Und voller Ungewißheit über die Zukunft. Geschichte – hautnah.

Mitarbeiter der *Berliner Morgenpost* bringen Zeitungen auf den Breitscheidplatz – »westliche Druckerzeugnisse«. Sie werden ihnen aus der Hand gerissen.

Irgendwann wollen die ersten zurück. Und 100,6 organisiert einen Polizeikonvoi, der sie durch die eigene, doch fremde Stadt zurückgeleitet.

Berlin scheint zu tanzen und zu weinen. Selbst kühle Manager schämen sich nicht ihrer Tränen. Freudentränen. Ich habe niemals so viele hoffnungsfrohe, strahlende Gesichter gesehen wie in dieser Nacht.

9. November 1989: Der Tag, an dem die Mauer fiel
Ich war dabei. Es war wie ein Traum.

Silvester
Ich tanze fast die ganze Nacht.

25. Januar 1990
Habe meinen dreißigsten Geburtstag gefeiert.
Ich lebe. Ich lebe. LEBE.

242 Vakat

San Francisco 1995

244 Vakat

34

In den nächsten Jahren verbringe ich viel Zeit in Nordafrika und komme regelmäßig zu Untersuchungen nach Berlin. Langsam sehe ich den Check-ups gelassener entgegen.

Professor Wilson antwortet mir im Januar 1995 auf meinen Weihnachtsgruß:

»Dear Daniela, I was absolutely delighted to hear from you. You have defied the odds, but I told you that you would. It is very, very important that you maintain a positive attitude, and I am convinced that this was an important part of your recovery.

Do keep in touch with me. I am very interested in you and your further course, and it brings me great pleasure to know that you are continuing to do so well.

Best wishes, sincerely, Charles B. Wilson, M. D.«

Dienstag, 14. Februar – Valentinstag
Sitze im Flieger nach Berlin. Die Kontrolluntersuchung ist wieder angesagt. Dreimal pro Jahr tue ich mir das an. Wenn dieses Mal alles in Ordnung ist, dann nur noch zweimal jährlich.

Anfangs war ich vor diesen Routineuntersuchungen ungeheuer nervös. Doch mit der Zeit werde ich ruhiger – rede ich mir zumindest ein. Eine entscheidende Rolle spielen dabei die hochmodernen Geräte in der Praxis von Dr. Kluge, die immer auf dem neuesten Stand, immer mit Erleichterungen für die Patienten verbunden sind. So muß ich für ein CT nicht mehr in die »Röhre«, sondern lege mich unter einen halbmondförmigen Ring.

Nach der Untersuchung gehe ich jedesmal zu Dr. Kluge ins Sprechzimmer; dann strahlt er mich an und beglückwünscht mich zum guten Ergebnis, Frau Kluge auch. Bin schließlich eine alte »Stammkundin«. Dabei hatte 1989 niemand daran geglaubt, daß ich diese katastrophale Krankheit überleben würde.

Das sind die Gedanken, die mir während des Fluges durch den Kopf gehen.

Kaum angekommen, gehe ich zu Dr. von Brück, der mich schon in der Praxis erwartet. Wir besprechen, daß ich nach der Untersuchung wie immer mit den Bildern bei ihm vorbeischaue. Meine Tasche darf ich in der Praxis lassen; er nimmt sie mit nach Hause, denn seit ich nicht mehr in Berlin lebe, darf ich bei jeder Untersuchung bei ihm und seiner lieben Familie wohnen.

Bin wie üblich vor den Untersuchungen zu früh. Und nervös. Aber das gebe ich nicht zu. Sitze schon eine Stunde vor dem Termin bei Dr. Kluge im Wartezimmer und versuche, mich auf mein Buch zu konzentrieren. Komisch, sonst bin ich ruhiger, ganz bestimmt. Unterdrücke das »Was-wäre-wenn«-Spielchen nur mühsam. Sonst war ich immer so locker. Oder bildete ich mir das nur ein?

Nach einer endlosen Wartezeit, also absolut pünktlich, liege ich unter dem Kernspin: hinein in die Backröhre. Ich schließe die Augen und hoffe, daß alles bald überstanden ist, Berlin wartet vor der Tür.

Tok, Tok, Toktoktok – der riesige Apparat umschließt

mich in seiner stählernen Umarmung, und ich vermeine seine Herzschläge zu hören. Herzschläge eines Mammuts. Trrr, Trrr, Trrr, lange Sequenzen unbekannter Wellenlängen bombardieren meinen armen Kopf. Vielleicht bin ich im Körper eines Dinosauriers gelandet. Lasse meiner Phantasie wie immer freien Lauf. Anders sind die etwa zwanzig Minuten der Untersuchung nicht auszuhalten. Bloß nicht an die Enge denken, bloß keine Panik. Platzangst. Nicht daran denken. Den Kopf nicht bewegen, Augen geschlossen halten. Mittlerweile scheint ein Preßlufthammer zu kreischen. Ruhe, bald ist es vorbei!

Nach einer Ewigkeit tauche ich aus dem Dunkel auf – und *weiß*, daß irgend etwas nicht stimmt. Ich spüre es.

Der Arzt sagt mir, er werde mir nun Kontrastmittel spritzen. Es sei besser, wenn wir auch damit noch Aufnahmen machten. Weiter sagt er nichts.

An sich kein Grund zur Beunruhigung, wenn ich es nicht schon wüßte. Es ist ein schleichendes Gefühl, das mich packt und mich keinen klaren, logischen Gedanken fassen läßt. Die zweite Untersuchung gleicht ansonsten der ersten aufs Haar. Dann bin ich entlassen, sitze wieder im Warteraum von Dr. Kluge.

Nach einiger Zeit heißt es: »Frau Dr. Michaelis, bitte!« – Ich betrete den hellen Raum und sage spontan, noch bevor ich mich setze: »Diesmal sieht es nicht so gut aus, nicht wahr?«

Erstaunt sieht er mich an, sehr ernst und besorgt – dann nickt er.

»Woher wissen Sie es?«

Ein Schluchzen sitzt mir in der Kehle.

»Der Sommer war zu schön«, sage ich leise und versuche, der aufsteigenden Tränen Herr zu werden.

Bemüht nüchtern gehen wir an die Lichttafel und sehen uns die Bilder an.

Es ist wieder da.

Gleicher Ort, gleiche Größe. *Es* hat sich wieder Platz verschafft.

Ich begreife das nicht. Mir geht es prächtig. Keine Kopfschmerzen, keine Anfälle, nichts.

Es kann einfach nicht wahr sein.

Fassungslos starre ich auf den hellen Fleck, den ich besiegt zu haben glaubte. Sechs Jahre lang.

Ein Rezidiv. Eindeutig.

Ich höre kaum, was Dr. Kluge mir sagt. Meine Welt bricht entzwei, ein zweites Mal. Wie oft kann man das ertragen?

Wieder bin ich wie im Traum. Es scheint einen Mechanismus im menschlichen Körper zu geben, der allzu schwere Schmerzen dämpft. Ich weiche in eine andere Wirklichkeit aus, sehe mich mit meinem Leid als unbeteiligte Person von außen und kann so agieren. Eine Notfalldistanz. Überaus praktisch.

Was ich nun machen wolle, fragt Dr. Kluge, dem ich ansehe, wie schwer es ihm fällt, mich mit dem Befund zu konfrontieren.

»Ich denke, ich fliege wieder nach San Francisco«, antworte ich spontan. Etwas anderes fällt mir nicht ein.

Ich stehe auf der Straße in Schöneberg, blicke verzweifelt zum Himmel, an dem heute graue, regenschwangere Wolken aufgezogen sind – und heule los. Keine Spur von Zurückhaltung. Die Passanten starren mich an. Ich heule wie ein weidwund geschossener Wolf, kann es nicht unterdrücken, nicht bremsen.

Hirntumor, Gehirntumor, dröhnt es in meinem Kopf. Er ist wieder da.

Wieder da, wieder da, echot es höhnisch.

Kann mich kaum auf den Beinen halten und gehe doch, Schritt für Schritt, auf Dr. von Brücks Praxis zu, nur ein paar Meter weiter. Eine Ampel, vorbei an einem Blumenladen voller roter Herzen und zarter Sankt-Valentinstag-Gebinde.

Minuten später sitze ich Dr. von Brück gegenüber. Er strahlt mich an, als ich eintrete, sieht mein Gesicht. Und schon schluchze ich los:

»Es ist wieder da, alles fängt von vorne an. Gleiche Stelle, und genauso groß wie früher.«

Er versorgt mich mit Tempos, nimmt mir schweigend die Bilder ab, hält sie gegen das Licht.

Und dann sagt der vornehme Mann nur ein Wort: »Scheiße!«

Weiß ich.

Die Uhr läuft rückwärts. Das war doch alles schon einmal. So grausam kann das Leben nicht sein.

»Willst du deine Familie anrufen, hast du es schon zu Hause gesagt?« fragt er. Und aus der Praxis versuche ich, meine Lieben zu erreichen. Sitze in einem leeren Büro vor dem Telefon. Jetzt erst, in dieser Sekunde, wird mir deutlich, was das heißt: ein Rezidiv.

Daß ich allen wieder diese Hiobsbotschaft zumuten muß! Allen. Ich habe das Gefühl, ich kann das nicht. Es ist schlimmer als alles andere. Ich werde mich schon wieder um mich selbst kümmern, doch den anderen kann ich es nicht schon wieder sagen.

Nicht schon wieder.

Dr. von Brück fragt nach: »Hast du schon angerufen?« – Habe ich nicht.

Sitze vor dem Telefon wie das Kaninchen vor der Schlange.

Dann erreiche ich bei Ulla und Siegfried niemanden. Und Mutti will ich nicht so ohne jede Vorwarnung überfallen; sie ist mittlerweile dreiundachtzig Jahre alt.

Wie soll ich es ihnen sagen?

Und Stephan! Und meinen Freunden?

Endlich meldet sich jemand: »Hallo, Schätzchen!« Ulla ist am Apparat.

»Ulla«, schluchze ich, »es ist wieder da.« Und presse die Hiobsbotschaft heraus, begreife, warum Überbringer schlechter Nachrichten früher geköpft wurden.

»Nein, das kann nicht sein!« Ihre Stimme klingt ganz dünn.

»Sagst du es Mutti? Vielleicht kann jemand zu ihr fahren, damit sie nicht allein ist, wenn sie es hört.«

Doch nach ein paar Minuten wähle ich auch ihre Nummer.

Wie immer beweist sie gerade in solchen Momenten Größe.

»Kind, nein!« – Ich spüre ihren Schmerz durchs Telefon.

Stephan erreiche ich erst später.

Dann sitze ich wie im Traum wieder Dr. von Brück gegenüber. Er fragt mich, was ich machen will. Ich weiß es nicht, wollte Ferien in Berlin verbringen, einige Tage nur. Aber unter diesen Umständen fliege ich wohl besser gleich zurück.

Seine Sprechstundenhilfe bestellt mir einen Flug, während wir darüber reden, wie es weitergehen soll.

Keine Frage: Professor Wilson, San Francisco. Ich bitte ihn, den medizinischen Bericht von Dr. Kluge ins Englische zu übersetzen. Per Telefax könnte er gleich morgen in San Francisco sein.

Und so gehe ich zurück zu Dr. Kluge, um den in aller Eile

gefertigten Bericht abzuholen. Spüre die kalte Luft, möchte die Zeit anhalten, immer hier zwischen den prächtigen Altbauten stehenbleiben, mich nie mehr fortbewegen müssen in Raum und Zeit.

Halte den Bericht in der Hand. Frau Kluge nimmt mich in den Arm – ich gehöre ja fast schon zur Familie.

Bloß nicht heulen, Daniela, nimm dich zusammen!

Dr. Kluge und Dr. von Brück übersetzen mir den Bericht, und ein paar Stunden später ist er bereits per Telefax in San Francisco. Hoffe ich zumindest.

Dr. von Brück bringt mich zum Taxi, umarmt mich. Er ist genauso geschockt wie ich. Und dann fahre ich durch mein geliebtes Berlin zum Flughafen. Bin knapp in der Zeit.

Kann es mir aber dennoch nicht verkneifen, kurz bei meiner Lieblingsboutique anzuhalten – sie liegt glücklicherweise auf dem Weg – und wenigstens einen Blick in die Auslage zu werfen. Ein kleines braun-weißes Kostüm gefällt mir auf Anhieb. Ich werde es mir telefonisch bestellen. Kleider als psychologische Aufmunterung! Nur nicht hängenlassen! Schließlich lebe ich noch. Und im Radio läuft 100,6. Als sei die Zeit stehengeblieben.

Im nachhinein wundere ich mich, daß ich es schaffte, die richtige Maschine zu besteigen. Fühle mich wie eine Marionette, an deren Fäden ein Puppenspieler zieht.

Es ist kurz nach 19.00 Uhr, als die Maschine abhebt.

Und immer noch Valentinstag.

35

Ulla und Siegfried holen mich ab. Sabine, meine Nichte, sei bereits bei Mutti. Sie umarmen mich, und auf der Fahrt erzähle ich alles noch mal, schluchze zwischendurch, bin nicht mehr ganz so tapfer wie beim erstenmal. Schließlich weiß ich, was mich erwartet.

Wir alle finden es am besten, zu Professor Wilson zu fliegen. Was bleibt mir sonst auch anderes übrig. Und gleich am nächsten Tag möchte ich Rat holen bei Professor Sturm. Hoffentlich ist er in Köln!

Telefoniere mit Mutti, die mir Mut zuspricht, und es zerreißt mir fast das Herz, daß ich das allen wieder antun muß.

Irgendwann später erreiche ich Stephan, würge meine Hiobsbotschaft heraus. »Professor Wilson« ist auch seine Antwort.

Er will kommen, direkt.

Mittwoch, 15. Februar

Die Nacht ist überstanden, bin irgendwann vor Erschöpfung eingeschlafen und habe nun das Gefühl, meine eigene Sekretärin zu sein.

Ulla erkundigt sich für mich bei DHL, dem weltweiten Expreßzustellungsservice, wie meine Bilder auf dem schnellsten

Weg nach San Francisco befördert werden können. Um 14.00 Uhr werden sie abgeholt.

Dr. von Brück gibt Bescheid, die Telefaxnummer von San Francisco stimme nicht; das Fax ist noch nicht auf dem Weg, und ich denke sofort: Mist, gehen die Pannen auch schon wieder los!

Habe noch die Angiographie, bei der die Kamera ausfiel, meine aufgetauten Gewebeproben, verlorene Koffer und andere größere und kleinere Mißgeschicke in wacher Erinnerung. Aber bis jetzt liege ich gut in der Zeit.

Versuche, mit Professor Wilson in Kontakt zu treten. Ein ziemlich schwieriges Unterfangen, da es bei uns 17.00 Uhr ist, wenn dort die Büros der Klinik öffnen.

Ich wähle die alte Nummer. Eine mir unbekannte Sekretärin antwortet, Professor Wilson sei im OP. Ob sie mir helfen könne? – Immerhin weiß ich jetzt, daß Professor Wilson noch operiert.

Nun folgt eine Prozedur, die mich beinahe den letzten Nerv kostet: Bevor ich irgendeinen Wunsch äußere, muß ich meinen Namen buchstabieren, inklusive deutscher Adresse. Versuche diese idiotische, zeitaufwendige Prozedur zu verkürzen, aber da stoße ich im gut durchorganisierten Amerika auf Granit: »Please, spell your name, first name ...«, etcetera.

Dann wird mir mitgeteilt, daß die zuständige Sekretärin erst später zu erreichen sei.

Wieder und wieder versuche ich es. Bei uns ist es mittlerweile schon lange nach Mitternacht, als ich endlich soweit bin, mein Telefax und meine Bilder der zuständigen Stelle avisieren zu können.

Ein direkter Kontakt mit Professor Wilson scheint nicht möglich zu sein.

Rufe ab jetzt täglich an, kämpfe mich durch den bürokratischen Buchstabierdschungel und erreiche schließlich, daß meine vollständigen Unterlagen von 1989 zusammen mit dem Telefax des medizinischen Berichts und den aktuellen Bildern im Sekretariat von Professor Wilson vorliegen.

Vier Tage hat mich dieses Unterfangen gekostet. Und das schlimmste ist: Professor Wilson ist nicht in der Stadt. Er wird mich anrufen.

Mit meinen Rückrufen und Rückfragen gehe ich allen sicherlich schon auf die Nerven.

Dann, endlich, in der Nacht von Freitag auf Samstag, meldet sich seine Assistentin, Cathy, und verbindet mich mit Professor Wilson. Mir klopft das Herz bis zum Hals, in meinen Ohren rauscht es, ich kann kaum hören, was er sagt.

Er hat die Bilder gesehen. Die Diagnose ist eindeutig: »Recurrent Glioblastoma.«

Das Todesurteil ist bestätigt.

Professor Wilson irrt sich nicht.

»Also Operation«, sage ich.

»Sicher, das ist keine Frage.«

Ich frage, ob ich die Angiographie hier machen lassen soll oder in Amerika. – »Angiographie? Ach so, nein, die brauchen Sie nicht mehr, diese Methode ist veraltet.«

Und dann kommt ein gänzlich unerwarteter Vorschlag: Professor Wilson sieht in mir die ideale Kandidatin für eine Gentherapie.

»Gentherapie? Ich?«

Ja, ich müsse etwas Zeit mitbringen, doch zunächst stünde die Operation an. Über den Rest könnten wir uns später ausführlicher unterhalten.

Ich frage, ob *er* mich operieren wird, und bin trotz aller

Not unendlich erleichtert, als er dies bestätigt. Wann ich kommen könne, will er wissen. Nächste Woche sei er ein paar Tage fort – Mitte bis Ende nächster Woche. Cathy werde sich wegen des genauen Termins bei mir melden.

»Okay«, sage ich. »Danke! Vielen Dank!«

Der Anruf hatte mich irgendwann gegen drei Uhr nachts erreicht.

Lange sitze ich danach im dunklen Zimmer und lasse mir alles durch den Kopf gehen. Bin unerwartet ruhig, seit ich einen zeitlichen Rahmen habe und weiß, was auf mich zukommt.

Alarmiere am Wochenende wie üblich Bekannte und Verwandte, setze sie mit meiner »Neuigkeit« neuem Schrecken aus. Aber das System funktioniert:

Leo informiert mich noch am gleichen Abend über diverse Formen der Genmanipulation – bei der das betroffene Gen verändert oder durch ein neues Gen ersetzt wird. Letzteres ist in Deutschland aufgrund ethischer Bedenken nicht zugelassen. Die Krankenkasse zahlt nicht.

Sylvia, meine Nichte in Bremen, ist entsetzt, als sie die Neuigkeit hört, schickt mir sofort einen *Geo*-Artikel, in dem die noch geringen Erfolge der Gentechnik an diversen Krankenhäusern, unter anderem in Lyon, beschrieben werden.

Alle sehen mich an, als sollte ich geklont werden. Mutation. Vertrauen in den Fortschritt ist meine Devise. Was auch sonst.

Wenn man keine Alternative hat, ist man nicht sehr wählerisch.

Kann ja eine Chance sein.

Und Professor Wilson wird schon wissen, was er tut.

Vertraue ihm grenzenlos.

Montag, 20. Februar
Ich habe einen Termin bei Professor Sturm in Köln, der gerade erst von einem Kongreß in Amerika zurückgekehrt ist. Muß ihn auf dem laufenden halten.

Ulla begleitet mich in die Klinik und wartet stundenlang mit mir auf dem langen grauen Flur. Ich lebe in einem Vakuum. Fühle mich wie in einer Seifenblase. Weiß, daß ich ohnehin mit all meinen Aktionen nichts bewirken kann. Glioblastom ist und bleibt Glioblastom. Die Heilungschancen sind nach wie vor gleich Null.

Aber einfach die Hände in den Schoß legen und warten – das kann ich nicht.

Amerika, das Land der unbegrenzten Möglichkeiten. – Wieder ruft es. Obwohl die Möglichkeiten relativ begrenzt scheinen.

Endlich sind wir an der Reihe. Professor Sturm ist ernst, nimmt mir die Bilder aus der Hand. Ein paar Fragen über Beschwerden, Schmerzen, Anfälle.

»Nein, keine«, sage ich, »mir geht es blendend.«

Kurz schaut er auf, lächelt. Er kennt mich.

Er lehnt sich zurück und meint, ja, es sehe aus wie ein Rezidiv an der gleichen Stelle. Es gebe aber eine minimale Chance, daß es sich nur um eine Strahlennekrose, um abgestorbenes Gewebe, handele.

Ich starre ihn an.

»Strahlennekrose? Nach all den Jahren?«

Sicher, dies sei ungewöhnlich, aber es könne sein. Zwar wolle er mir keine Hoffnungen machen …

Aber, aber, aber, jubiliere ich innerlich.

Mehr habe ich nicht gebraucht als diesen einen Strohhalm.

»Wieso könnte es eine Nekrose sein? Woran sehen Sie das?« will ich wissen.

»Erfahrung«, sagt er. »Seit fünfzehn Jahren Hunderte und Tausende von Bildern. Einfach Erfahrung.«

Ob er mir etwas auf den Bildern zeigen könne? – Nein, das nicht.

Doch das »Aber« schwebt mit mir, als ich den Raum verlasse.

Sicher, auch wenn es sich um Nekrose, »nur Nekrose«, handelte, sähe die erste Behandlung wohl gleich aus.

Die große Operation liegt so oder so vor mir.

Sicherlich, ich könnte auf gut Glück diese »Raumforderung« in meinem Gehirn wachsen lassen, in der Annahme, daß es sich um nichts Bösartiges handelt. Dennoch würde dieses Gewebe in meinem Gehirn Druck ausüben, was zu beträchtlichen Störungen bis hin zu Anfällen und Aussetzern führen könnte.

Das darf doch nicht wahr sein: Selbst wenn es kein Glioblastom ist, muß ich die ganze Quälerei wieder durchmachen?

Aber dann wäre es vorbei, flüstert mir meine innere Stimme zu. Ein für allemal vorbei.

Siegfried erinnert sich, daß Professor Wilson mir vor sechs Jahren einmal das mögliche Auftreten einer Nekrose durch die Therapie aufgezeigt habe. Ich hatte es völlig vergessen.

Damals sagte er, die Patienten, die mit Nekrose zu ihm kämen, um sie herausoperieren zu lassen, hätten die besten Heilungschancen.

Damals schauderte ich bei dem Gedanken an eine zweite große Operation. Jetzt scheint sie mir wie eine Verheißung.

Noch vom Krankenhaus aus rufen wir zu Hause an und geben den winzigen Hoffnungsschimmer – unter allen Vorbehalten – weiter.

36

Cathy ruft in der Nacht von Montag auf Dienstag an.

Professor Wilson betrachtet mich nach wie vor als ideale Kandidatin für die Gentherapie. Dann gibt sie mir einen präzisen Terminplan für die nächste Woche durch:

Donnerstag, 23. Februar: Blutentnahme zwecks Gentherapie im Moffitt Hospital, 400 Parnassus Avenue, Raum L131 – 14.30 Uhr spätestens.

Freitag, 24. Februar: 13.00 Uhr, 340 Parnassus Avenue, 8. Stock, Raum 807 – Gespräch mit Dr. Linns über Gentherapie, da Professor Wilson noch nicht wieder in der Stadt ist.

Montag, 27. Februar: 9.45 Uhr, 433 Parnassus Avenue, Raum U125 – Dr. Shepard, ein Arzt, der die Krankengeschichte aufnimmt. Mit ihm könne ich noch mal über die Operation reden. 11.00 Uhr, 505 Parnassus Avenue, Raum M140, Besprechung mit dem Anästhesisten. Dort werde ich auch den genauen Zeitpunkt der Operation erfahren, wo ich mich zu melden habe etc. Ab Montagmitternacht nichts mehr essen und trinken; kein Aspirin.

Dienstag, 28. Februar: Operation um 6.50 Uhr, 404 Parnassus Avenue, 3. Stock am Radiologie-Desk, zwecks Kernspins, das direkt in den Operationssaal übertragen wird.

Weitere kurze Anweisungen folgen: Alle Medikamente normal weiternehmen, alle Fragen aufschreiben. Professor

Wilson sei erst am OP-Tag zurück. Oder Montag, dann könne ich mit ihm telefonieren. Sie gibt mir noch mal die Nummer durch.

Und für die finanziellen Belange nennt sie den Namen der zuständigen Dame: Cleon Smith. Operation und Behandlung werden, so erfahre ich, etwa 35000 Dollar kosten.

Cathy gibt mir noch einen Tip: Der Klinik seien einige Hotels und Apartments angeschlossen. Von dort aus könnten die Patienten per Zubringer während der Nachbehandlung einfacher zum Klinikum gelangen. Außerdem gäbe es spezielle Arrangements für die Zeit der ambulanten Betreuung.

Notiere mir unter anderem das Great Highway.

Der Schock über die Gentherapie sitzt mir nach wie vor in den Knochen.

Gentherapie. Für mich sind das Versuche an Kaninchen oder armen weißen Mäusen, die in Käfigen gehalten und denen tödliche Erreger gespritzt werden, bis sie sterben. Oder mutieren?

Mir wird unheimlich zumute, doch gleichzeitig bemerke ich, daß ich mich innerlich schon darauf eingelassen habe. Wie schnell man dazu bereit ist, wenn es keinen anderen Weg zu geben scheint. Offenbar bleibt mir wirklich nichts erspart.

37

Stephan wird diesmal mit mir nach San Francisco fliegen. Wir werden uns nun einer Extremsituation stellen müssen. Mein Gott, das Leben schreibt Kitschromane, die mir jeder Verleger vor die Füße knallen würde.

Die letzten Tage vor der Abreise sind voller Hektik. Ulla sorgt für zwei Flugtickets Frankfurt–San Francisco.

Und Siegfried versucht seit Tagen vergeblich, dem Sachbearbeiter meiner Krankenkasse klarzumachen, daß es in meinem Fall um Leben und Tod geht und er die Akte nicht zwecks Überdenkens erst mal vierzehn Tage ruhen lassen kann.

Doch bei dem Herrn ticken die Uhren langsam, und Mitgefühl ist schließlich nicht im Lohn inbegriffen. Interesse oder Hilfsbereitschaft auch nicht. Auf Siegfrieds dringende Bitte hatte er meine Akte an die Zentrale gesandt. Da sich dort aber keiner kompetent fühlte, schließlich ging es ja ums »Ausland«, hatte man sie ihm zurückgeschickt. Damit war die Sache für ihn erledigt.

Die ganze Familie ist mit den Nerven am Ende. Schließlich arbeite ich nicht mehr fest angestellt bei 100,6, und leider bin ich auch kein Krösus. Leider. Das finanzielle Problem drückt auf die Stimmung. Sehe mich immensen Krankenhauskosten gegenüber, sehe mich auf die Operation verzichten und elendig vor die Hunde gehen. Will niemandem zur Last fallen, es allein regeln.

Bin verzweifelt.

Aber immer, wenn ich in der Klemme bin, kommt ein rettender Gedanke: Ich umgehe Zweigstelle und Herrn Ich-weiß-nicht-wie-er-heißt und rufe die Pressestelle meiner Versicherung an. Kollegen also. Herr D. ist freundlich, eine Wohltat, mit ihm zu sprechen – und er begreift sofort, worum es geht.

Am nächsten Tag teilt er mir mit, er habe den Leiter der Krankenkasse gesprochen. Ich erhalte die Zusage, daß mich die Behandlung nicht in den finanziellen Ruin treiben wird. Herr G., besagter Chef, sage es mir hundertprozentig zu; ihm darf ich auch die weiteren Kostenrechnungen schicken.

Es tut so gut, auf Menschen zu stoßen, die in der Lage sind, Wichtiges von Unwichtigem zu trennen, und die den Mut zu unkonventionellen, menschlichen Entscheidungen haben. Während meiner Krankheit habe ich immer wieder das große Glück, solche Unterstützung zu finden.

Es mußte alles schnell gehen. Doch nach der Zusage der Krankenkasse atmete ich erst mal auf. Siegfried würde sich um alles weitere kümmern – zuverlässig und ruhig wie immer.

Zwischendurch blieb nicht viel Zeit zum Nachdenken.

Treffe Gerd im Aktuell und kann nur heulen.

Nicht schon wieder, ich will nicht wieder krank sein. Ich will nicht. Meine gesamte Verzweiflung bricht durch. Aber irgendwie wird das Leben weitergehen, irgendwie und irgendwo.

Fragt sich nur, ob auch für mich.

Manchmal, wenn ich inmitten des Wirbels kurz zu mir komme, sehe ich Mutti in meiner Nähe. Sie hält sich tapfer, spricht mir Mut zu und läßt mich weinen. Diesmal habe ich nahe am Wasser gebaut.

Dennoch ist alles besser als letztes Mal. Aus einem Grund: Ich brauche diesmal grundsätzlich keine Entscheidung mehr zu fällen – zumindest nicht bis zur Operation. Denn der Tumor muß fort. Keine Frage.

Habe auch keine Anfälle. Nichts. Und ich weiß, was mich erwartet. Das verhilft mir zu einem Gefühl relativer Sicherheit. Bloß nicht schwarzsehen, hilft ja sowieso nichts.

Da mußt du gegen angehen, Daniela.

Werde ich auch.

38

Donnerstag, 23. Februar

Ulla begleitet mich mit dem Zug nach Frankfurt. Abschiednehmen ist gräßlich! Darf gar nicht an Mutti, Siegfried, Alexander und Sabine denken. Julia, meine jüngste Nichte, kommt erst in ein paar Tagen von einem High-School-Aufenthalt aus Amerika zurück; sie weiß noch nichts.

Ulla versucht mich aufzuheitern, doch ich schaue nur auf die Uhr. Als der Zug Verspätung hat, bekomme ich Bauchweh vor Angst, das Flugzeug zu verpassen.

Stephan wartet am Bahnsteig auf uns, er nimmt mich in den Arm.

Und die Hetzerei geht los. Der Flughafen ist ein Alptraum an irreführender Beschilderung. Im letzten Moment passieren wir die Sicherheitskontrollen und besteigen den Flieger nach San Francisco.

Dreizehn Stunden Frankfurt–San Francisco direkt. Damals, 1989, gab es das noch nicht. Kein Umsteigen – eine echte Wohltat.

Um 13.00 Uhr Ortszeit landen wir.

Wieder ist es wie ein Ausflug in eine andere Welt. Bin ganz ruhig, freue mich auf San Francisco.

Steigen zunächst im Stanyan ab, denn ich habe keine Zeit zu verlieren: Muß sofort in die Klinik zwecks Blutentnahme für die vorgesehene Gentherapie.

Wie Stephan sich wohl fühlt? Er kennt alles nur aus meinen Erzählungen. Keine Zeit zum Nachdenken. Gut so.

Und schon stehe ich wieder vor den großen Klinikgebäuden. Atme tief durch.

Auf in den Kampf!

In Raum L131 warten die Schwestern bereits auf mich. Riesige, klappbare Sessel stehen für ohnmächtig werdende Patienten nebeneinander bereit und machen mir angst. Aber die Schwestern sind wie damals fröhlich und freundlich, nehmen mir die Angst.

Irgendwie stehe ich nicht mehr auf dem aktuellen Plan, aber auf der ursprünglichen Liste ist mein Termin verzeichnet. Schon liege ich auf einem der Ungetüme, halb nach hinten gekippt, und sehe zu, wie das Blut in große Plastikbeutel abgefüllt wird.

Währenddessen laufen, wie könnte es anders sein, drei Fernseher gleichzeitig: eine Oper, ein Comicfilm und die Live-Übertragung des O.-J.-Simpson-Prozesses.

Warum auch nicht? – Bin in Amerika, kein Zweifel.

Eine halbe Stunde später wanke ich vom Sessel. Mir ist leicht mulmig zumute. Aber schon bekomme ich süßen, kühlen Fruchtsaft gereicht, und gleich wird mir besser.

Während ich ihn trinke, erscheint die Schwester einer anderen Station und beginnt von Professor Wilson zu schwärmen. Er sei der Beste, weltweit. Aufmunternd sehen mich die Schwestern aus dem Labor an und zwinkern mir zu, was meine Moral beträchtlich hebt.

Stephan wartet in der Halle auf mich und ist erschrocken, wie mies ich aussehe. Habe beängstigend dunkellila Ringe unter den Augen – genau wie 1989.

Freitag, 24. Februar
Sind durch die Zeitverschiebung sehr früh wach und nutzen die Zeit vor meinem Termin bei Dr. Linns um 13.00 Uhr zu einem kleinen Spaziergang in die nähere Umgebung: Stanyan Street, Haight-Ashbury. Alles ziemlich unverändert. Eine verrückte Gegend, schmuddelig bis nostalgisch, eindeutig San Francisco.

Ein leichter Nieselregen setzt ein. So grau in grau kenne ich San Francisco gar nicht. Selbst die prächtigen Magnolienbäume, die ich so liebe, haben braune Blüten. Traurig. Es regnet seit Wochen.

Bin eine Stunde zu früh bei Dr. Linns, in der Tasche ein kleines Büchlein mit meinen Fragen.

Soweit möglich, habe ich mich weiter über Gentherapie informiert. Es existieren verschiedene Ansätze: Entweder wird ein Gen isoliert, und an diesem eine Mutation vorgenommen. Oder im Labor wird ein neues Gen gezüchtet, dem die für den Tumor verantwortliche Codierung fehlt. Also ein Gen mit einer neuen, sicheren Codierung. – Soweit meine eilig zusammengetragenen Informationen.

Hoffe auf die Möglichkeit eines nagelneuen, sicher codierten Gens für mich. Das wäre zu schön, um wahr zu sein.

Mein Glioblastom – eliminiert für immer!

Genmutation, neue Gene, Menschen, die keine mehr sind. Ethik in diesem Zusammenhang. Es läßt sich leicht über die Ethik der Gentherapie diskutieren, wenn man nicht betroffen ist. Für mich ist dieses wissenschaftlich noch wenig erforschte Gebiet anscheinend die einzige Chance.

Das verändert die Perspektiven gewaltig.

Will Dr. Linns zu seiner Erfahrung befragen: Wie viele Patienten mit Glioblastom er so behandelte, seit wann, mit welchem Erfolg, warum er an die Therapie glaubt, warum ich eine »gute Kandidatin« sei und so weiter.

Im Warteraum bekomme ich eine Broschüre in die Hand gedrückt, die den aufmunternden Titel »Brain Tumor« trägt. Eine äußerst informative Schrift, in der in Kurzfassung die verschiedenen Therapien samt Statements der Fachärzte dargelegt werden.

Im Kapitel Gentherapie finde ich die beste Definition: *»...genetic material in order to alter or replace the gene that causes the tumor with a normal gene at it's natural site in the chromosome...«* Genetisches Material soll also das Gen, das den Tumor bewirkt, verändern oder durch ein normales Gen ersetzt werden – und zwar an der natürlichen Stelle im Chromosom. Aha.

Nur der nächste Satz schreckt mich auf: Bis es soweit sei, müsse noch ein langer Weg zurückgelegt werden. Einige Jahre...

Zweifel beschleichen mich. Daniela, das Versuchskaninchen, zuckt innerlich zusammen.

Stephan hat gesagt, ich sei vielleicht dafür auserwählt, da ich ein so starker Mensch sei. Fühle mich momentan aber eher wie ein Häuflein Elend.

Ein Deutsch-Japaner namens Dr. Metzger bittet mich zur Vorbesprechung, inklusive Untersuchung. Betrachtet die Bilder, fragt wieder und wieder, ob ich keine Ausfälle hätte, und nimmt sich lange Zeit, alle Fragen mit mir zu klären.

Mein Hauptanliegen nach wie vor: Erhalt der Lese- und Schreibfähigkeit. Er zeigt mir, wie nahe im Gehirn alles zusammenliegt, und mir wird angst und bange, ob Professor Wilson es wohl noch einmal schaffen wird, diese Fähigkeiten zu retten. Ohne Lesen und Schreiben fühle ich mich eher als Tier denn als Mensch. Es ist meine Existenz. Mein Ich.

Was wäre ich ohne meine Kameraden, die Bücher? Sollte diese Stelle zerstört werden, wäre ich nicht mehr in der Lage, den Sinn der Buchstaben zu erkennen. Den Buchstaben an sich schon – nur ihn in Zusammenhang und Bezug zu setzen, wäre nicht möglich.

Eine grauenhafte Vorstellung.

Ob es vielleicht wieder erlernbar sei. Dr. Metzger zögert: »Manchmal.« – Das reicht mir. Dann ist es okay. Wenn es irgendwie drin ist, werde ich das auch noch schaffen.

Dr. Linns betritt den Raum: ein kleiner, zarter Mann mit leiser Stimme, grauen Locken, dunklen Augen und Brille mit Goldrand. Er kommt sofort zur Sache und eröffnet mir, daß die Gentherapie bei mir zur Zeit nicht möglich sei.

Ich kann es nicht glauben. »Warum denn nicht? Es ist doch meine einzige Chance.« Und ich beginne für die Gentherapie zu kämpfen, vor der ich eben noch solche Angst hatte.

Dr. Linns lächelt mich erstaunt an: Ich solle nicht traurig sein. Zur Zeit gebe es in den USA nur acht Menschen mit Gentherapie, davon zwei in San Francisco. Bei einem habe sie nicht angeschlagen, bei dem anderen wisse man es noch nicht. Das Ganze sei höchst experimentell. Außerdem gehe es auch noch nicht um künstlich erzeugte Gene, wie ich es erhofft hatte, sondern um mutierte Gene, die per Virus in den Körper eingeschleust würden.

Uff! Anscheinend bin ich dem Versuch knapp entronnen. Ob ich mich darüber freuen soll?

Aber wie soll's weitergehen?

Dr. Linns läßt mich nicht lange im unklaren, bringt die gute Neuigkeit: Professor Wilson habe nicht mehr gewußt, daß ich bei Professor Sturm damals das Strahlenimplantat eingesetzt bekam. Als er die entsprechende Notiz in meinem

Krankenblatt fand, sei seine Diagnose »recurrent glioblastoma« ins Wanken geraten.

Es könne sich auch um Nekrose handeln.

Zwar gebe es nie hundert Prozent Nekrose, sondern entweder einiges totes Gewebe und viele bösartige Zellen drumherum oder mehr totes Gewebe und weniger Tumor drumherum. Daher sei eine Nachbehandlung angeraten, eventuell ein weiteres Implantat bei Professor Sturm oder eine Chemotherapie.

Soviel Neues auf einmal. Vom Himmel zur Hölle und zurück im Achterbahntempo. Kein Wunder, daß mir übel wird.

Ich taumle aus dem Zimmer, der Fahrstuhl befördert mich auf den Boden der Tatsachen zurück, und freudestrahlend berichte ich Stephan von dem neuen Hoffnungsschimmer.

Stundenlange Diskussionen. Was wäre, wenn?

Stephan ist übrigens überzeugt, daß es sich nur um Nekrose handelt.

Ausschließlich.

Dann könnten wir ein paar Wochen nach der Operation nach Hause fahren.

Aber so schönfärberisch will ich im Moment nicht denken. Rufe zu Hause an und gebe den Hoffnungsschimmer weiter.

Damit entspräche Professor Wilsons Ansicht derjenigen von Professor Sturm.

Was will ich mehr.

Stephan nimmt mich in den Arm – beschützend.

39

Am späten Nachmittag ziehen wir ins Great Highway um, jenes der Klinik angeschlossene Motel, direkt am Strand und am Golden Gate Park gelegen. Ein Shuttle-Bus befördert stündlich Patienten zur Klinik und zurück.

Das Zimmer ist riesig, macht im ersten Moment aber einen trostlosen, grauen Eindruck. Stephan will mir spontan eine große Pflanze schenken, um es wohnlicher zu machen. Doch es ist praktisch eingerichtet, wie alles in Amerika.

Vielleicht, vielleicht ist alles bald vorbei, tröste ich mich. Dann packen wir die Koffer und fahren auf dem Highway Number One nach Monterey – eventuell bis Hollywood.

Ein Traum.

Nachts ruft Julia an. Ulla hat ihr gesagt, daß ich wieder krank bin, und meine siebzehnjährige Nichte würde am liebsten gleich von Oklahoma City, wo sie zur Zeit zur Schule geht, nach San Francisco fliegen. Liebe Julemaus.

Samstag, 25. Februar

Wochenende. Wache auf. Draußen ist es grau in grau und neblig. Wie schaffen die es bloß, bei diesem Wetter in San Francisco Filme zu drehen? Habe eine Liste, welche Filme hier seit 1923 gedreht wurden: *Der Malteser Falke*, Hitchcocks *Vertigo*, *Die Vögel*, *48 Stunden*, *Basic Instinct* und so weiter.

Gehe früh hinunter, wo mich im Coffee-shop ein herrliches amerikanisches Frühstück auf die Beine bringt. Fühle mich nach dem »Blutspenden« immer noch wackelig auf den Beinen, und das ganze Hin und Her muß schließlich auch verkraftet werden.

Dann geht's auf zum Sightseeing. Wozu ist man schließlich in San Francisco?!

Zeige Stephan das Westin Hotel mit dem gläsernen Aufzug an der Außenwand, das gegenüberliegende Shopping-Center Macy's, das ich damals nicht erreichte, weil ich zu schwach war, und das wir heute zum Trotz durchbummeln.

Die Sonne kommt heraus, und vom Union Square begeben wir uns zu Fisherman's Wharf. Langsam schlendern wir von Pier zu Pier, und abends genießen wir bei Chic's Austern und frischen Lachs, dazu kalifornischen Chardonnay. Vom Restaurant aus sieht man auf die Bay. Unzählige Segelschiffchen ziehen vorbei und nutzen den raren Sonnenschein.

Wir erkundigen uns, wann am nächsten Tag die Fähren nach Sausalito übersetzen. Wäre genau das richtige für Touristen wie uns.

Mit Bus und Bahn fahren wir zurück. Es macht Spaß, so durch die Nacht zu rollen. Wir lächeln uns an.

Als wir endlich »zu Hause« ankommen, bin ich völlig erledigt, zittere wie Espenlaub, falle ins Bett und schlafe wie ein Stein.

Sonntag, 26. Februar

Draußen ist es wieder grau in grau. Mal sehen, ob wir bei dem Wetter nach Sausalito fahren. Aber irgendwas müssen wir unternehmen, sonst denkt man zuviel nach. Die thailändische Bedienung in unserem Motel kennt uns schon, wünscht uns einen guten Morgen.

Komisch, es ist schon fast normal, sich beim Frühstück über Hirntumoren zu unterhalten. Da sitze ich in meinem neuen Berliner Pepitakostüm – von Zazou – in San Francisco und spiele heile Welt.

Stephan ist überzeugt, daß alles gut wird. »Nur Nekrose«, sagt er.

Wäre zu schön.

Wir erleben einen Bilderbuchtag. Von Fisherman's Wharf mit der weißen Flotte nach Sausalito, vorbei an Alcatraz und Golden Gate. In Sausalito heißt es laufen, laufen, laufen. Besuchen den Yachthafen mit seinen stolzen weißen Booten aus aller Welt, sitzen im Waterfront Café und hoffen, die Zeit anhalten zu können.

Kleinigkeiten bleiben hängen: eine Seemöwe mit gelbem Schnabel, die einem Touristen die Pommes frites im Sturzflug raubt, ein Lächeln, ein aufmunternder Händedruck. Das Gefühl, geborgen zu sein.

Die Fahrt zurück bei Dunkelheit auf die blinkenden Lichter von San Francisco zu, die beleuchtete Golden Gate Bridge, deren Lichterreihe zurückhaltend schimmert. Wunderschön. Ich werde innerlich ganz ruhig und zufrieden.

Noch einmal führt mich Stephan zu Chic's. Es ist dunkel geworden. Die Lichter auf dem Wasser glitzern. Fühle mich wie auf einem anderen Stern.

Der kleine Prinz. Ich liebe diese Geschichte von Saint-Exupéry.

40

Montag, 27. Februar
Um 9.45 Uhr soll ich im Krankenhaus sein: 533 Parnassus Avenue, U126.

Vom Wartezimmer aus blicke ich auf die Golden Gate. Um mich herum überall Blumen, an der Wand in Blau-Lila der Druck eines Pointillismus-Bildes, *Der Leuchtturm* von Seurat, National Gallery of Art, Washington. Alles wirkt hell und freundlich, gar nicht wie Krankenhaus.

Dr. Shepard, ein junger Arzt, erscheint mir zuerst profimäßig und unnahbar, taut dann aber auf und wird sehr menschlich. Was diese Ärzte täglich an Leid präsentiert bekommen, schießt es mir durch den Kopf.

Ein kurzer Check-up, dann klärt er mich auf: Wenn in der alten Narbe operiert werden könne, sei die Operation einfacher und dauere nur sechs bis sieben Stunden.

Professor Wilson werde mich operieren, die Narbe werde wohl größer werden, da sich Knorpel gebildet hat. Das große Blutgefäß im Operationsfeld sei ein Problem. Das Risiko einer Blutung betrage aber lediglich zwei bis vier Prozent, das des Aussetzens der Hirnfunktionen nur ein Prozent. Die rechte Seite könne »schwach« werden, aber diese Lähmung wäre voraussichtlich zeitlich begrenzt, Lesen und Schreiben seien sehr gefährdet, doch es sei manchmal möglich, es wieder zu lernen.

Ich müsse mir aber im klaren darüber sein, daß natürlich der linke Teil des Hirns der High-Tech-Trakt sei. Der Unterton in seiner Stimme scheint mich vor allzu herben Enttäuschungen bewahren zu wollen.

Voraussichtlich zwei Tage lang wäre ich ohne Orientierung, konfus – doch das sei nur vorübergehend.

Das kann ja heiter werden, denke ich. Halbseitig gelähmt und auch noch verwirrt.

Genau das ist meine größte Sorge. Will bloß keinem zur Last fallen.

Habe keine Zeit, mir den Kopf zu zerbrechen. Der Zeitplan ist eng. Schon bin ich auf dem Weg zum Anästhesisten und zur OP-Vorbereitung.

Fülle wieder und wieder Fragebögen aus. Kurz darauf erscheint der Narkosearzt. Er sieht keine größeren Probleme, schließlich sei ich noch so jung. Sehe ich auch so.

Bei ihm werde ich eine große Sorge los: Ich bin feige geworden und habe höllische Angst vor der Stecherei in meine Arterie, die noch viel schwieriger zu treffen ist als die Venen.

Kurioserweise habe ich vor diesem unmittelbaren Schmerz mehr Angst als vor dem nicht unbeträchtlichen Rest, der auf mich zukommt. Also frage ich den Arzt, ob er diese Kanüle nicht legen könne, wenn ich schlafe.

Wahrscheinlich wird es möglich sein! Wenn mir das erspart bleibt, bin ich überglücklich. Gehe dann völlig gelassen in die Operation.

Der Mensch ist ein wunderliches Wesen.

Alle Sonderwünsche sind säuberlich verzeichnet. Beruhigt trabe ich zum nächsten Termin.

Blutentnahme im Labor.

Ein witziger Typ mit rotblauem Halstuch, wildem grauem Kruselschopf und breit wie ein Kleiderschrank verlangt etwas Unverständliches von mir. Bin so aufgeregt heute, starre ihn verständnislos an, begreife nicht. Mein Englisch setzt völlig aus. Schließlich ist er verzweifelt, richtig komisch, dann sagt er verschämt grinsend: »Pipi.«

Ach so. In einem riesigen weißen Polyesterbecher verschwindet die Urinprobe. Anschließend nimmt der Naturbursche mir überaus fachmännisch Blut ab und plaudert mit mir über einen Kollegen, der in der Army sei.

Noch ein Termin in der Radiologie. Es ist 13.30 Uhr. Liege verdammt gut in der Zeit. Wenn man bedenkt, was ich bereits alles erledigt habe.

Stephan wartet vorne auf mich, hat sich Zeitungen besorgt. Er tut mir so leid. Ist eine mistige Situation für ihn. Er ist ganz bleich. Und morgen soll er während der Operationsvorbereitungen die ganze Zeit bei mir bleiben.

Nach einer schmerzlosen Röntgenaufnahme meines geplagten Kopfes bin ich erlöst.

Gerade ist mir siedendheiß eingefallen, daß ich heute noch die Finanzen regeln muß. Wie soll ich schließlich mit meiner American-Express-Karte bezahlen, wenn ich ab morgen vielleicht nicht mehr schreiben kann?

Also nochmals in die Aufnahme. Eric ist für Finanzen zuständig und klärt gleich alles für mich. »Hi dear, alles okay«, sagt er ein paar Minuten später, und ich unterschreibe eine Depotzahlung von 35 000 Dollar.

Strahlend wünscht Eric mir eine raketengleiche gute Besserung.

Bei Professor Wilson habe ich ebenfalls schon bezahlt. Fühle mich leicht und frei wie ein Vogel.

Erleichtert – im wahrsten Sinne des Wortes.

Bin nach wie vor relativ ruhig und gelassen. Hat ja keinen Sinn, sich aufzuregen.

Arme Schildkröte, armer Stephan, arme Familie. Ich denke an alle, die mich in diesen Tagen begleiten. Nur eine einzige wirkliche Angst nagt an mir: Werde ich nach der Operation noch lesen und schreiben können? Wenn ich daran denke, vielleicht meine Freiheit, die geistige wie die körperliche, zu verlieren, lasse ich die Flügel hängen. Dann ergreift ein unbestimmtes Angstgefühl von mir Besitz, eine kalte Hand, die mein Herz zusammenpreßt.

Habe dennoch ein völlig anderes Gefühl als 1989, am Tag vor der Operation. Bin ruhiger und irgendwie abgeklärter. Hoffe nicht, daß ich aufgehört habe zu kämpfen, glaube vielmehr, daß ich erwachsener geworden bin – und müder.

Und ich weiß sehr genau, was mir bevorsteht.

Als ich über den langen Flur dem Ausgang entgegenstrebe, laufen hektische, hellblau gekleidete Gestalten an mir vorbei, OP-Personal. Mein Blick fällt auf eine offene Tür: Vier Patienten liegen in den Betten; einem jungen Mann fehlt das linke Bein. Warum all diese Strafen für die Menschen?

Dienstag, 28. Februar

OP-Tag. Sollen 6.30 Uhr morgens in der Aufnahme sein. Sind beide nervös und treffen fast eine Stunde zu früh im Krankenhaus ein. Ein klammes Gefühl hält uns vom Sprechen ab. Nur Händchenhalten und liebe Blicke.

Bloß nicht nachdenken, jetzt nicht mehr.

Habe letzte Nacht noch Briefe an Mutti und Stephan geschrieben, falls mir etwas passieren sollte. Und gebeten, den Stecker herauszuziehen, sollte er zu meiner einzigen Lebensquelle werden. Briefe, die ich nur ins Tagebuch schrieb, Briefe, von denen ich hoffe, daß sie ungelesen bleiben.

Eine überaus nette Dame mit rotem Pulli, roten Socken und weißen Tennisschuhen nimmt uns in Empfang. Der Termin in der Radiologie ist auf sieben Uhr verschoben worden. Dann soll wieder ein Kernspin von meinem Kopf gemacht werden, eine dreidimensionale Aufnahme, die direkt in den Operationssaal übertragen wird.

Aber danach hätte ich noch Stunden zu warten, weil ich heute der zweite Fall von Professor Wilson sei.

Mist!

Wie soll ich die Warterei überstehen? – Bin noch ganz ruhig, aber das kann sich ändern.

In dem großen Raum warten mittlerweile sechs Patienten, fast alle mit Familie. Von hier werden wir aufgerufen und in den OP bestellt. Während der Operation bekommen die Angehörigen von der freundlichen Dame Auskunft, wie alles verläuft. Ein überaus nervenschonendes System.

7.30 Uhr: Die Dame begleitet mich zur Radiologie, und dort, in der dritten Etage, muß ich mich in einem kleinen Raum umziehen. Ich bekomme mein OP-Hemdchen, den blau-weiß gestreiften Morgenrock, gebe meine Sachen, inklusive Uhr und Trauring, in einen durchsichtigen Sack für »Personal Belongings«. Dann geht es los.

Liege auf einer schmalen, kalten Pritsche, und jemand legt mir die Kanüle in die Vene, extra mit der allergrößten Nadel – wie ich höre –, damit sie für die Operation weiterverwendet werden kann. Bin dankbar für solch weise, menschenfreundliche Voraussicht.

Spüre, wie das Kontrastmittel kühl in meinen Körper rinnt. Dann gleite ich per Knopfdruck in den »Ofen«, wie ich die Kernspin-Röhre nenne. Werde über den Verlauf exakt informiert: Die erste Sequenz wird eine Minute dauern, die nächste neun, die letzte fünf. – Profiarbeit.

Mein Kopf ist mit Klebestreifen fixiert. Augen bitte geschlossen lassen und auf keinen Fall bewegen.

Eine eigens vorgewärmte Decke hält mich warm und gibt mir das Gefühl der Geborgenheit, des Umsorgtseins. Trotz glitzernden Stahls und Angst im Bauch.

Ich spiele Mumie und zähle die Minuten.

Eine halbe Stunde später bin ich wieder im Warteraum bei der netten Dame, die mich gleich in einen Liegestuhl verfrachtet. Wieder bekomme ich eine warme Decke und werde umsorgt. Sweety, Süße, nennt mich die Dame.

Noch einige Stunden gilt es zu warten. Mein Herz will anfangen zu rasen, befürchte, meine Angst nicht mehr kontrollieren zu können, die Gelassenheit schwindet dahin. Aber irgendwie kratze ich die Kurve, schaffe es sogar, einen hochinteressanten Artikel über Gentherapie an der San Francisco University zu lesen.

Dennoch: Das Warten ist lästig. Vor mir steht ein Japaner auf dem Operationsplan, nach mir ein Kubaner.

Ob es vielleicht doch nur Nekrose ist? – Womit wir wieder beim Thema wären. Nur Nekrose … Habe aber Angst, mir zu große Hoffnungen zu machen.

Und Lesen und Schreiben? Das Rad dreht und dreht sich.

Stephan ist neben mir. Habe ihm den Schrecken angesehen, als ich in OP-Kleidung hereingeführt wurde. Könnte ich doch all das Leid vermeiden, das meine Krankheit auslöst.

Eine Frage quält mich unmittelbar. Frage Stephan, ob er glaubt, Professor Wilson werde vor der Operation noch bei mir vorbeischauen. Hätte ihn zu gern noch gesehen. Wäre so beruhigend.

Außerdem möchte ich ihn fragen, ob man den Tumor nicht einfrieren kann, um ihn, wenn es einmal eine Gentherapie gibt, mit einem daraus gewonnenen neuen Gen zu heilen. Stephan hatte diese Idee.

Befürchte, daß sie mir doch in die Arterie stechen müssen – die Schmerzen sind mir noch lebhaft in Erinnerung –, und habe Angst vor dem Wiederfinden in der Welt nach der Operation. Die Quälerei, bis man geistig wieder im richtigen Jahr, im richtigen Monat, am richtigen Ort gelandet ist.

Versuche, diese Gedanken zu verbannen. Muß da durch. – Also Ruhe bewahren. So viele wunderbare Menschen sind gerade in diesen Stunden bei mir und denken an mich. Kann sie schließlich nicht enttäuschen. Tue ihnen schon genug an.

11.30 Uhr: Endlich werde ich aufgerufen. Mittlerweile betreuen zwei Damen den Empfang. Beide begleiten mich, Stephan darf mit. »Muß ich?« fragt er. Er kann mich nicht leiden sehen. Ich sage »Nein!« – und dann kommt er doch mit. Ich bewundere ihn dafür.

Im Raum vor dem Operationssaal sind die Mcnschen per Vorhang voneinander getrennt. In eine dieser »Kojen« werde ich verfrachtet, eine Schwester mißt den Blutdruck, die Temperatur etc. Der Anästhesist wird angekündigt.

Ich sage Stephan, daß er jetzt gehen kann; möchte nicht, daß er bis zuletzt bleibt, sieht, welche Angst ich vor der Arterienstecherei habe und wie mir die Haare geschoren werden.

Gleichzeitig möchte ich, daß er bleibt, noch mal meine Hand drückt und mich ansieht.

Sie schicken ihn fort, bleibe allein in der kleinen Kammer. Eine Schwester bringt mir in Abständen heiße Wolldecken, das tut unendlich gut.

Komisch, diese Ruhe.

Der Anästhesist kommt, sieht, daß ich schon eine Nadel in der Vene habe, freut sich mit mir und verkündet, daß die Arterie erst im Schlaf gestochen werde. Hurra! Alles andere ist ein Kinderspiel.

Ob ich mich absichtlich mit Nebensächlichkeiten aufhalte?

Bin so glücklich, daß ich ihn umarmen könnte. Er sagt, gleich würde ich hineingerollt, bekäme eine Maske mit Lachgas.

Liege immer noch unter meinen warmen Decken; die Minuten ziehen sich hin. Jeder, der auf dem Weg zum OP vorbeikommt, schaut herein, ist freundlich, lächelt. Ein junger Schwarzer vom OP-Vorbereitungsteam erscheint, ein dunkelblaues Tuch mit Sonne, Mond und Sternen um den Kopf gewickelt. Muß irgendwas messen. Ich bewundere sein Tuch. Wir lachen.

Bin wieder allein. Die Welt liegt irgendwo da draußen, und ich fühle mich wie ein im Fall begriffenes Vogeljunges, schutzlos und klein.

Meine Gedanken begeben sich auf Wanderschaft. Wieviel man in Minuten erleben kann.

Und plötzlich höre ich eine verhalten fragende Stimme auf dem Gang: »Micha, Michaelis?«

Professor Wilson kommt wahrhaftig noch vor der Operation bei mir vorbei!

Vor Erleichterung schießen mir die Tränen in die Augen, als ich ihm die Hand gebe. Schäme mich sehr, könnte mich sonstwohin beißen.

Die Zeit ist zu kostbar, um sie mit Heulen zu vertrödeln. Reiße mich zusammen.

Ich danke ihm von Herzen. Er fragt, wie es mir geht, wir wechseln ein paar Worte, dann sprudele ich meine irre Idee des Tumoreinfrierens heraus. Er muß mich für verrückt halten. Zwei Minuten reden wir noch. Er gibt mir das Gefühl, ganz allein für mich dazusein. Ich schaue ihn an: Gleich wird er meinen Kopf öffnen; er kann mich zerstören oder heilen. – Keine Spur von Arroganz. Nur Können, Wissen, Menschlichkeit. Mich durchströmt ein Gefühl tiefen Vertrauens, er schaut mich an, und im Hinausgehen hält er die Hände hoch, drückt mir die Daumen. »Vielleicht ist es ja nur Nekrose«, sagt er und verschwindet Richtung OP.

Der Pfleger mit dem Kopftuch kommt und schiebt mich in den Raum für die Betäubung. Hell, himmelblau, wie alles im Klinikum von San Francisco. Jede Menge Leute stecken ihren Kopf herein, verschwinden wieder. Ich beobachte meine Umgebung, bis es weh tut. Einziger Zweck: mich ablenken. Bloß nicht nachdenken.

Werde von meinem warmen Bett auf eine schmale, kalte Pritsche gehievt. Bemerke noch, daß es ekelhaft kalt ist in diesem Raum – ein richtiger Eiskeller. Ich friere.

Ich will nicht sterben. Will leben, Sonnenblumenfelder in der Toskana sehen. Mist!

Verdammt, ist das kalt! Wann fangen die endlich an?

Bin erleichtert, den Anästhesisten zu sehen. Er drückt mir eine Maske auf den Mund, sieht mich noch einmal aufmunternd an. Ich atme und atme. Aber irgendwie dauert es so lange, denke ich – und bin weg.

Spätabends.

Ich wache auf, Stephan ist da und sagt mir Unbegreifliches. Sagt, es sei nur Nekrose gewesen.

Nur Nekrose.

Aber ich bekomme das Wunder nur im Unterbewußtsein mit. Bin erleichtert, rutsche aber sofort wieder in meinen Betäubungsnebel, weiß später nichts mehr davon.

Mittwoch, 1. März

Irgendwo im Nebel fragt eine Stimme nach dem Datum.

Benommen murmele ich: »1. März 1995, Mittwoch.« Und schlafe wieder ein.

Noch mal werde ich geweckt, wundere mich, warum hier

dauernd jemand das Datum von mir wissen will. Können die niemand anderen fragen?

Alles scheint einfach und gut, die Schwester ist zufrieden mit mir, und ich sinke erleichtert in meinen Schlaf zurück.

Wache auf und blicke in ein fremdes Gesicht. Es lächelt mich freundlich an. Ich erkenne einen schwarz-weißen Priesterkragen. Und schon fragt mich der Geistliche, ob er mit mir beten dürfe, nimmt meine Hand. Ich überlasse sie ihm staunend, er spricht ein langes Gebet, und das Händchenhalten ist tröstend. Halbwegs aufwachend, wie im Traum, denke ich auf einmal: *Ob ich auf der Kippe bin?*

Aber ich fühle mich gut und scheine auf einer rosa Wolke zu schweben. Ganz ruhig und weit weg. Nur dieser Pfarrer hält meine Hand, ich höre ihn sprechen, verstehe ihn aber nicht. Und er holt etwas aus seiner Tasche, salbt meine Stirn.

Daniela, das war's dann wohl, sagt mein beobachtendes Ich voller Ironie. *Gratuliere!*

Von weit her dringt wieder und wieder die Stimme des Pfarrers an mein Ohr. Langsam begreife ich: das Aschenkreuz. Es ist Aschermittwoch – und alles vorbei.

Bin plötzlich hellwach, bitte ihn, das dunkle Kreuz von meiner Stirn zu entfernen. Stephan würde sich zu Tode erschrecken, mich hier totenbleich, schlafend zu finden mit einem pechschwarzen Kreuz auf der Stirn.

Der Geistliche scheint ein wenig indigniert. – Doch in dieser Situation hat bei uns wirklich niemand an Karneval und Aschermittwoch gedacht.

Schnell schlafe ich wieder ein.

Erst Stunden später bin ich endlich wach. Jemand kommt und meint, ich käme nun auf die normale Beobachtungsstation.

Jede Veränderung macht mir angst. Fürchte mich davor, in der großen Klinik verlorenzugehen.

Tauche wieder in mein Traumland ein, wache erst Stunden später völlig müde auf.

Bin allein in einem Krankenzimmer. Vor dem Fenster ziehen Nebelfetzen vorbei.

Taste mich langsam in die Wirklichkeit zurück:

San Francisco … Operation.

Blicke mich um. An der Wand hängt ein überdimensionaler Kalender, so scheint es mir jedenfalls:

»1. März« steht dort in Riesenlettern – »Mittwoch«.

Und ich begreife, daß ich *lesen* kann.

Bin vor Freude überwältigt. Dieses intensive Glücksgefühl läßt sich nicht mit Worten beschreiben.

Behutsam setze ich mich auf, sehe mich nach Schreibzeug um. Nichts. Dann schaue ich auf die Bettdecke, ziehe sie glatt, und voller Angst, zu versagen, male ich ganz langsam meinen Namen mit dem Finger auf die Decke.

Ich kann schreiben. Gerettet!

Alles erscheint leicht und einfach. Möchte aufstehen, lachen, weinen, rufen – meine Freude mit jemandem teilen.

Eine Schwester bemerkt, daß ich wach bin, versorgt mich und fragt, ob ich einen Wunsch hätte. Ja, sage ich, wie ich von hier aus telefonieren könne. Will Stephan und Mutti und allen mitteilen, daß ich lesen und schreiben kann.

Stephan scheint schon unterwegs zu sein. Dann meldet die verständnisvolle Schwester mir ein R-Gespräch nach Hause an.

Höre Muttis Stimme ganz nah neben mir. Es ist wie ein Wunder. Sie sagt mir, daß Stephan gestern angerufen habe: Es sei nur Nekrose.

Aber wieder kommt diese Botschaft nicht an. Anscheinend weigert sich mein Kopf standhaft, eine so gute Nachricht zu glauben. Ich vergesse sie einfach, kann mich Sekunden nach der guten Neuigkeit nicht mehr daran erinnern. Und warte.

Schwimme in einem wundersam warmen, ruhigen Meer und weiß instinktiv, daß alles gut ist.

Im Unterbewußtsein ist Stephans Nachricht bereits angekommen. Im Bewußtsein noch nicht.

Bekomme Morphium, wie mir Schwester Annika erzählt. Bin happy und warte auf Stephan.

Er kommt gegen Mittag und ist verwundert, daß ich schon so fit bin. Frage ihn gleich nach dem Ergebnis – atemlos, voller Angst.

»Nichts, nur Nekrose«, das müsse ich doch schon wissen, er habe es mir doch gleich gesagt. – Er muß es noch mal und noch mal wiederholen. Ich kann mich nicht mehr erinnern, daß er es mir sofort mitgeteilt hat.

Nach gut sechsstündiger Operation hatte Professor Wilson ihn gestern gerufen: »It's nothing but radiation matter.« Alles abgestorbenes Gewebe. Die OP sei gut verlaufen.

Bin ganz still. Kann es nicht fassen. Die kühnsten Träume scheinen wahr zu sein.

Habe Angst, den Bann zu brechen.

Langsam, ganz langsam sickert die gute Nachricht endlich in mein Bewußtsein.

Nothing but radiation matter. Zellabfall, ausgelöst durch die Bestrahlung und das Implantat.

Stephan streichelt meine Hand.

Nachmittags kommt er wieder und bringt mir einen kleinen Plüschaffen, einen Talisman. Lasse das Vieh nicht mehr los.

Immer wieder sinke ich in Träumereien, bekomme Sauerstoff und Morphium gegen die Schmerzen. Die Welt wird zum bunten Kaleidoskop, wunderbar, lebenswert.

Ab und zu holt mich der Schmerz unbarmherzig zurück. Ohne die Injektionen ist er unerträglich. Beherrsche mich mühsam, nicht laut loszubrüllen, wenn die Schmerzen mich unbetäubt erwischen.

Mein Kopf scheint offen zu liegen, wie auf dem Bild des Hieronymus Bosch. Die Schmerzen explodieren in einem glühenden Feuerball, der sich nicht löst, sondern zu meinem Kopf selbst wird. Himmel! Ich drücke die Klingel. Schwester Annika meint, ich könne noch nicht wieder Schmerzen haben. – Sie muß es ja wissen. Und fragt mich, ob ich es schon mal mit Yoga versucht hätte. Schmerzmittel könnten manchmal schädlich sein.

Ignorante Menschen auch.

Könnte sie umbringen.

Bin wütend über meine erbärmliche Hilflosigkeit.

Um das Maß voll zu machen, hat Lisa, Wilsons OP-Schwester, entschieden, daß ich heute noch zum Kernspin soll.

Mein armer Kopf. Jede Erschütterung löst ein Erdbeben neuen Schmerzes aus.

Die Stunden schleppen sich dahin, heiße Lava brodelt in dem geschundenen Kopf. Schwester Annika gibt mir andere Schmerztabletten. Dann rollt mich jemand zum Kernspin.

So ähnlich muß es sich anfühlen, wenn Folterknechte einen malträtieren.

Wünsche nur noch, ohnmächtig zu werden.

Dann bekomme ich endlich eine Morphiumspritze, um das Kernspin zu überstehen.

Liege im gleichen Raum wie gestern. Die Wahrnehmung ist völlig verschieden. Ich friere, schlafe ein, tauche wieder auf und merke, daß ich viel zu lange hier unten bin. Nach über einer Stunde gelingt es mir, eine der hektisch umhereilenden Gestalten zu erwischen. Ob man mich vergessen hätte, frage ich; hätte Schmerzen.

Höre etwas von Notfall und wache langsam auf.

Mit dem Auftauchen aus dem Schlaf melden sich die Schmerzen zurück. Eine genervte Annika spritzt mir den Rest des Morphiums, wohl eher, um Ruhe vor mir zu haben. Ihrer Meinung nach *kann* ich keine Schmerzen haben.

Und wieder liege ich allein im Raum und warte auf das Kernspin.

Irgendwann bringe ich die Untersuchung in der Röhre hinter mich. Die ersten Bilder sind verwackelt, müssen wiederholt werden. Ich zittere so, Schüttelfrost, will Ruhe haben, schlafen.

Die Nacht wird unruhig: Habe Schmerzen, der Kopf, in einen festen Turban bandagiert, läßt sich nirgendwo unterbringen. Es ist, als säße ein Dschinn, einer jener bösen Geister aus *Tausendundeine Nacht*, auf meinen Schultern und benutzte meinen Kopf als Trommel.

Donnerstag, 2. März

Irgendwann wird es hell.

Pat heißt die freundliche Schwester, die sich heute um mich kümmert. Darf mich waschen und nach dem Essen eine Stunde im Sessel sitzen.

Ulla und Siegfried rufen an, dann Mutti. Sage ihnen, daß alles viel besser sei als letztes Mal. Dr. von Brück meldet sich, meint, alle seien so glücklich, daß es Nekrose war. Er bestellt Grüße von seiner ganzen Familie und den Freunden aus Berlin.

Gegen 11.00 Uhr erscheint Dr. Shepard zur Visite, informiert mich über mein blendendes Befinden – und will mich noch heute entlassen.

Starre ihn an und fasse es nicht. Ich höre wohl nicht recht?

Entlassen?

Ja, Dr. Shepard sieht keinen Grund, mich länger in der Klinik zu behalten.

Ich bin im allgemeinen ja hart im Nehmen, aber das verschlägt mir doch den Atem. Hänge schließlich noch am Sauerstoff, an meinen Beinen sind tütenähnliche Apparate angebracht, die sich bei jeder Bewegung aufblasen, um die Durchblutung zu regulieren …

Doch da es nun einmal beschlossen ist, läßt sich nichts mehr stoppen.

Auch Stephan faßt es nicht, als er unmittelbar darauf erscheint, hält es für einen Scherz.

Aber das Zimmer ist bald voll von Menschen: Eine Apothekerin kommt, stellt mir Stundenpläne für die Medikation der nächsten Woche zusammen, schickt Stephan zur krankenhauseigenen Apotheke. Lisa, Wilsons Operationsschwester, schneit herein und drückt mir ein Merkblatt mit Wissenswertem für den Notfall zu Hause und Alltägliches in die Hand. Eine andere Schwester erscheint und befreit mich von diversen Nadeln.

Zwischendurch schlafe ich, völlig erschöpft von dem Wirbel um mich herum.

Gegen fünf kommt Stephan, total durchnäßt, in der Klinik an, nachdem er im Great Highway Motel in aller Eile einige Kleidungsstücke zusammengesucht hat. Schließlich waren wir nicht darauf vorbereitet, heute noch »umzuziehen«. Draußen regnet es in Strömen. Teile Nord-Kaliforniens werden zum Notstandsgebiet erklärt, überall Überschwemmungen; ganze Täler sind von der Versorgung abgeschnitten.

Ziehe mich ganz langsam an. Dr. Shepard hat mich von meinem Turban befreit. Trage nun nur noch ein Mullmützchen auf dem Kopf. Überaus kleidsam. Stephan vermißt meinen Turban.

Per Rollstuhl werde ich in die Eingangshalle und dann ins Taxi befördert.

41

Minuten später geht es durch den strömenden Regen die Stufen zum Great Highway hinauf. Unterstützt von Stephan, ziehe ich mich Stück um Stück am Geländer hoch und bin selbst erstaunt, als wir vor unserem Apartment stehen.

»Zu Hause«: ein großer Raum, zwei Doppelbetten, vier Stühle, ein Bad, eine Kleiderecke und ein Fernseher. Die Wände sind weiß getüncht, auf Kopfhöhe eine lange Schmuckborte mit rosa-himmelblauem Blümchenmuster. Typisch Amerika.

Sinke mit einem Seufzer ins Bett, und ein wunderbares Gefühl bemächtigt sich meiner. Bin erleichtert und erschöpft. In mir ist eine so tiefe Freude und Ruhe. Ich kann es nicht fassen, daß es *vorbei* sein soll. Einfach so. *Radiation matter, just radiation matter.*

Plaziere Francis, meinen Plüschaffen, neben dem Bett, nehme meine Medizin und verabschiede mich ins Traumland.

Freitag, 3. März

Wache auf. Bin nicht im Krankenhaus. Bin in Freiheit, in meinem kuscheligen großen Bett.

Bin erschöpft. Habe lilagelbe Blutergüsse an sämtlichen Einstichstellen und scheußlichen Muskelkater. Muß bei der

Operation wohl eine komische Haltung eingenommen haben. Muskelkater und irgendwas in der Kehle, das mich stört. Als wäre das Gaumenzäpfchen doppelt so lang. Ich verschlucke es fast, und wenn ich nicht ganz vorsichtig schlucke, verstopft es mir die Kehle. Ich huste, würge, denke zu ersticken. Nach einer Woche bildet es sich zurück. Vielleicht Nachwirkungen des Narkoseschlauchs. Ich weiß es nicht und frage nicht weiter. Hauptsache: *Ich lebe!*

Stephan hievt mich zum Frühstück hinunter. Den Rest des Tages verbringe ich im Bett.

Der absolute Höhepunkt: Nach gründlicher Desinfektion des Motelzimmers steige ich ganz vorsichtig in die Badewanne und fühle mich, von Jil-Sander-Duft umgeben, wieder als Mensch.

Schlafe wie ein Baby.

Stephan gewinnt langsam etwas Farbe zurück. Schwärmen gemeinsam von Professor Wilson. Unterhalten uns stundenlang.

Draußen regnet es in Strömen. Kein Gedanke, die Nase rauszuhalten und frische Luft zu schnappen. Bin müde, träume vor mich hin.

Alle vier bis sechs Stunden eine Schmerztablette, Cortison etc. Versuche, den »Fahrplan« einzuhalten, döse und lausche auf den Regen und das Brausen des Ozeans.

Samstag, 4. März

Kein Regen. Nach Frühstück und Bad schenken wir uns einen Strandspaziergang. Überqueren die Straße und sind nach ein paar Metern an der Beach. Kommt mir wie eine richtige Heldentat vor.

Hunde rasen vorbei, und im Pazifik tummeln sich jede Menge Surfer. Nicht so »fashionable« wie bei uns – junge

Leute in schwarzen Gummianzügen auf abgeschabten weißen Brettern. Keine Segel. Sie versuchen, sich mit der Wellendünung aufzurichten, ein wenig oben zu bleiben. Schon liegen sie wieder im Wasser und warten. Von weitem ähneln sie einer Kolonie schwarzer Pinguine.

Langsam gehen wir den Strand entlang. Fast jeder grüßt, keiner nimmt Anstoß an meiner abartigen Mullmütze, mit der ich die große Narbe verdecke.

Obwohl es gestern geregnet hat, kann ich mich auf einen Baumstamm setzen, Sonne, Wind, Wasser, das Leben genießen.

Bin glücklich und ruhig. Zufrieden. Oft läuft mir, ohne daß ich es recht bemerke, noch ein Tränchen herunter.

Kleine Vögel, Strandflitzer, laufen in halsbrecherischem Tempo über den Sand, weichen vor den Wellen blitzschnell zurück, als wollten sie sich keine nassen Füße holen. Ein niedlicher, komischer Anblick. Unwillkürlich muß man ob ihrer Anstrengung lachen.

Kinder lassen Drachen steigen. Ein Erwachsener spielt mit fünf großen Drachen gleichzeitig, bringt sie in immer neue Formationen. Kinder schauen gebannt zu.

Wie herrlich, einen solchen Samstag zu verbringen. Hier ist wirklich noch Samstag, Wochenendatmosphäre. – San Francisco. Out of the world.

Mir fällt die Bescheidenheit in der Kleidung auf: keine zur Schau gestellte Beach-Mode. Im Gegenteil.

Und die Lebensfreude!

Das Treppensteigen zum Hotelzimmer hinauf fällt mir schwer. Mein Kopf scheint eine Zentnerlast zu sein. Warum ist der Kopf so schwer? Habe das Gefühl, ihn nur mit Mühe oben halten zu können. Hieve ihn ins Bett.

Sonntag, 5. März
Die Abenteuerlust siegt. Schlage einen ersten, vorsichtigen Ausflug vor. Ganz sicher: nur in die Cafeteria des Krankenhauses, per Shuttle-Bus. Welch ein Erlebnis.

Eiskalt ist es draußen. Der Wind hat die Wolken vertrieben, und von fern sieht man die Golden Gate rot leuchten. Halte vor Glück über den Anblick die Luft an.

»Happy-Mouse«, nicht Mickey-Mouse, nenne ich mich selbst und gehe langsam durch die Straßen von San Francisco. Könnte die ganze Welt umarmen, liebe jedes Blümchen am Wegesrand.

Zwar sehe ich in diesen Tagen alles noch wie durch eine Nebelwand, nehme die Welt um mich herum nur unklar wahr, so sehr ich mich auch anstrenge. Erst nach Stunden scheint sich bei mir der »Nebel« im Hirn zu verziehen. Aber das ist Nebensache.

Auch daß der linke Arm schmerzt: Vom Handgelenk bis zur Elle ist er dunkelblau, lila und rot. Gestern war er grün und blau – alles von der »arterial line«. Nebensache!

Wenn ich husten muß, platzt mir der Schädel. Es ist ein Gefühl, als fiele mir die linke Kopfseite über die Schulter. Gräßlich. Taste instinktiv, ob unter der Baskenmütze noch alles da ist.

In der Cafeteria veranstalten wir ein kleines Gelage mit Cottage Cheese und »Kalifornischem Salat«. Fünf Tage nach der Operation. Hurra, die Welt hat mich wieder, spotte ich insgeheim.

Stephan sagt, er habe meine Tapferkeit bewundert. Ein großes Wort von ihm. Und er ist stolz, daß Professor Wilson mich eine großartige Persönlichkeit nannte.

Ich auch.

Ich bewundere diesen kleinen großen Mann mit dem faltigen Gelehrtengesicht grenzenlos: der leise Gang, die kontrollierten Bewegungen, das ungeheure Wissen und der anscheinend nie erlahmende Forscherdrang. In der *Brain-Tumor*-Zeitung schreibt er, die Forschung schreite mit der Geschwindigkeit von Lichtjahren voran. Daß man vor fünf Jahren noch nicht zu träumen gewagt habe, was jetzt Wirklichkeit sei.

Muß auch. Jährlich erkranken allein in Amerika 25000 Menschen an einem Hirntumor, besonders, und das ist das erschütterndste, Kinder. Ich sah zwei im Krankenhaus, kleine Kerlchen, acht und elf Jahre alt, blond, mit großen blauen Augen, erwartungsvoll in die Zukunft blickend.

Zukunft – wenn es sie für uns gibt.

Doch solange es solche Forscher gibt, haben wir eine Zukunft. Davon bin ich zutiefst überzeugt.

In der Nacht bekomme ich Fieber. Die Wirklichkeit wird aufgefressen von der Unwirklichkeit des Geschehens. Manchmal denke ich, es sei 1989. Dann bin ich wieder in diesem Jahr. Zeit und Raum verschieben sich. Ein Tanz auf Wolken, unsicher taumelnde Schritte auf dem fliegenden Teppich der Zeit.

Wie oft lebt man? Warum? Mit wem? Wie? Alles Fragen, die keiner Antwort bedürfen.

Andere Menschen, andere Leben, ein Atomstel der Menschheit oder die kleine blaue Blume am Strand, tief eingekuschelt in den Sand. Die rote Zauberblume. Jorinde und Joringel.

Habe Märchen immer geliebt. Meist gibt es ein Happy-End.

Wache immer wieder auf und spüre alle Knochen einzeln. Der Kopf wiegt drei Zentner, und die Klammern in der großen Narbe scheinen zu glühen. Kann mich nicht entsinnen, wann ich die letzte Schmerztablette nahm. Alles verschwimmt. Habe Angst vor einer Schwellung und vor Blutungen. Versuche krampfhaft einzuschlafen, mich zu entspannen, aber die Gedanken reißen sich los, wandern, halten sich an Kleinigkeiten fest. Versuche, mich auf meinen Zauberteppich zu setzen. Ein kleiner Trick: der fliegende kunterbunte Teppich meiner Kindheit, mit dem ich ins Traumland entschwinde. Soll mir helfen, die Fiebernacht zu überstehen.

Alte Kinderwünsche werden wach. Die heiß geliebten Mecki-Bücher, die wohl als erste meine Abenteuerphantasie beflügelten. Bunte, glückliche Welt. Alle Gerüche des Orients umspielen meine Nase. Aladin erscheint mit seiner Wunderlampe, der Vogel Roc, die weiße Märchenwelt der Eisprinzessin.

Später der *Ozean der Erzählungsströme*, die Märchen des *Kathasaritsagara* – keine eigentlichen Märchen, sondern überlieferte Weisheiten des alten Indien. Meine Lieblingsgeschichte ist die des kleinen Mäuserichs, der, wie sich herausstellt, stärker als alle Gewalten des Universums ist. Märchen und Sagen. Andere Zeiten, andere Welten. Phantastisch.

Die Ferne lacht schillernd, die Sonne ist dort.

Alles Leben scheint in Gold getaucht.

Wärme, Freiheit.

Riechen, fühlen, tasten, sehen. Salz auf den Lippen, die rhythmischen Trommeln Arabiens.

Die Nacht ist lang. Laufe durch große Paläste, sehe spiegelndes Parkett, farbenprächtige Zelte, geduldige weiße Kamele in den Oasen Afrikas. Der heiße Wüstensand sticht wie Nadeln, wenn er sich zu einer Windhose formiert und mit sich selbst fangen spielt. Das Licht flimmert, ist nicht faßbar, mal blau, dann golden, dunkelrot und violett.

Die Farben der letzten Jahre, die ich im Maghreb verlebt habe. Keine Drogenträume. Nur eine unendlich reiche innere Welt, deren Schönheit ich aufgesogen habe, die alle Unzulänglichkeiten eines Lebens in der Dritten Welt vergessen machen.

Wärme, Weite, Freiheit. Mit dem Geländewagen über die Piste nach Djanet ins südliche Algerien. Die schönste Oase der Welt, wenn man aus der Öde der unkenntlichen Piste auftaucht, darauf zurollt und den blühenden Ort entdeckt. Ein richtiges kleines Wunder. Die Menschen, die dort leben, Kinder, Hunde. Es wimmelt von Leben inmitten des Nichts. Eine kleine Tuareg-Siedlung am Rande der Oase. Alitot heißt der Führer, der uns von hier aus weiterbringen soll.

Tassili de Hoggar. Zeugenberge. Das Hoggar-Gebirge in der Dämmerung. Es entschwindet in Farbringen. Nie habe ich etwas ähnlich Faszinierendes gesehen. Fein abgestuft legen sich die Farben um die schroffen Felsen, bilden Ringe in Pastellfarben, die jeden Maler in den Irrsinn treiben müssen.

Tiefer und tiefer dringen wir in die Wüste ein, auf Pisten, die nur unser Tuareg kennt. Sanft deutet er inmitten der Sandwüsten nach links oder rechts. Wie er das wissen kann? – Ich begreife es nicht.

Nachts leuchten die Sterne – ein Juwelenteppich der Unendlichkeit. Ich suche das Kreuz des Südens, finde es nicht.

Tamanrasset, rote Stadt zwischen dem Nichts und der Grenze zu Niger, heißt das nächste Ziel.

Mit Alitot in die Unendlichkeit. Keine Straße, keine Piste. Als ich ihn, sehr europäisch, für ihn wohl sehr komisch, bitte, mir anhand meiner Karte die Piste zu zeigen, in Erwartung einer dünnen eingetragenen Linie, die mich beruhigen soll, nimmt er lächelnd einen Bleistift und zieht eine gerade Linie durch das Nichts.

Steinwüsten, einer Mondlandschaft gleich, wechseln sich ab mit ausgetrockneten Flußbetten, die seit Jahrhunderten kein Wasser mehr gesehen haben.

Einmal verlieren wir den Weg, Alitot war eingenickt. Stunden fahren wir an einem ausgetrockneten Wadi entlang, müßten nach links, können aber nicht mehr hinüber, ohne das Auto zu ruinieren. Fassen nachts den Entschluß, in derselben Spur zurückzukehren, falls das Benzin reicht. Zurück nach Djanet. Keiner weiß, wo wir sind. Waren leichtsinnig, es war unsere erste Tour in die Wüste. Normalerweise sagt man, wann man wo abfährt, wo man in wieviel Tagen sein will. Unumstößliche Wüstenregel. Mit der Wüste ist nicht zu spaßen. – In den beiden darauffolgenden Jahren haben insgesamt achtzehn Menschen in dieser Gegend ihr Leben gelassen.

In der Nacht heulen die Schakale. Ich genieße die Nacht trotzdem intensiv und schlafe später tief und ruhig.

Am nächsten Morgen tasten wir uns in den Spuren zurück, treffen auf einen anderen Tuareg im Landcruiser, der nach Tamanrasset fährt. Wir schließen uns an.

Vier Tage lang leben wir in der roten Stadt bei seiner Familie. Er ist dreißig, seine Frau dreizehn und im siebten Monat schwanger. Die bildhübsche Schwägerin ist zwanzig und hatte gerade vom dritten Kind entbunden. – Das Leben in diesen vier Tagen spielt sich auf dem Boden ab. Das Haus ist um einen großen Innenhof gebaut. Dort wird gelebt. Tagsüber wird zum Essen ein Teppich ausgerollt, nachts dient er als Lager.

Kaum sind wir angekommen, verschwitzt, sandig, völlig erschöpft, bietet mir der Hausherr eine Dusche an. Ich fasse es nicht. Sein kleiner Bruder hat schon Wasser geholt. Einen Eimer eiskalten Wassers und einen Scheffel in einem Verschlag. Nie habe ich etwas Erfrischenderes, Belebenderes erfahren als in jenem Moment, in dem ich das eiskalte klare Wasser über meinen Körper scheffeln darf. Leben pur.

Die rote Stadt mit ihrem Basar an der Grenze zum Nichts und ihre Einwohner verschwimmen wie eine Fata Morgana.

Nebelfetzen aus der Bucht von San Francisco schmuggeln sich in meine Träume, die unscharfe Sicht, die mich im Wachzustand so quält, leider auch. Rieche, sehe, höre das Meer. Und bin dankbar. Wache mit tränennassen Wangen auf. Habe wohl im Schlaf vor Dankbarkeit geweint.

Draußen rollt der Pazifische Ozean. Wenn ich mich zum Fenster taste, kann ich den Mond über dem Wasser sehen, die Wellen hören und das Meer riechen. Und aller Schmerz ist vergessen.

Montag, 6. März

Bin wieder ich. Möchte mindestens zwei Hüte in der Haight Street kaufen. Mache eine lange Liste, was alles zu besorgen ist.

Ausnahmsweise scheint die Sonne.

Siegfried ruft früh an, und ich telefoniere mit Mutti.

Nichts wie raus aus dem Bett. Wir sind schon früh am Strand, laufen fast bis zum Cliffhouse. Surfer tummeln sich wie üblich. Bin fasziniert von ihrer Körperbeherrschung. Jede Menge Hunde werden ausgeführt.

Möwen treiben majestätisch im Wind.

Noch immer ist meine Sicht nicht klar. Mir ist, als wate te ich durch eine Nebelbank. Suche nach Worten, es besser zu beschreiben. Hinzu kommt die Furcht umzukippen. Beeinträchtigt aber nicht meine prächtige Stimmung.

Fast vier Stunden sitzen wir am Strand auf unseren Mänteln. Kann nicht genug bekommen von dem bunten Treiben ringsherum: dem umwerfenden Naturschauspiel, den Hügeln rund um die weitläufige Bucht, dem Meer, das in der Sonne glitzert wie verschüttete Edelsteinchen.

Nachmittags fahren wir zur Klinik. Dann gehe ich noch bei Cleon Smith vorbei, bitte sie, die endgültige Rechnung zu schreiben. Wir kommen ins Plaudern. Auch sie schwärmt von Professor Wilson. Alle liegen ihm, bildlich gesprochen, voll Bewunderung zu Füßen. Er strahlt eine natürliche Autorität aus, ruht in seinem Wissen, seiner Forschung. Es ist eine Gnade, einen solchen Menschen kennenlernen zu dürfen. Spontan nimmt mich die etwa fünfundvierzigjährige attraktive Schwarze ganz fest in den Arm. Habe das Gefühl, daß mich alle hier mögen. Und ich sie.

Stephan findet mich tapfer. Er habe solches Mitleid mit mir gehabt. Aber ich fühle mich gar nicht außergewöhnlich tapfer. Nur ruhig. Und ich bin glücklich. *Radiation matter*. Gott sei Dank!

Dienstag, 7. März

Bin voller Tatendrang. Will ab heute nur noch alle sechs Stunden ein Schmerzmittel nehmen. Und meine Haare waschen – die restlichen.

Action ist angesagt. Hoffentlich rosten die Klammern nicht. Sie sollen um den 10. März raus. Habe ein bißchen Bammel, weiß nicht, ob es mehr schmerzt als das Ziehen von Fäden. Letztes Mal war die Narbe nur genäht.

Philosophiere beim ausgiebigen Frühstück mit Ham and Bacon samt Spiegeleiern, die hier »sunny-side-up« heißen – kein Wunder, bei diesem Mistwetter müssen wenigstens die Spiegeleier »sonnig« sein. Spreche mit Stephan über das Leben hier: die pragmatische Einstellung, die Bescheidenheit, die Arbeitsauffassung, das Lohnniveau, den Fortschritt in Forschung und Wissenschaft.

Ob ich es heute schaffe, mir einen Hut in der Haight zu kaufen? Apropos Bescheidenheit! Bei meiner »Birne« ist eine Kopfbedeckung einfach ein Muß. Habe zwei ganz süße gesehen: eine Kappe à la Kim Basinger in Dunkelblau und einen kleinen Strohhut mit Blümchen. Mal sehen …

42

Zwei Stunden später habe ich andere Sorgen, bin fertig, völlig außer mir.

Bekam eben einen Anruf vom Büro Dr. Linns'. Eine Sekretärin teilt mir mit, ich hätte am Freitag, um 14.00 Uhr, zwecks Planung der weiteren Behandlung einen Termin.

Weitere Behandlung? Was soll das in drei Teufels Namen? Ist doch noch nicht alles fort? War ich zu glücklich, zu leichtfertig, als ich glaubte, alles sei überstanden?

Fühle mich wie die Surfer draußen, über denen eine Welle zu scharf hereinbricht: Sie kippen haltlos ins kalte, böse Meer. Werden gnadenlos mitgerissen, überrollt.

Breche innerlich zusammen, sehe Stephan an. Er ist ganz bleich. Was ich allen mit dieser verdammten Geschichte antue.

Hätten sie mir das vor ein paar Tagen gleich gesagt, wäre es okay gewesen. Aber jetzt?

Zum erstenmal verlassen mich wirklich der Mut, die Kraft. Ich heule los, will von nichts mehr was wissen, mir bis Freitag die Decke über den Kopf ziehen, mich wie ein Maulwurf verkriechen, nichts hören, nichts sehen. Am liebsten würde ich von Dienstag bis Freitag nicht existieren.

Ganz gegen meine sonstige Gewohnheit will ich nichts Näheres wissen.

Schluß, aus, Ende!

Einmal reicht es auch dem geduldigsten Lamm.

Bedeutet das Chemotherapie? Existiert noch ein Rest?

Stephan ist großartig, übernimmt die Initiative, drängt mich, Dr. Linns' Büro anzurufen, besser noch: hinzugehen und alles zu klären.

Kann mich nicht dazu aufraffen. Wozu auch, wenn dem Patienten doch alles unkoordiniert um die Ohren geschlagen wird. Von wegen gute Organisation. Bin noch nicht mal wütend. Ein schlechtes Zeichen. Sehr schlecht.

Wir gehen an den Strand, es nieselt. Meine Beine sind schwer, jeder Schritt kostet mich Überwindung. Nehme die Welt um mich herum wahr, als steckte ich in einem überdimensionalen, zerkratzten, ehemals durchsichtigen Plastikbeutel. Er behindert mich beim Gehen, beim Atmen, bei jeder Lebensäußerung. Japse schwerfällig den Strand entlang, sehe schlecht, unscharf. Stephan redet auf mich ein, bringt mich schließlich dazu, zur Klinik zu fahren und die Sache zu klären.

Bekrabble mich langsam. Zu meinem Leidwesen ist Professor Wilson nicht in der Stadt.

Trotzdem bin ich eine halbe Stunde später auf dem Weg zu seinem Büro.

Der Schrecken ist mir buchstäblich in die Glieder gefahren: Meine Beine fühlen sich an wie die eines Hampelmanns. Schwerfällig und langsam lege ich – an der Wand entlang – den Weg zu Wilsons und Shepards Büro zurück. Dort sind meine Unterlagen. Schließlich hat Wilson mich operiert. Die beiden Ärzte sollen mir sagen, was läuft.

Das rosabeige Linoleum erscheint mir so glatt wie eine Schlittschuhbahn.

Überall auf dem Flur sind Kinder. – Heute ist Kindersprechstunde. Das Herz tut mir weh vor Mitleid. – Kinderaugen. In vielen sehe ich die Schmerzen, die sie durchlitten haben. Komisch. Man sieht es wirklich. Warum nur muß ein Hirntumor auch Kinder befallen, nicht nur Erwachsene.

Zitternd und in Schweiß gebadet lehne ich mich an die Wand.

Sehe Cathy auftauchen, die kompetente Cathy, die seit Jahren mit Professor Wilson zusammenarbeitet.

»Cathy, bitte hilf mir! Ich werde nicht eher fortgehen, bis ich weiß, was mit mir los ist.« – Berichte von dem Anruf, von meinen Zweifeln.

Sie begreift sofort, zieht mich in ein Zimmer. Vor vier Stunden sei der endgültige Befund eingetroffen: Nekrose. *Nichts als Nekrose.*

Ich starre sie an.

Die Besprechung bei Dr. Linns sei reine Routine, da er auch die Vorbesprechung geführt habe. Der Termin solle mir die Möglichkeit geben, offene Fragen zu klären.

Wir reden noch ein paar persönliche Worte. Ja, es sei schön, sagt sie, mit jemandem wie Professor Wilson zusammenzuarbeiten. »Das gibt dem Leben einen Sinn.«

Leben – Sinn – Nekrose.

Nichts als Nekrose. Fast laufe ich den Flur entlang, um Stephan die gute alte Neuigkeit mitzuteilen.

43

Mittwoch, 8. März
Ein Sturm weckt mich auf. Als er eine Stunde später abflaut, nutzen große Vögel den Auftrieb und segeln in Scharen über dem Strand. Kein Wunder, daß Hitchcock hier *Die Vögel* drehte.

Stecke immer noch in meinem Plastiksack. Ob das so bleibt? Keine Müdigkeit vorschützen! Der Sturm hält den Regen ab. Wir nutzen das »gute Wetter« und spazieren wenig später die Haight Street entlang – bis zu besagtem Hutgeschäft.

Erstehe gleich drei Hüte auf einmal: die dunkelblaue Kim-Basinger-Kappe, einen dunklen Hut mit Krempe und eine helle Kopfbedeckung. Stil: zwanziger Jahre. Erinnert an die Hüte der Charly-Chaplin-Partnerinnen. Sollte mir die Lippen tiefrot schminken, die Augen schwarz umranden und mit den Wimpern klimpern. Stilgerecht eben. Erfreue mich an meinen Neuerwerbungen.

Schwebe wieder auf meiner rosa Wolke. Und immer, wenn ich mir Notizen mache, mich zwinge, eine Art Tagebuch zu führen, freue ich mich, lesen und schreiben zu können. Welch ein Geschenk!

Donnerstag, 9. März
Habe wieder Fieber. Draußen stürmt es mit Windstärke elf.

Telefoniere mit Mutti. Sie leidet mehr als ich.

Freitag, 10. März
Lisa soll mir heute die Klammern ziehen. Ob es sehr weh tut?

Stephan bringt mich zum achten Stock, wo ich mich um elf Uhr melden soll. Ich kann mich im Augenblick nicht so gut orientieren.

Lisa kommt bald, schaut sich meinen Kopf an.

»Das sieht ja gut aus.« – Und schon ist sie auf dem Weg, ihr »Werkzeug« zu holen. In einem leeren Zimmer plaziert sie mich unter einer Lampe. Ich atme tief durch, und meine neuerworbene »San-Francisco-Ruhe« überkommt mich. Ich lächle sie an.

Lisa macht sich ans Werk. Eins, zwei, drei, vier, fünf – ich höre auf zu zählen. Eine der Klammern will nicht. – Aber irgendwann habe ich es geschafft.

Ich sähe prächtig aus, meint Lisa freundlich und will wissen, ob ich Dr. Nicola, den Onkologen, schon gesehen hätte.

Mist! Geht das schon wieder los. Langsam sollen mich doch alle in Ruhe lassen.

»Nein!« belle ich zurück. »Beim Nicola war ich noch nicht, bin aber gleich bei Linns.«

Damit gibt sie sich zufrieden.

Puh, bin ich froh, das hinter mir zu haben.

Gehe noch kurz zur Aufnahme, um Eric wegen der Finanzen zu befragen, will wissen, wie mein Depot mit den angefallenen Kosten verrechnet wird.

14.00 Uhr Dr. Linns.

Das Wartezimmer macht seinem Namen alle Ehre. Ich

nutze die Zeit, erkundige mich nach der Rechnung. Aber anscheinend bin ich zu schnell. »Vielleicht morgen«, so die Sekretärin.

Endlich erscheint Dr. Linns. In Erwartung, die gute Nachricht der Nekrose-Diagnose endlich aus berufenem Ärztemund bestätigt zu bekommen, setze ich mich. Er nimmt den Stuhl neben mir, ist sehr ernst.

Und schickt mich im nächsten Moment vom Himmel in die Hölle.

Kerzengerade in die Flammen.

Ja, es sei Nekrose. So weit, so gut. Nun müsse ich alle drei Monate zur Kontrolle, sprich: alle drei Monate ein MR, ein Kernspintomogramm, machen lassen.

Weiß ich.

Meine Gedanken überschlagen sich. Was will er mir andeuten? Dann begreife ich: Dr. Linns rechnet bereits in den nächsten drei Monaten mit einem neuen Glioblastom. Einmal Glioblastom, immer Glioblastom!

Für ihn bin ich ein ganz gewöhnlicher Fall. Und der hat zu sterben. Meist innerhalb von einem oder eineinhalb Jahren. Wenn ich Glück habe, lebe ich vielleicht ein Jahr länger.

Bloß nicht die Fassung verlieren, das behindert das Denken!

Frage nach der Zahl derer, die diese zweieinhalb Jahre überleben.

Er sieht mich in seiner ruhigen Art durch die Goldrandbrille an:

»Zehn Prozent.«

Und hinter ihm stehen die gerahmten Bilder seiner Kinder.

So wie Linns habe ich meinen Fall bis jetzt nicht betrachtet. Wie deutlich er mich auf meinen Platz verweist.

Todeskandidatin.

In seinen Augen stehe ich auf der Liste.

Mal wieder.

Für immer.

Ein Glioblastom kommt wieder. Ausnahme ausgeschlossen.

Ein Hoch auf seine Statistiken.

Ich frage nach möglicher Therapie.

»Zur Zeit keine.«

Wenn es wieder aufflammt und klein genug ist: Implantat bei Professor Sturm.

Deutschland also. Das ist gut.

Bemerke, daß ich seine Worte automatisch innerlich siebe, Positives herauszufiltern versuche. Und daß mir die Todesprognose nicht mehr so unter die Haut geht.

Man gewöhnt sich wirklich an alles.

Der Mensch ist ein Gewohnheitstier – Arnold Gehlen, erstes Semester Soziologie.

Will wissen, wie oft man eine Operation durchmachen kann, und denke an mein erstes Grauen, als ich 1989 in Berlin in der Fachliteratur auf den Satz stieß: »Manche Patienten überleben mehrere Rezidiv-Operationen.«

Grauen, Schock – sterbende Kaninchen hoppeln vor meinem inneren Auge vorbei. Tierquälerei. Nichts für mich.

Reagiere immer noch ähnlich.

Nein: Zu diesen Menschen, die sich an ein sinnloses Leben klammern, will ich nicht gehören.

Einmal muß Schluß sein. So oder so.

Den Mut, ein solches Dasein zu beenden, werde ich schon aufbringen.

Zudem bin ich felsenfest davon überzeugt, daß ich nur aufhören muß zu wünschen, daß ich lebe – um meinem Leben ein Ende zu setzen.

Dr. Linns hat die neueste Studie zu Implantaten griffbereit. Er überläßt mir bereitwillig eine Kopie. In der Studie bricht die Kurve der Überlebenden, auch der mit Nekrose-Operationen, nach anderthalb respektive zweieinhalb Jahren steil ab. Ein einziger hat 347 Wochen überlebt – wie gesagt, bei Glioblastom-Patienten wird die Überlebenszeit in Wochen gerechnet. Nach wie vor.

Nehme mir vor, diesen traurigen Rekord zu brechen. Ist ja nur noch bis September. Bis dahin werde ich es wohl schaffen. Wäre ja gelacht.

Mir ist gar nicht zum Lachen zumute.

Vorsichtshalber erkundige ich mich bei Linns nach den Chancen einer Gentherapie. Prinzip Hoffnung: Im Sommer setze sich eine Regierungskommission mit den Ärzten zusammen, die Geld für ein erweitertes Genprogramm beantragen wollen. Voraussichtlich würden in diese zweite Versuchsphase auch Patienten mit Implantaten einbezogen.

Ein Lichtblick? Nein – im Augenblick wirklich nicht.

Ich darf einfach nicht glauben, was Dr. Linns gesagt hat.

Warum sollte das Glioblastom wiederkommen, wo es doch seit sechs Jahren verschwunden ist? Schließlich war diesmal nur Nekrose zu sehen. Laut Linns' Statistik müßte ich längst im himmlischen Chor mitsingen.

Wahrscheinlich wissen die, daß ich nicht singen kann …

Krampfhaft versuche ich, meine Gedanken in eine positive, wenigstens humoristische Richtung zu zwingen. Aber ich sitze ganz benommen vor einer Tasse Kaffee und warte auf Stephan.

Als er kommt, ist es mit der künstlichen Fassung vorbei; die Fassade bricht zusammen. Die Tränen fließen.

»Irgendwas zwischen einem Jahr und zweieinhalb Jahren. Mehr gibt Linns mir nicht.«

Stephan ist zu geschockt, um etwas zu sagen, ist wütend ob der seelischen Achterbahnfahrt, der ich ausgesetzt bin.

Will Linns nicht glauben. Verfluche alle Statistiken. Will die ersten Schneeglöckchen im Frühling sehen, im Aktuell Kaffee trinken, mit Gerd lange Gespräche führen, reden, diskutieren, lachen. Will René besuchen in seinem Schloß an der Loire. Will mit Stephan nach Afrika, Löwen, Zebras und Giraffen sehen. Und endlich ergründen, ob Giraffen mit dem langen Hals wirklich sieben Meter lang Halsweh haben. Nein, ich will nicht glauben, daß ich auf der Liste der Todeskandidaten stehe.

Stephan ist wirklich wütend.

Wie kann man einen Menschen so vom Himmel in die Hölle schicken. Gemeinsam schimpfen wir auf alle Statistiken dieser Welt.

Was soll's? Statistiken sind Statistiken. Unberührt von menschlichem Leid. Wissenschaft ist keine Sache der Gefühle. Was zählt, sind Fakten. Nichts sonst.

In der Cafeteria beruhigen wir uns gegenseitig. Stephan spielt King Kong. Will mich vor der bösen Außenwelt schützen.

Das einzig Gute an diesem Misttag: ein alter Spielfilm im Fernsehen, *Dr. med. Hiob Prätorius*, glaube ich.

Beruhige mich langsam, atme tief durch.

44

Samstag, 11. März
Wieder Wochenende. Nach wie vor regnet es. An Rausgehen ist nicht zu denken. Im Fernsehen laufen einige alte Spielfilme mit Clark Gable. Heute *Die Frau des Bischofs*, eine Weihnachtsgeschichte mit Gable als auf die Erde herabgefallenem Engel.

Gleich danach, mit Wiederholung am nächsten Tag: Ava Gardner in *Schnee am Kilimandscharo*. Fehlt nur noch *Die Katze auf dem heißen Blechdach*.

Langsam finde ich meine Ruhe wieder. Sehr langsam.

Während einer kurzen Regenpause wage ich mich an den Strand. Tief atme ich die Seeluft ein. Die großen Möwen und ähnliche, dunklere Vögel gleiten elegant am Strand entlang. Wenn sie die Kaimauer als Standort anpeilen, werfen sie ihre rosa Füße mit den Schwimmhäuten mit einem ulkigen Schwung parallel nach vorne, federn ab und stehen auf dem Kai. Stolz über die gelungene Landung heben sie ihre Köpfe und schauen mich mit klugen Augen an.

Abends: Ich will nicht an Dr. Linns' düstere Prognose denken.

Bloß nicht den Wunderglauben aufgeben. Charon muß sich nicht bemühen, bin noch nicht reisefertig.

Nein. Noch nicht. Nein, nein und nochmals nein.

Kann doch jetzt nicht nach Hause kommen und sagen: So, das war diesmal ganz gut soweit, ansonsten sterbe ich dennoch bald an einem wiederkehrenden Glioblastom. Findet euch damit ab. Ist eben so. Siehe Statistik.

Verdammt noch mal, nein. Ich will nicht, und ich werde nicht. Das fühle ich auch. Fühle mich nicht als Todeskandidat.

Surviver nennen die Amerikaner die Menschen, die ein Glioblastom sechs Monate überleben. Monate, nicht Jahre.

Bin also ein Super-Surviver. Wow!

Fragt sich nur, wie lange. Und wie wird mein Leben jetzt aussehen? Ich kann nicht als wandelndes Glioblastom durch diese schöne Welt tapsen, will wie zuvor ein eigenes Leben führen. Das gespenstische Wort »Rezidiv« – wie lange soll es über meinem Leben schweben?

Aber ich gehöre zu den Menschen, die Negatives schnell vergessen und sich an neuen Dingen erfreuen können. Hoffe ich zumindest.

Wenn ich ganz still bin und in mich hineinsehe, erblicke ich nichts Böses in meinem Kopf: Alles ist weiß und hell.

Vielleicht habe ich den Teufel gebannt. Ihn am Schwanz gepackt und ihm einen kräftigen Tritt ins Hinterteil verpaßt, auf daß er in die nächste Ecke flog. Hau ab, hämisch grinsendes Biest! Bin noch da, merk dir das endlich! Scher dich zum Teufel! Eben.

Muß selbst lachen über meine kindische Zwiesprache mit meinem Widersacher. Was soll's.

Lachen hilft, auch wenn ich schreien könnte. Der Druck ist zu groß. Und meine beeinträchtigte Sicht macht mich heute sehr nervös. Eine Nervosität, die aufs Gemüt schlägt.

Vor meinem rechten Auge tanzen Figuren, manchmal farbig, manchmal strahlenförmig, manchmal wie Visionen aus dem »Magischen Auge«, ineinanderfließend, sich dann formierend – an sich, rein vom ästhetischen Gesichtspunkt betrachtet, nicht unangenehm. Figuren, die ich wiederzuerkennen meine: geometrische Formen, Menschen in farbigen Gewändern in Miniaturausgabe. Oder Tiere in Kleinstformat.

Ich könnte das Phänomen genießen, quälte mich nicht dauernd die Frage nach den verursachenden Schäden im Hirn. Dieser offensichtliche Defekt im Gehirn macht mich unsicher. Auf der Straße sehe ich die Leute rechts erst, wenn sie ein paar Schritte vor mir gehen. Zucke stets zusammen, wenn mich rechts jemand überholt, ein Passant aus dem Nichts auftaucht.

Und der Kopf brummt, tut erbärmlich weh. Kann die Schmerztabletten allem guten Willen zum Trotz nicht absetzen. Unmöglich. Wie war das damals? Erinnere mich nicht mehr. Versuche dennoch, die Dosis täglich zu reduzieren. Will nicht benebelten Sinnes durchs Leben gehen.

Wenn nur diese Männchen nicht mehr tanzten, dieses Fließen vor meinen Augen aufhören würde. Wieso entwickelt sich das zur Strapaze? Ein schwarzgrau-weißes Rad dreht und dreht sich jetzt, mal langsamer, mal rasend schnell. Daß ich dagegen machtlos bin, treibt mich zur Verzweiflung.

Ob totes Gewebe im Kopf die Sehfunktion stört? Wann ist Schluß mit dem Absterben dafür zuständiger Zellen? Die Ärzte können mir dazu nichts Genaues sagen. Was soll es! – Solange ich noch lesen und schreiben kann.

Beim Lesen passiert mir jetzt folgendes: Ich schlage die Zeitung auf und wundere mich über die unzusammenhängenden Sätze. Bis ich bemerke, daß ich nur einen Teil der Spalte gelesen habe. Der Rest existiert einfach nicht. Aber so etwas kann man ausgleichen, einkalkulieren, das Auge darauf trainieren. Sollten mich die kleinen Teufelchen, die vor meinen Augen herumgeistern, demnächst in Frieden lassen, wird alles leichter: Teufelchen, wie in mittelalterlichen Handschriften, Großbuchstaben bildend und verzierend. Ja, das trifft es. Auch stimmt die Farbe.

Sonntag, 12. März
Ich horche auf die Brandung, genieße ihre unerbittliche Stärke, schließe die Augen und sehe die Wellenkämme an Land preschen. Sie brechen. Jeden. Und dennoch ist das Meer stark, holt sie zurück, baut sie wieder auf.

Ein anderer Gast im Great Highway schenkt mir beim Frühstück ein Heiligenbild: einen heiligen Judas Thaddäus, dessen Schrein bei den Dominikanern in San Francisco, Bush Street, steht und der in einer Kirche in Carmel besonders verehrt wird. Laut Aufschrift auf dem Bildchen ist der heilige Judas Thaddäus zuständig für schwierige und hoffnungslose Fälle. Eben.

So viele Menschen, die ich kaum kenne, sagen: »Ich bete für Sie!« Ganz anders als in Deutschland.

Vielleicht fahren wir nach Carmel, wenn's mir ein wenig bessergeht und wir uns trauen, uns etwas weiter vom Krankenhaus zu entfernen. Mal sehen.

Möchte so gerne einen Ausflug machen – nach Monterey und am liebsten nach Hollywood!

Nachts, Sonntag auf Montag
Wache auf. Stockfinster. Erinnere mich an meine Kindheit: sitze im Schnee, sehe das kleine Mädchen mit Sylvia und Gabi, meinen fast gleichaltrigen Nichten, in Gielgen bei Bonn im Schnee tollen. Freudestrahlend unter der Bommelmütze mein erhitztes Gesicht. Und schäme mich, daß ich die Kleine, die so arglos und voller Freude in die Welt schaut,

nicht vor alldem bewahren konnte. Es ist ein körperlicher Schmerz, dessen ich nur Herr werden kann, indem ich mein Tagebuch nehme und in der Finsternis schreibe – mehr fühle, als schreibe.

Armes Mädchen!

Völlig von mir abgetrennt.

Das Kind mit all seiner Freude, mit den blanken, riesengroßen Augen, mit seinen Hoffnungen tut mir leid. Und ich kann nichts tun. Wie in jenen Alpträumen, in denen man sich nicht rühren kann.

Immer noch sehe ich sie im blauen Mäntelchen mit weißer Wollmütze und rotem Bommel und den lachenden Augen. Dazu meine verstorbene Schwester Margret und ihren Mann, Karl-Heinz, der den Schlitten zieht. Alle spielen mit an diesem Wintermorgen im Schnee.

Das müssen die Medikamente sein, die seit Ewigkeiten Verschüttetes wiederaufleben lassen. Rieche förmlich den Wintertag, spüre unser Lachen, die Freude über das Spiel. Unglaublich.

Wie immer geschieht das Wunder: Es wird Tag.

Und allen Mißlichkeiten zum Trotz haben Stephan und ich viel Spaß miteinander. Wir entwickeln einen wunderbaren schwarzen Humor, der uns beiden vieles leichter macht. Die Tage vergehen frei nach dem liebevollen Motto: Wer den Schaden hat, spottet jeder Beschreibung.

Manchmal lachen wir, bis uns die Tränen kommen.

Wir wagen die Fahrt nach Fisherman's Wharf, laufen drei Stunden die Piers entlang, gehen in einige Geschäfte, mehrere Galerien. Ich würde vielleicht einen blauen Elefanten kaufen, Stephan eher eine pinkfarbene Bistro-Szene … Oder doch die barbusige Dame in vollendetem amerikanischem Kitsch?

In einem Laden gibt's alte Bücher, hauptsächlich für Seebären. Der Besitzer sieht selbst wie einer aus: riesig, mit Flanellhemd, Cordhosen und Nikolausbart. Werde langsam müde. Es ist so schön, meine alte Welt neu zu entdecken.

Wie vor zwei Wochen lädt Stephan mich bei Chic's zum Essen ein. Wieder schauen wir über die Bay, die Lichter der Golden Gate funkeln diskret in ihrer Beleuchtung der zwanziger Jahre. Ich kann die Autos sehen, die sie überqueren. Und überall in den umliegenden Hügeln und Tälern ein einziges Lichtermeer – Lichtpunkte, als hätte der Himmel seine Sterne unachtsam verschüttet wie ein Glas perlenden Champagners.

Sterntaler. Unwillkürlich möchte ich hinauslaufen, sie festhalten, einsammeln in die Schürze des glücklichen kleinen Mädchens.

»Habe ich dir heute schon gesagt, daß ich dich liebe?« fragt Stephan.

45

Montag, 13. März

Knapp zwei Wochen sind seit der Operation vergangen. Die Tage verfließen wie im Zeitraffer. Zeit scheint mir nicht mehr real zu sein. Je mehr dieses Unwirklichkeitsgefühl mich beherrscht, desto intensiver klammere ich mich an Faßbares.

Alles, was alltäglich, bekannt und zu bewältigen ist, kommt mir wie gerufen. Ich beginne wieder, meine Tage einzuteilen, wieder Herr meiner selbst zu werden.

Es gilt, Rechnungen einzuholen und zu begleichen. Eine gar nicht so einfache Angelegenheit, wie jeder weiß, der das amerikanische Bankensystem kennt. Komplizierter geht's nicht. Aber vor meiner Abreise müssen alle Rechnungen bezahlt sein. Denn von Deutschland aus sind Überweisungen in die USA zeitraubende Aktionen.

Daher mache ich nun die Runde: in Professor Wilsons Büro die Quittung abholen, bei der Anästhesie die Rechnung anfordern, mit den Verrechnungsstellen für ambulante wie für stationäre Versorgung reden, und so weiter. Dieser bürokratische Ablauf dauert fast zwei Wochen. Immer wieder pendle ich zwischen den diversen Gebäuden der Klinik hin und her, oft lehne ich mich gegen eine Mauer, um Kraft zu schöpfen. Aber der allzu normale bürokratische Ärger gibt mir auch das Gefühl, es zu schaffen.

»Speedy recovery!« hatten mir alle vor der Operation gewünscht. Dennoch sind sie verwundert, mich so schnell wieder auf den Beinen zu sehen. Egal, ob der junge Schweizer aus der Aufnahme, der mich sogar auf der Station besucht hatte, ob Eric im Finanzdepartment oder Cleon Smith, die für Finanzen zuständige Dame bei Professor Wilson – alle strahlen mich hocherfreut an.

Wichtigster Punkt an diesem Montag: einen Termin mit Professor Wilson vereinbaren. Will schließlich aus erster Hand hören, wie alles gelaufen ist. Und Linns' Prognosen entkräften.

Sonst überlebe ich diese Show nicht.

Auf dem langen Gang zu Wilsons Büro laufe ich Marissa in die Arme, bitte sie um einen Termin.

»Am besten heute«, sagt sie sofort. »Sie müssen vielleicht etwas warten.«

Kein Problem. Hauptsache, Professor Wilson ist da.

»Wunderbar, daß Sie heute kommen; ab morgen ist er ›out of town‹.«

Also hatte ich das richtige Gefühl.

Wieder sitze ich im überfüllten Warteraum mit Monets *Years at Giverny* an der Wand und den vielen Pflanzen.

Ein älterer Herr mit Tochter macht mir gleich beim Eintreten ein Kompliment: Ich sei so gut gekleidet. Hebt meine Stimmung. Heute scheint alles gutzugehen.

Ich setze mich in eine Ecke am Fenster und hole mein kleines Tagebuch hervor. Diesmal benutze ich so etwas, weil ich für das letzte Kapitel meines Buches endlich alle Wochentage, Daten und Ereignisse bei der Hand haben und nicht wie für den ersten Teil zeitraubende Recherchen in eigener Sache betreiben will. Bin nämlich furchtbar unordentlich. Hier notiere ich mir neben spontanen Eindrücken auch alle wichtigen Fragen. Meine ganz persönlichen Eselsbrücken.

Notiere »Fragen an Professor Wilson«:

»... to thank you esp. for coming to see me before surgery ..., grateful, so released, that it turned out to be necrosis ... one question: prognosis: years ago you said, if I would get necrosis and you can take it out it would be best to happen, because with those patients you have best results ... why necrosis so late, is it normal, cannot be? ... some special hints for the future?«

Lehne mich zurück. Der ältere Herr neben mir fragt einen anderen Herrn, der seine Frau hierher begleitet hat, ob er nicht auch fände, daß ich »the most beautiful lady«, die schönste Frau, im Raum sei.

Ich! – Kann mir ein Lachen nicht verkneifen. Die Situation ist so absurd. Der Arme wirft einen Blick auf seine Frau. Er nickt dem Herrn dennoch bestätigend zu. Dann wendet sich seine Begleiterin, die sich als seine Schwiegertochter erweist, an mich: Er habe Probleme im Kopf. »Sie wissen schon!« – Sie ist total aus der Fassung. Der Ärmsten ist alles so peinlich. Der alte Herr wird aufgerufen. »Kommt sie mit?« fragt er die Schwiegertochter und deutet auf mich. Sie verdreht verzweifelt die Augen.

Ich sage ihm, daß ich leider nicht könne; ich müsse noch warten. Das versteht der alte Herr. Ich gebe ihm die Hand, und er folgt gehorsam der Schwiegertochter.

Ich glaube, daß jeder Patient, auch wenn er nicht mehr »normal« ist, spürt, ob man ihn als Menschen akzeptiert oder nicht. Davon bin ich felsenfest überzeugt.

Das Individuum verliert nichts von seiner Würde, wenn es nicht mehr in der Lage ist, sich der gesellschaftlichen Norm zu unterwerfen. Oder wenn es diese ablehnt.

Manche schaffen den Drahtseilakt, die nennen wir dann Künstler – andere nicht.

15.10 Uhr: War gerade bei Wilson. Ein wunderbarer Mann!

Lichtdurchflutetes Zimmer, im Hintergrund die Wälder und Golden Gate. Er entschuldigt sich für »the terrible cold«, seine schreckliche Erkältung, die er seit gestern habe. Ganz bleich sieht er aus, mit roter Nase, die Taschentücher griffbereit. Aber die Augen sind ganz klar.

Wie immer, wenn ich ihn sehe, fühle ich mich schon ruhig.

Bedanke mich von Herzen und sage ihm, wie erleichtert ich sei, daß es sich nur um Nekrose gehandelt habe. Postwendend fragt er, ob alles Nekrose gewesen sei.

Laut Linns' Bericht sieht es so aus. Er strahlt, freut sich so offensichtlich mit mir, daß mir ganz warm ums Herz wird. Frage ihn nach der Prognose für Nekrose-Patienten.

Es sei möglich, daß als Folge der Bestrahlung noch mal etwas auftauche. An sich habe er aber bei Nekrose-Patienten die besten Ergebnisse.

Aber Prognosen?

Er sieht mich an: »Just live!«

Just live!

Zwei Worte, die für mich spontan zum Lebensmotto werden.

Just live! – Einfach leben, Daniela, nicht denken, nicht grübeln, nicht prognostizieren.

Alle haben ihr Bestes gegeben. Nun ist es an mir. – Just live!

Professor Wilson betrachtet mich als geheilt. Zumindest vermittelt er mir das Gefühl, daran glauben zu können. Ich soll ihm schreiben, schließlich wolle er über mich auf dem laufenden bleiben.

Könnte heulen vor Glück. Die schlichten Worte hören sich nach Zukunft an.

Nach meiner Zukunft.

»You are doing so well«, sagt er mit seiner leisen, rauhen Stimme.

»Sicher«, sage ich. »Und jeder Mensch kann sterben.«

Ein Blick in die Augen meines Gegenübers. Wir sind uns einig.

Vieler Worte hat die Verständigung zwischen uns nie bedurft.

»Sie sind ein wunderbarer Mann«, sage ich. Dann darf ich seine Hand drücken.

Und nochmals bedanke ich mich für seine Menschlichkeit, sein Verständnis, dafür, daß er mich vor der Operation besucht hat.

Ein Lächeln stiehlt sich in seine Augen.

Mir schlägt das Herz bis zum Hals.

Wenn ich zu Hause sei, solle ich alle sechs Monate ein Kontroll-MR machen lassen; nach zwei bis drei Jahren nur noch jährlich.

Die Welt kommt mir hell und luftig vor, der Tag scheint sonnendurchflutet.

Ich verspreche, ihm zu schreiben, und wünsche ihm gute Besserung für seinen Schnupfen.

Könnte die ganze Welt umarmen. Meine Welt! Endlich gehört sie wieder mir. Und ich bin ein Teil von ihr. Nicht mehr ausgestoßen aus dem Leben.

Stürme den ersten Blumenladen und erstehe einen Riesenstrauß mit Rosen, dem ersten Flieder des Jahres, meinen Lieblingsblüten, dazu Margeriten bündelweise, Löwenmäulchen und was der Frühling noch zu bieten hat.

Kann den Strauß kaum tragen.

Die Sekretärinnen haben ein Einsehen und lassen mich gleich herein. Professor Wilson ist ganz gerührt, freut sich richtig. Er fände den Strauß wunderschön, das sei ganz süß von mir, und wenn er nicht so erkältet wäre, würde er mir jetzt gleich einen »hug« geben. Wenn ich nur wüßte, was er meint.

Sei's drum!

Die Welt ist wunderbar. Gehe an den strahlenden Sekretärinnen vorbei. Sie lieben ihren Professor, man sieht es ihnen an.

Gehe zu Stephan, der auf mich wartet, und erzähle ihm die ganze Story. Frage, was ein »hug« sei.

Eine Umarmung. O Mann! Darauf hätte ich auch selbst kommen können. Und in meinem Freudentaumel über mein wiedergeschenktes Leben bin ich nun ganz verwirrt und weiß nicht, was ich tun soll.

Ob Professor Wilson mir böse ist, daß ich das nicht verstanden habe? Nicht daß er denkt, ich hätte Angst vor seiner Erkältung. Hoffentlich habe ich ihn jetzt nicht gekränkt.

Ich weiß nicht mehr aus noch ein, habe ein schlechtes Gewissen, aber ich kann doch nicht noch mal zurückgehen und … Stephan lächelt.

Ich gehe zurück. Erstaunen im Vorzimmer.

»Ich habe noch etwas vergessen«, murmele ich, und mir ist ganz peinlich zumute.

Gemeinsam mit dem nächsten Patienten kommt Professor Wilson irgendwann heraus.

Alle starren mich an, denken bestimmt, sie würden mich nie mehr los. Und vor allen Leuten stottere ich, er habe doch gesagt, er wolle mir einen »hug« geben.

»Aber ich bin so erkältet …« Er begreift nicht.

»Macht nichts«, sage ich strahlend, und er umarmt mich kurz, sicherlich äußerst befremdet ob meines Schulmädchenverhaltens.

Eilends verschwinde ich.

Bin sicherlich nicht ganz zurechnungsfähig an diesem Tag. Schließlich wird einem nicht jeden Tag das Leben geschenkt. Ich schwebe auf meiner rosa Wolke. Professor Wilson gibt mir eine Zukunft. – Just live!

Just live! Just live!

Mein Glück ist ansteckend. Stephan nimmt mich in den Arm.

Just live! Just live! Just live!

46

Dienstag, 14. März
Versuche, alles zu regeln. Es wird schwierig, von meinem 35000-Dollar-Depot in der Klinik den Rest wiederzubekommen. In der Aufnahme liegt ab 15.00 Uhr die Bestätigung, daß das Motel zum Lodging-System des Krankenhauses gehört. In Cathys Büro bekomme ich einen Satz Kopien mit dem Operationsbericht und – zu Vergleichszwecken – den entsprechenden Papieren von 1989.

Gute Idee.

Bedanke mich bei Cathy und Marissa mit einem schönen Blumenstrauß. Bringe Cleon Smith auch einen vorbei. San Francisco ist schließlich für seine Blumenkinder bekannt.

Und für kalifornische Sonne: Es regnet wieder ununterbrochen.

Mittlerweile ist ganz Nord-Kalifornien zum Katastrophengebiet erklärt worden. Der Regen reißt Straßen fort und überschwemmt die Täler. Gestern sind elf Menschen in den Unwettern zu Tode gekommen.

Elf Menschen vom Tod überrascht. Und ich habe mit ihm gerechnet und lebe. Eine skurrile Vorstellung. Genau das habe ich gemeint, als ich Professor Wilson sagte, andere Menschen sterben auch.

Bis auf meine »tänzelnde Sicht« geht es mir gut. Ein bißchen wackelig auf den Beinen und schnell müde – aber alles kein Vergleich zum ersten Mal.

Durch die gestörte Sicht bin ich beim Gehen unsicher, halte mich möglichst rechts an der Wand, sonst rempele ich die Leute an. Ich sehe sie einfach nicht, und jeder Zusammenstoß ist ein Schock, ähnlich wie beim Autofahren, wenn beim Überholen plötzlich im toten Winkel ein Auto auftaucht.

Aber damit komme ich schon klar.

Das Lesen allerdings ist noch eine ziemliche Qual. Sei's drum! Hauptsache, ich bin prinzipiell dazu in der Lage. Muß mich ungeheuer konzentrieren, um auch nur eine Buchseite zu bewältigen, um die Buchstaben und ihren Sinn einzufangen. Was sich mir früher automatisch offenbarte, wird jetzt zu einem Arbeitsvorgang.

Konzentrieren, Buchstaben zusammenhängen, Sinn ertasten.

»Don't overdo it«, warne ich mich selbst, es ist ja erst zwei Wochen her, daß ich operiert wurde.

Abends im Shuttle-Bus zurück zum Motel herrscht eine komische Atmosphäre. Erzwungene Intimität durch den begrenzten Raum und viele Leidensgeschichten, die aufeinanderprallen. Meist sprechen die Menschen während der zehn- bis fünfzehnminütigen Fahrt kaum miteinander. Manche kenne ich schon.

Die dicke Frau mit den Beinstützen leidet unter epileptischen Anfällen und hofft durch eine Operation auf Abhilfe. Ganz still sitzt sie heute, ihr Mann hält ihre Hand. In die Stille hinein fragt sie mich unversehens: »Werden sie die Haare wegrasieren?« Mir wird ganz elend vor Mitleid. Die ganze Angst und Verzweiflung der Frau scheinen mir in dieser Frage zu liegen. Sie hat kurze blonde Haare.

Aber wie bei uns allen ist es beim ersten Mal eine grauenvolle, demütigende Vorstellung, daß die Haare abrasiert werden sollen. Samson, Kraft, Leben. Mit Eitelkeit hat diese Angst wenig zu tun.

Ich tröste sie, so gut ich kann. Stephan hält mich im Arm. Die anderen schauen aus dem Fenster. Worte reichen nicht aus, was soll man sagen. Abnehmen kann ihr niemand die Angst.

Die kubanischen Brüder vermisse ich heute. »Abgereist«, heißt es.

Abgereist – das Wort, das man auf der Lungenstation in Erich Maria Remarques *Der Himmel kennt keine Günstlinge* als Synonym für tot gebraucht.

Die Kubaner sind wohl tatsächlich abgereist. Nur quält mich die Frage, was mit ihrem Bruder ist. Habe mir die ganze Zeit Sorgen um ihn gemacht. Er war am 28. Februar nach mir im Operationssaal. Dann drei Tage später wieder und am letzten Freitag noch mal. Mir wird ganz elend bei dem Gedanken: drei Operationen, dreimal aufwachen, sich quälen, nicht wissen, wo man, wer man ist. Die Diagnose: Blutknoten im Hirn. Während der Operation, so erzählten die Brüder Stephan, habe die Blutzufuhr zum Gehirn kurzfristig gestoppt werden müssen.

Mit welchen Gefühlen muß der Mann in die Operation gegangen sein.

Denke an den Japaner, der vor mir auf dem OP-Plan stand. Begleitet von seiner redesüchtigen Frau. Im Vorbereitungsraum wirkte er verloren vor Angst. Und draußen sprach die Ehefrau – selbst, wie sie betonte, diplomierte Krankenschwester – von Therapien und Versuchen. Zwei Menschen nebeneinander: der eine sprachlos vor Grauen, der andere sich berauschend am eigenen Redeschwall.

Als ich entlassen wurde, begegneten sie mir auf dem Korridor: Die Frau schleifte den stillen Mann den langen Flur entlang. Er wirkte wie benommen, das blaue OP-Käppchen noch auf dem Kopf, winkte ab, als sie sich auf mich stürzte, um zu reden.

Er leidet, sie redet. – Lautlos schreit der Mann nach einem klein bißchen Ruhe.

Mittwoch, 15. März

Wir haben fast alles erledigt. Muß noch zum Sekretariat von Linns, um diverse Befunde schriftlich zu erhalten und eine Quittung zu ergattern.

Im Wartezimmer treffe ich Peter. Er sieht aus wie der junge Fuchsberger: etwa fünfunddreißig, Tweedjacket, warme, braune Augen. Ein Mensch, den man sofort gern haben muß. Wirkt ungeheuer sympathisch. Neben ihm sein Vater, leger gekleideter Sechziger mit silberweißem Schopf und ausdrucksstarken Zügen. Er sitzt in einem der hölzernen Schaukelstühle, deren Lehne ein Bronzeschild mit dem eingravierten Namen des Spenders ziert. Ich liebe diese Schaukelstühle; sie wirken so friedlich.

Peter spricht mich an, will alles über die Operation wissen. Er hat, wie auch ich seinerzeit, am meisten Angst davor, daß in seinem Kopf herumgepusselt wird. – Der Kopf, unser Gehirn, Zentrale des menschlichen Seins.

Peter ist Epileptiker, und hier in San Francisco gibt es eine Methode, den Punkt im Hirn zu entfernen, der für Epilepsie verantwortlich ist. Dann könnte er leben wie jeder andere. Ohne Angst. Ohne Anfälle. Ohne ein Außenseiter zu sein.

Peter ist so offen, so voller Lebensfreude, er strahlt einen unglaublichen Optimismus aus. Sage ihm, daß die OP für mich das kleinere Übel war, kein Problem. Sehr vorsichtig gemacht.

Peter strahlt mich dankbar an. Sein alter Herr ist skeptisch, versucht, den Enthusiasmus zu dämpfen.

»Sie ist ein anderer Fall«, sagt er dem Sohn, fragt nach meiner Diagnose … Trotzdem: Peter ist viel entspannter. Er sieht den Lichtstrahl am Horizont. Und glaubt daran.

Bin ganz sicher, daß Peter es schafft.

Vor meinem geistigen Auge sehe ich ihn als Großvater im Schaukelstuhl vor dem Kamin des Farmhauses sitzen, ein Pfeifchen rauchend, die Kinder und Enkelkinder um sich herum, ein großer, zotteliger Hund liegt neben ihm – irgendwo in der Weite dieses großen Landes. Amerika, Land der unbegrenzten Möglichkeiten.

»Good luck!« wünsche ich ihm, als er aufgerufen wird.

»Good luck to you.«

Menschen in Wartezimmern, Menschen auf der Durchreise, Menschen auf der Reise in die Zukunft – oder in den Tod.

Es tut gut, die frische Luft draußen einzuatmen. Bin trotz brummenden Schädels voller Tatendrang.

47

Shopping ist angesagt. Schließlich besteht San Francisco nicht nur aus Krankenhaus und Krankenbett. Die glitzernden Boutiquen am Union Square locken. Stephan und ich kaufen Kleinigkeiten für unsere Lieben zu Hause. Dann noch mal zu Fisherman's Wharf. Wenn schon, denn schon! Haben Glück, die Sonne zeigt sich. Wie gut ein bißchen Sonnenschein tut.

Der Lärm auf der Straße, das Menschengewühl. Viele asiatische Gesichter. Überall werden Blumen verkauft.

Bin happy, fühle mich so leicht wie ein Vogel, möchte fortfliegen, in den blauen Himmel hinein. Der Cable Car quietscht, die Leute reden in vielen Sprachen.

Ich gehöre wieder dazu – zum bunten Leben in dieser Stadt.

»Just live!« hat Wilson gesagt.

Genau das beabsichtige ich zu tun.

Just live!

Und heute abend läuft ein Spätfilm mit Marilyn Monroe: *Fluß ohne Wiederkehr*.

Habe entsetzliche Kopfschmerzen. Fingen heute morgen schon an. Zunächst haben die Tabletten gewirkt. Jetzt aber scheint der Kopf zu glühen, als träfe ihn ein Schmiedehammer. Rotglühender Schmerz. Nicht aufzuhalten mit Tabletten.

Der Schmerz kommt zurück – sticht, drückt, preßt dumpf. Bestehe nur noch aus Schmerz.

Friere erbärmlich in meinem Bett.

Ablenken, bloß ablenken. Kann kaum schreiben. Mit zunehmendem Schmerz wird das Sehen schwieriger, tanzen die Derwische auf der rechten Seite.

Wer spannt meinen Kopf in den Schraubstock? Loslassen, bitte, bitte, loslassen! jammere ich innerlich. Loslassen, bitte!

Versuche künstlich, mich zu entspannen. Alle Übungen, Yoga, Visualisieren. Zwecklos. Der Schmerz hat mich in seinen Fängen und ist fest entschlossen, seine Macht über mich bis zum letzten auszukosten.

Verzweifelt stapele ich meine Kopfkissen höher, suche für meinen armen Kopf eine Position, die weniger weh tut.

Vergeblich.

Schmerz überrollt mich, allen Medikamenten zum Hohn, mit kalter Gnadenlosigkeit. – Ebenso unabwendbar wie der Sturm die Brecher an den Strand treibt. Dort zerbersten sie mit Urgewalt und Getöse.

Wieder rollt ein Brecher heran. Erbarmen!

Donnerstag, 16. März

Hoffe, es wird der letzte Verwaltungstag. Bin es müde, den Rechnungen und Belegen hinterherzulaufen. Ist alles noch ein bißchen viel. Und mein Kopf findet, daß ich zuviel tue.

Will ja nicht krank sein. Also ignoriere ich ihn samt seinen Wünschen, was schwierig wird.

Schmerzen, wie ein trichterförmiger, irr wirbelnder Sog, der mich in die Tiefe zieht, mich mitreißt, hilflos mitreißt in die Unterwelt. Bloß nicht aufstehen, bloß nicht mehr bewegen.

Das bin nicht mehr ich, das ist die Kreatur. Die leidende Kreatur. – Klingt theatralisch, trifft aber.

Mit mir, Daniela, hat es nichts mehr zu tun.

Rodins Plastik *Head in Sorrow* in Washington – das ist es, genau das: der schimmernde Frauenkopf, ohnmächtig zurückgebogen in Schmerzen und Leid.

Warum muß der Mensch leben, wenn er so leiden muß?

Stephan will mich ablenken, erzählt mir die Geschichte vom Seelöwen, die gestern in der Zeitung stand:

Der Seelöwe mag nur eine spezielle Art von Fisch. Das Problem: Diese Fische stehen unter besonderem Schutz. Also verbannte ein Biologe den Seelöwen nach Seattle. Zwölf Tage später war er zurück.

Dann schnappten sie ihn wieder. Der Babyseelöwe wog jetzt locker sechshundert Pfund, was mit erheblichen Transportproblemen verbunden war. Und diesmal brachten sie ihn noch weiter fort von seinen geliebten Fischen.

Doch so leicht gibt ein echter Gourmet nicht auf.

Kurz und gut: Der schwere Vielfraß kam erneut zurück. Strandete an einer Küstenstraße, wo ihn Feuerwehrleute bargen.

Biologen hielten ein Tribunal ab, das über Leben und Tod des Seelöwen entscheiden sollte.

Nun darf der Seelöwe leben.

Noch sitzt er in einem Seelöwenkäfig, bis die Laichzeit der geschützten Fische vorbei ist. Dann darf er wieder in die Freiheit.

Eine schöne Geschichte.

Der gibt nicht auf!

»Free Willy.«

Tapferer Seelöwe. Finde, er hat sich die Freiheit redlich verdient.

Freiheit ist für mich das höchste Gut.

Eine freie Welt, in der Gerechtigkeit herrscht.

Utopie? – Die Träume eines Charles Fourier, eines Saint-Simon, Jules Verne und Aldous Huxley.

Utopien faszinieren mich seit jeher.

Schöne neue Welt. Warum träumen Menschen von Dingen, die real sein könnten und dennoch nie Wirklichkeit werden? Weil sich ebendieselben Menschen bei der Verwirklichung im Wege stehen. Warum sind Menschen korrupt, wollen mehr und mehr, kennen kein Ende ihrer Gier?

Hier in Kalifornien leben viele Menschen mit einem Minimum. Sie fahren mit ihren Wohnmobilen, in denen sie zu leben scheinen, an den Strand, parken, gehen mit ihren Hunden spazieren, schwimmen, surfen. Sind happy.

Sicher: Grenzfälle.

Aber was ist Glück?

Heimkehr ist Glück, Gesundheit.

Freue mich auf zu Hause. Mutti und die ganze Familie warten auf mich.

Muß mich ein paar Wochen ausruhen, bevor ich mein Nomadenleben durch die Welt wieder aufnehmen darf. Wieviel einem im Zeitraffertempo in wenigen Minuten durch den Kopf geht. Mich fasziniert die Maschine Mensch. – Ein Meisterwerk.

Apropos Meisterwerk. Meines ist angeschlagen. Zittere schon wieder. Wohl vor Schwäche.

Oder will die Seele eine Last abschütteln? Manchmal scheint es so. Breche dann unvermittelt in Tränen aus. Geht aber schnell vorbei.

Stephan tröstet mich.

Es ist, als tauchte ich in der Tiefsee nach Korallen, freute mich an der Vielfältigkeit der bunten Welt unter Wasser, und ab und zu stimmt der Druckausgleich nicht hundertprozentig. Ohne daß es mir wirklich bewußt wird, nimmt er überhand. Vielleicht verleugne ich auch nur, daß er überhand nimmt. Ich will nicht auftauchen, nicht zeigen, daß ich Probleme habe.

Komisch.

Ob ich dieses Mal psychisch wieder auf die Beine komme? Muß unbedingt noch mal *Wieder gesund werden* von Simonton und Simonton lesen. Hat mir damals, in der Zeit nach der Behandlung, viel geholfen. Eine Methode, bei der man sich seinen Widersacher, die Krankheit, bildlich vorstellt und ihn in der Vorstellung zerfetzt, in Nichts auflöst. Eben.

Wir schaffen das schon. – Zweites Leitmotiv meiner Mutter.

Raus aus dem Bett!

Im Hospital hat Julie Canter in der Finanzabteilung ganze Arbeit geleistet und fast alles für mich geregelt. Bekomme den Rest meines Depots per Scheck zurückerstattet. Im Gebäude gegenüber kann ich die Kopien meiner aktuellen Krankenberichte, Narkosebericht, Pathologie etc. abholen, dann die Duplikate der MR-Aufnahmen hier auf dem dritten Stock.

Begleiche die letzte Rechnung.

Wow, Julie! Das war ganze Arbeit.

Ich bringe ihr einen kleinen Rosenstock vorbei, und sie kichert: Ihr Kollege habe gerade gesagt, ich hätte »so beautiful eyes, he will never forget them«.

Wildfremde Menschen sprechen mich in diesen Tagen in San Francisco auf meine Augen an.

Muß an den Medikamenten liegen.

Freue mich über die Komplimente von allen Seiten. Die Welt ist schön. Ich lebe.

Dieser Donnerstag ist wirklich der letzte Verwaltungstag. Wir bringen den Scheck zur Bank, das Geld zu American Express. Dann haben wir endlich frei.

Ein Bummel durch Fisherman's Wharf. Das Wetter bessert sich zusehends. Bin zwar ziemlich erschöpft, aber die Laune könnte nicht besser sein.

Wir haben es geschafft: Unternehmen Krankenhaus und Operation liegen glücklich hinter uns.

Wir gehen noch mal bei Chic's essen. Pasta, Wein und Prawn Cocktail. Stephan erzählt mir Geschichten, die mich zum Lachen bringen.

Das Leben ist herrlich.

Abendstimmung in der Bay. Ein nie gesehenes mittelblau-türkises Meer – ganz ruhig. Und all die Lichter, die im Wasser tanzen.

Die Promenade mit ihren Läden, Menschen – Trubel, Leben.

Später falle ich wie ein Stein ins Bett und schlafe wie ein Bär.

48

Freitag, 17. März
Herrlich: Der erste »freie« Tag, ohne Krankenhaus!

Was tun?

Wir wollen uns belohnen.

Wir fliegen nach Hollywood! Wollen im Wilshire, Beverly Hills, dinieren. Ich packe mein neues rotes Kleid von Beatrix David ein – für alle Fälle.

Träume von Marilyn Monroe, dem Rodeo Drive, *Pretty Woman*, den Sternen im Zement mit den Namen der Filmschauspieler, der Unsterblichen, Sunset Boulevard, Glanz und Glamour.

Ich liebe das Leben! Und seine Überraschungen.

Ich glaube, so tot kann ich gar nicht sein, daß mich die Abenteuerlust nicht wieder auf die Beine brächte.

Hollywood – wohl eher eine Wahnsinnsidee in meinem Zustand. Aber eine tolle Belohnung.

Kurz darauf sind wir am Flughafen, aufs Geratewohl.

Mittags landen wir in der Stadt der Engel, Los Angeles.

Stephan organisiert eine Stadtrundfahrt. Fühle mich wie Alice im Wunderland.

Wie im Film sehe ich den Strand von Santa Monica, laufe durch Venice, die Künstlerkolonie, fahre an den Villen der Stars vorbei, spaziere den Sunset Boulevard entlang.

Unvergeßlich.

Es ist Nacht geworden in L. A. Die Stadt hat uns verschlungen, wir wollen noch nicht zurück.

Spontan mietet Stephan uns ein Cabriolet, und in der blausamtenen Nacht rollen wir durch die grell erleuchtete Stadt, besuchen den Friedhof, auf dem Marilyn Monroe begraben ist, nehmen einen Drink im Pretty Woman Hotel am Whilshire Boulevard, während die Reichen und Schönen sich nach irgendeiner Gala dort zum Nightcup treffen.

Glitzerwelt, Glamour, Welt.

Nachts scheint die Stadt ihre Geschichte weniger schrill zu Markte zu tragen.

Es wird ruhig, Menschen erzählen Lebensgeschichten. Das ist Hollywood. Und es wirkt stärker als das künstlich und pompös komponierte Image meiner Traumstadt.

Chalet Mermont – fast verborgen drückt sich dieser bescheiden anmutende Unterschlupf großer, prominenter Stars, die inmitten des rasenden Hollywood-Betriebs Ruhe suchen, in die Ecke des imposanten Boulevards.

Wir steigen aus, Stephan stützt mich, und wir spazieren ein paar Minuten lang um das kaum erleuchtete Gebäude, den kleinen Weg bergauf. Die Luft ist warm, und wenn eine lebendig gewordene Legende aus dem Eingang träte, würden wir wohl freundlich grüßen, wie Nachbarn im Dorf sich zu grüßen pflegen, und dann jeder still seines Weges gehen.

Bin zum Umfallen müde und doch nicht so ausgelaugt wie gestern.

Fahren auf den schönsten Straßen langsam zum spontan reservierten Hotel zurück.

Ich zittere vor Anstrengung, lade jedoch gleichzeitig die »Batterie«.

Bin ich das wirklich?

Auf Knopfdruck surrt das Verdeck zurück. Wir halten an, schauen in das sternenübersäte Firmament.

Eine unglaubliche Geschichte, das Ganze, aber wahr. Zurück bleibt Dankbarkeit. Und Freude.

49

Samstag, 18. März

Früh geht es zurück nach San Francisco.

Uns hat es gepackt. Nach den Wochen der Krankenhaus-Tristesse beschließen wir in einem Anfall von Wahnwitz eine Abschlußfahrt aufs Land: über die Oakland Bridge, durch abgelegene Dörfer, genießen bewußt die Weite dieses Landes, die Ansiedlungen mit ihren Holzhäusern, in denen man sich sofort niederlassen möchte.

Eigentlich will ich nicht mehr fort.

Wäre auch praktischer. Sollte mir ein »OP-Abonnement« besorgen. – Gut, daß Stephan über genügend schwarzen Humor verfügt.

Wir landen schließlich in Sacramento, umfahren das »Weiße Haus« der kalifornischen Hauptstadt und gehen ein paar Schritte durch die Altstadt. Das Zittern hat mich wieder gepackt. Mit langen Spaziergängen ist noch nichts zu machen. Sacramento. Es ist Samstagabend. Die Menschen drängen sich auf den Bohlentrottoirs, die immer noch aussehen wie in den Western.

Wären die Damen nicht modern gekleidet, könnte man ohne weiteres glauben, in einen Sommerabend vor hundert Jahren zu platzen. Die Herren in Jeans und karierten Hemden, sogar die Westernhüte fehlen bei vielen nicht. Siedlerpuppen in Originalkleidung stehen einladend vor den

Restaurants, selbst der Mississippi-Raddampfer liegt am Kai – zum Restaurant umgebaut.

Das Flair der Goldgräberzeit flimmert. Ein wenig davon nehmen wir mit, bevor wir langsam »nach Hause« fahren, ins Motel. Wir packen in einer Mitternachtsaktion den Rest in die Koffer. Warum sind Koffer vorher immer dünner als hinterher? Und schlafen ein letztes Mal im Great Highway. Habe es richtig liebgewonnen.

Draußen stürmt es in der Nacht. Ich weiß, daß ich mich übernommen habe. Aber ich kenne mich; weiß, daß mir das nicht schadet.

Dennoch: Das Zittern ist immer noch da. Die Windböen von der Bay scheinen Besitz von mir zu ergreifen, jagen mich hilflos durch die Luft wie die japanischen Papierdrachen am Strand.

Kunstflieger.

Wenn nur das verdammte Zittern aufhörte.

Es schüttelt mich. Ich kann mich nicht wehren, bin zu erschöpft, mich dieser Naturgewalt entgegenzustellen.

Der Kopf stimmt in das Chaos ein. Schmerzen rütteln wie Sturmböen an einer Tür. Zäh, wiederkehrend, plötzlich anscheinend zur Ruhe kommend.

Eine trügerische Ruhe.

Dann scheinen sie neue Wut gesammelt zu haben, greifen erneut an, bissig, bösartig, werden es schließlich müde, lassen mich in Frieden.

Kuschle mich in die Kissen und schlafe wie ein Baby.

Am nächsten Morgen verabschiedet uns das gesamte Hotelpersonal. Man bringt uns sogar zum Flughafen.

Ein böser Traum ist vorbei!

Nur ein paar Wochen sind vergangen, seit die Diagnose gestellt wurde: am Valentinstag 1995.

Wieviel Angst, wieviel Schmerzen, aber auch Schönes, Liebes, Wunderbares habe ich in dieser kurzen Zeit erfahren.

Auch wenn mein Leben anders verläuft als das vieler Menschen – ich hadere nicht.

Wer darf schon alle Nuancen des menschlichen Seins erleben?

Hat das Leben soviel Leid zu bieten, so hält es ebensoviel Herrliches für mich bereit. Ohne die böse, wildwütende Krankheit wüßte ich nicht, welch wunderbare Freunde, welch liebevolle Familie ich habe. Es gibt Menschen, derentwillen es sich zu leben lohnt.

Ich hoffe nur, ihnen nie wieder eine Hiobsbotschaft bringen zu müssen.

Das war das Schlimmste.

Sitze mit Stephan im Flugzeug, unter uns die Wolken, und denke daran, was Dr. Marx mir 1989 auf den ersten schweren Weg ins Ungewisse mitgab: »Wie schwierig es auch zu akzeptieren ist, genießen Sie den Flug, diesen schwerelosen Zustand über den Wolken!«

Er konnte damals nicht wissen, daß ich mich für den Rest meines Lebens so fühlen werde.

Schwerelos. Immer ein bißchen über den Wolken.

Ich schwebe. Ich lebe.

Just live!

»Die Vision der Zahlen erhebt sich. Wir nähern uns dem Geist. *Das ist ganz sicher, das ist ein Orakelspruch, was ich da sage. Mir ist das alles ganz klar, aber da ich nicht weiß, wie ich mich ohne heidnische Worte ausdrücken soll, möchte ich lieber schweigen.«*

(Arthur Rimbaud)

Nachtrag 1997

Donnerstag, 23. Januar 1997

Berlin. Komme gerade von der Untersuchung.

»Alles in Ordnung, Frau Dr. Michaelis«, hat Dr. Kluge gesagt – und erleichtert gelächelt. Dreimal pro Jahr treiben wir dieses Spiel, dreimal pro Jahr Herzklopfen zum Zerspringen unter dem Kernspin, dreimal pro Jahr Aufatmen, dreimal pro Jahr Geburtstag feiern.

Das Kernspin hat gesprochen – in alten Zeiten befragten die Menschen das Orakel, um ihr Schicksal zu erfahren.

Mir ist das alles ganz klar.

Just live, Daniela, just live!

Anmerkungen zu Autoren und Fachbegriffen

Boethius, Anicius Manlius Severinus (um 480–524)
Römischer Staatsmann und Philosoph. »Magister palatii« des Ostgotenkönigs Theoderich, der ihn des Hochverrats beschuldigte und hinrichten ließ. Boethius' bekanntestes Werk ist *Trost der Philosophie*.

Breton, André (1896–1966)
Französischer Schriftsteller, Wortführer der Surrealisten.

Computertomographie
Abkürzung: CT. Ein 1972 eingeführtes Verfahren der Röntgenuntersuchung, das eine direkte Darstellung von Weichteilstrukturen des menschlichen Körpers auf einem Monitor oder Datensichtgerät ermöglicht. Bei der Computertomographie werden mit einem dünnen, fächerartigen Röntgenstrahlbündel die zu untersuchenden Körperregionen schichtweise aus allen Richtungen und in gegeneinander versetzten Schichten (Schichtdicke einige Millimeter) mit einem Auflösungsvermögen von etwa 0,5 Millimeter abgetastet, wobei die jeweilige Röntgenstrahlabsorption in den verschiedenen Volumenelementen mit Strahlendetektoren gemessen wird; die Meßdaten dieser Detektoren werden an einen angeschlossenen Computer weitergegeben, der sie aufbereitet und

aus einigen Millionen Einzeldaten bereits nach wenigen Sekunden ein Fernsehbild (Computertomogramm) aufbaut. Bei der Computertomographie des Gehirns lassen sich geringe Veränderungen des Hirngewebes infolge von Durchblutungsstörungen, Ödemen, Blutungen, Tumorbildungen u. a. erkennen und darstellen.

Durrell, Lawrence George (1912–1990)
Englischer Schriftsteller. Sein Hauptwerk ist das *Alexandria-Quartett*: *Justine* (1957), *Balthazar* (1958), *Mountolive* (1958), *Clea* (1960).

Fourier, Charles (1772–1837)
Französischer Sozialphilosoph. Er entwarf ein System des utopischen Sozialismus in einer Form kleiner, relativ selbständiger Kommunen (Phalanstère, Familistère). Seine Lehre, der Fourierismus, hatte großen Einfluß auf die Genossenschaftslehre.

Gehlen, Arnold (1904–1976)
Anthropologe. Seine Kernthese lautet: »Der Mensch ist ein Mängelwesen.«

Gentherapie
Verfahren zur gezielten Korrektur von Veränderungen der genetischen Strukturen bei Menschen mit erblich bedingten Erkrankungen. Die hierfür notwendige Maßnahme besteht in der Einführung eines definierten DNA-Stücks in das menschliche Genom mit dem Ziel, die durch eine erbliche Veränderung des genetischen Materials bedingte funktionelle Störung zu beheben. Grundsätzliche Voraussetzung ist die technische Möglichkeit, das Gen in die Zelle einzuschleu-

sen, seine ausreichende Synthese zu garantieren und schädliche Nebenwirkungen zu verhindern. Bei der sogenannten Keimbahntherapie handelt es sich um einen Gentransfer in die Keimzellen bzw. die Zygote des Menschen und damit nachfolgend um die Beeinflussung aller Körper- und Geschlechtszellen eines Individuums bzw. seiner Nachkommen. Diese Methode wird heute – unabhängig von technischen Problemen – aus ethischen und sachlichen Gründen abgelehnt. Aussichtsreich und wünschenswert für die Zukunft ist die somatische Gentherapie zur Veränderung der gestörten Funktionen in bestimmten Zielorganen. Zur Zeit ist sie noch nicht als Routineverfahren in der medizinischen Praxis anzusehen.

Hoggar
Gebirge und Volksstamm in der algerischen Sahara.

Kathasaritsagara
»Ozean der Erzählungsströme«, indische Märchensammlung des Barden Somadeva. Erstmalige Übertragung ins Deutsche von Axel Wagner, Bonner Shiva-Series.

Kernspintomographie
Kernspinresonanztomographie, Magnetfelddiagnostik, gängige Abkürzungen: Kernspin; MR.

Bildgebendes Untersuchungsverfahren zur Erzeugung von Querschnittbildern des menschlichen Körpers unter Nutzung der Kernspinresonanz. Der Patient befindet sich in dem starken Magnetfeld eines Kernspintomographen. Aus der Verteilung der Kernresonanzsignale können, ähnlich wie bei der Computertomographie mit Röntgenstrahlen, mit Hilfe eines Computers Schichtbilder mit verschiedenen Orientierungen der Schnittfläche erzeugt werden. Die Kernspintomographie arbeitet ohne ionisierende Strahlung, d. h., für den Patienten besteht kein Strahlenrisiko. Sie dient zur Darstellung und zum Teil zur Unterscheidung gut- oder bösartiger Tumoren oder zum Beispiel einer Leberzirrhose.

Lüpertz, Markus (*1941)
Zeitgenössischer Maler. Vertreter eines Neoexpressionismus.

Nadja
Hauptfigur des gleichnamigen Romans von André Breton, erschienen 1928.

Nin, Anaïs (1903-1977)
Amerikanische Schriftstellerin, lebte von 1923 bis 1940 in Europa, u. a. in Paris; war Modell, Tänzerin und Psychoanalytikerin und seit 1931 eng mit Henry Miller befreundet. Bekannt wurde sie durch ihre Tagebücher, die die Grundlage ihres literarischen Werks bilden.

Penck, A. R. (*1939)
Zeitgenössischer Maler, Graphiker und Bildhauer. Vertreter eines Neoexpressionismus.

Rimbaud, Arthur (1854–1891)
Französischer Dichter. Er brach früh aus dem Provinzmilieu in die Pariser Bohème aus, war 1871/1873 eng mit Paul Verlaine verbunden, reiste durch Europa, führte dann ein unruhiges Leben, übte verschiedene Berufe aus, lebte ab 1880 in Afrika, kehrte schwerkrank nach Frankreich zurück. Rimbaud schuf in den Jahren 1869 bis 1874 ein lyrisches Werk, das ein neues Zeitalter der Dichtung eröffnete. *Eine Zeit in*

der Hölle erschien 1873 als einziges Werk, das zu seinen Lebzeiten mit seinem Wissen veröffentlicht wurde.

Rodin, Auguste (1840–1917)
Französischer Bildhauer. Die Oberfläche seiner Bildwerke ist meist zerklüftet, so daß ein reiches Spiel von Licht und Schatten malerisch-impressionistische Wirkungen erzielt.

Rue Faubourg de Poissonières
Eine Straße in Paris. Hier begegneten sich André Breton und Nadja zum erstenmal.

Sacks, Oliver (*1923)
Amerikanischer Neuropsychologe, wurde bekannt durch die außergewöhnliche Darstellung verschiedener neurologischer Defekte: *Der Mann, der seine Frau mit einem Hut verwechselte, Eine Anthropologin auf dem Mars, Der Tag, an dem mein Bein fortging.*

Saint-Simon, Claude Henri de Rouvroy, Graf von (1760–1825)
Französischer Sozialtheoretiker, formulierte die bürgerliche Kritik am parasitären Adel und die Pflicht der Unternehmer, für das Wohl der Ärmsten zu sorgen. Er ist als Wegbereiter der ersten französischen Sozialistenschule anzusehen, die unter Abwandlung und Erweiterung seiner Gedanken u. a. die Überführung der Produktionsmittel in die Hände der Gesamtheit und einen Staat als Assoziation der Werktätigen erstrebte (Saint-Simonismus).

Slides
Dias der Gewebeproben. In Deutschland auf Glasplättchen;

in Amerika werden sie fotografiert und sind als Dias verfügbar.

Solschenizyn, Alexander Issajewitsch (*1918)
Russischer Schriftsteller. Er erhielt 1970 den Literaturnobelpreis. Sein dokumentarischer Bericht über die sowjetischen Straflager, *Der Archipel Gulag*, erschien zwischen 1973 und 1975. Solschenizyn wurde 1974 aus der Sowjetunion ausgebürgert, lebte ab August 1976 in den USA und kehrte inzwischen nach Rußland zurück.

Stereotaktische Operation, Stereotaxie
Gehirnoperation, bei der mit Hilfe eines am Kopf des Patienten befestigten Zielgerätes eine Sonde oder Elektrode durch eine kleine, in den knöchernen Schädel gebohrte Öffnung unter Schonung benachbarter empfindlicher Strukturen (Gehirngewebe, Gefäße) zu einer tiefliegenden Hirnbahn oder einem Nervenkern vorgeschoben wird, die aus therapeutischen Gründen unterbrochen oder ausgeschaltet werden sollen. Mit dem stereotaktischen Zielgerät kann bei größter Genauigkeit jeder Punkt im Gehirn erreicht werden. Die stereotaktische Operation wird am Röntgen-Bildschirm kontrolliert.

Turgenjew, Iwan Sergejewitsch (1818–1883)
Russischer Schriftsteller, schrieb zuerst der Romantik verbundene Erzählungen, später Romane, in denen er ein kritisches Panorama der zeitgenössischen russischen Gesellschaft entwarf. *Rauch* entstand 1867.

Verlaine, Paul (1844–1896)
Französischer Dichter. Bereiste zusammen mit Arthur Rim-

baud 1873 Nord-Frankreich, Belgien und Großbritannien. Er artikulierte das illusionslose Lebensgefühl der Künstlergeneration um 1880. Damit und mit seinen eigenen Dichtungen wurde Verlaine zu einer Leitfigur der Lyrik des 20. Jahrhunderts.

Wilde, Oscar (1854–1900)
Englischer Erzähler und Dramatiker irischer Herkunft, bedeutendster Vertreter des Ästhetizismus in England. Als Hauptwerk gilt sein Roman *Das Bildnis des Dorian Gray* (1890).

Zweig, Stefan (1891–1941)
Österreichischer Schriftsteller. Als Biograph und Essayist stellte er die psychologische Analyse großer Persönlichkeiten und des schöpferischen Prozesses in den Mittelpunkt; ein Meister eindringlicher Schilderungen von Gefühlsverwirrungen und untergründigen Leidenschaften.

QUELLENVERZEICHNIS

Boethius, Anicius Manlius Severinus: Trost der Philosophie. Deutsch von Karl Büchner, mit einer Einführung von Friedrich Klinger. Leipzig o.J. (Sammlung Dietrich, Band 33.)

Rimbaud, Arthur: Sämtliche Dichtungen. Französisch, mit deutscher Übersetzung von Walther Küchler. 5., durchgesehene Auflage. Heidelberg 1978.

Sacks, Oliver: Der Mann, der seine Frau mit einem Hut verwechselte. Reinbek bei Hamburg 1990.

Sacks, Oliver: Der Tag, an dem mein Bein fortging. Reinbek bei Hamburg 1991.

Turgenjew, Iwan Sergejewitsch: Romane. Mit einem Nachwort von Peter Thiergen. München o.J. (Winkler Weltliteratur.)

Zweig, Stefan: Ungeduld des Herzens. Frankfurt am Main 1992.

Danksagung

Danken möchte ich aus tiefstem Herzen meiner am 17. April 1997 verstorbenen Mutter, die mich schon 1989 ermuntert hat, mir »alles von der Seele zu schreiben«. Seit der ersten Niederschrift 1990 glaubte sie an dieses Buch und hat mich immer wieder aufgefordert, es zu veröffentlichen, anderen mit meinen Erfahrungen Mut zu machen.

Ich möchte mein Versprechen halten.

Mein besonderer Dank gilt all denen, die immer daran glaubten, ich würde es schaffen, die Krankheit zu überwinden.

Ohne Siegfried und Ulla, Sabine, die jede neue Textfassung in ihrem Computer verarbeitete, Julia und Alexander wäre diese Hölle nicht zu durchqueren gewesen.

Und ohne Stephan hätte ich nie den Weg zu Professor Wilson gefunden. Ihnen und Muttis Liebe habe ich mein Leben zu verdanken.

Zu tiefstem Dank verpflichtet fühle ich mich auch all jenen Ärzten, die mir über die unüberwindlich scheinenden Klippen halfen – medizinische und menschliche.

Bedanken möchte ich mich schließlich bei der ganzen Familie Bauer, ohne deren Geduld und moralische Unterstützung das Buch kaum erschienen wäre, allen voran Prof. Dr. Gerd Bauer, einem der letzten Universalgelehrten unserer Zeit, dessen Akribie mich oft zur Verzweiflung brachte, und seinem Vater Dr. Jörg Bauer, dessen profunde Fachkenntnisse und dessen Ideenreichtum diesem Buch so oft zugute kamen.

Daniela Michaelis

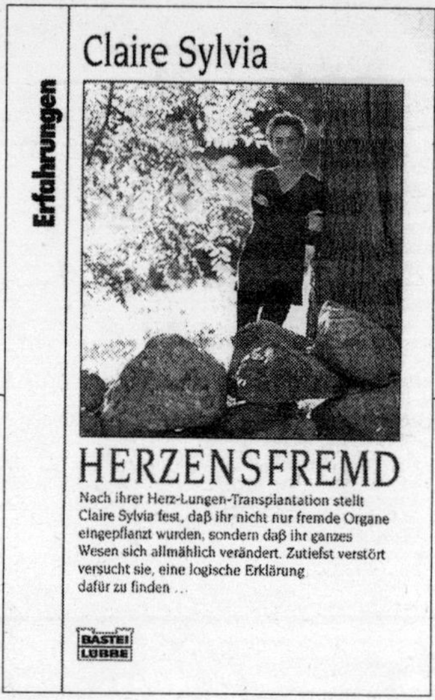

Eine lebensbedrohliche Lungenschwäche zwingt Claire Sylvia, sich einer hochkomplizierten Herz-Lungen-Transplantation zu unterziehen. Sie erhält die Organe eines 18jährigen Mannes, dem Opfer eines Motorradunfalls. Gleich nach dem Aufwachen aus der Narkose spürt Claire, daß etwas anders ist. Es hat nicht nur damit zu tun, daß sie zum ersten Mal nach langer Zeit frei atmen kann. Sie hat vielmehr das Gefühl, das etwas – oder jemand – tief in ihrem Inneren plötzlich in ihr Leben eingreift.

Zunächst völlig verstört von ihr fremden Gelüsten, kommt sie allmählich zu der Überzeugung, daß sie nicht nur ein neues Herz und eine neue Lunge bekommen hat, sondern daß ihr auch einige Eigenschaften des Spenders »transplantiert« wurden. Claire macht sich auf die Suche nach der Familie des Spenders, um mehr über den jungen Mann zu erfahren und damit auch über sich …

ISBN 3-404-61439-9

BASTEI LÜBBE